内 容 简 介

U0348625

　　《蛇伤诊断治疗学》是一部以蛇的习性及蛇咬伤为着眼点，既有大的宏观性和小的真实性，又具可读性和科普性的图书。全书从蛇与医学、国内外蛇的种类、蛇的习性和常见毒蛇的特征、蛇毒及其作用机制、蛇咬伤临床表现、蛇咬伤诊断评估、蛇咬伤现场急救、蛇咬伤救治及护理等方面，全方位、深入浅出地阐述和剖析。以国内外最新研究为基石，循证医学为原则，遵循基础与临床并重。

　　本书呈现了大量典型图片和表格，图文并茂、内容新颖、言简意赅，既反映科学性和可靠性，又体现系统性和实用性，可作为各级医院从事蛇伤救治相关工作医务人员和研究者、全科或社区医师、进修医师、规范化培训医师、研究生和实习生的重要参考资料。

蛇伤诊断治疗学

Diagnosis and Treatment of Snakebite

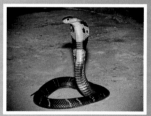
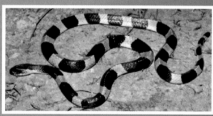
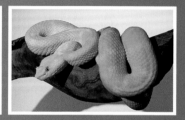

赖荣德　主编

科学技术文献出版社
SCIENTIFIC AND TECHNICAL DOCUMENTATION PRESS
·北京·

图书在版编目（CIP）数据

蛇伤诊断治疗学 = Diagnosis and Treatment of Snakebite／赖荣德主编. —北京：科学技术文献出版社，2025.1

ISBN 978-7-5235-0714-8

Ⅰ.①蛇…　Ⅱ.①赖…　Ⅲ.①蛇咬伤—诊疗　Ⅳ.①R646

中国国家版本馆 CIP 数据核字（2023）第 246104 号

蛇伤诊断治疗学

策划编辑：邓晓旭　　责任编辑：孔荣华　邓晓旭　　责任校对：王瑞瑞　　责任出版：张志平

出 版 者	科学技术文献出版社
地　　址	北京市复兴路 15 号　邮编　100038
编 务 部	（010）58882938，58882087（传真）
发 行 部	（010）58882868，58882870（传真）
邮 购 部	（010）58882873
官 方 网 址	www.stdp.com.cn
发 行 者	科学技术文献出版社发行　全国各地新华书店经销
印 刷 者	中煤（北京）印务有限公司
版　　次	2025 年 1 月第 1 版　2025 年 1 月第 1 次印刷
开　　本	787×1092　1/16
字　　数	357 千
印　　张	16.75
书　　号	ISBN 978-7-5235-0714-8
定　　价	198.00 元

❦ 编委会 ❧

主编

赖荣德　广州医科大学附属第一医院

编委

梁　庆　广州医科大学附属第一医院

苏湘芬　广州医科大学附属第一医院

梁子敬　广州医科大学附属第一医院

齐　硕　中山大学生态学院

丁　利　中国科学院成都生物研究所

颜时姣　海南医学院国际教育学院

序

　　蛇与我们生活息息相关，蛇咬伤在亚热带、热带国家是一个被忽视的公共卫生问题。每年发生约 540 万起蛇咬伤事件，有 8.1 万～13.8 万人因此死亡，造成截肢及永久性残疾的人是死亡人数的 3 倍。蛇咬伤是农民、种植园工人和其他从事农业相关职业人群的常见职业危害。在亚洲，每年有 200 万人被毒蛇咬伤；在非洲，每年有 43.5 万～58 万蛇咬伤患者需要治疗。低收入和中等收入贫困地区的妇女、儿童和农民受影响最大。卫生系统薄弱、医疗资源稀少的区域负担最重。中国是蛇咬伤中风险国家，蛇咬伤在长江以南地区更为常见。我国虽然经济发展快速，综合国力在全球范围得到显著提升，医学水平也得到快速提高，然而，毒蛇咬伤也同样被忽略，蛇咬伤救治水平仍有较大的提升空间。我国蛇咬伤相关流行病学数据在世界卫生组织数据库中完全空白，这就需要我们努力做好这项工作，也是我们这代医务工作者的时代责任。2022 年我推动中华医学会急诊医学分会牵头完成了一项涉及长江以南 12 个省市的蛇咬伤流行病学调查，重点聚焦蛇咬伤流行病学数据、居民对蛇咬伤知信行的现状、基层医护人员对蛇咬伤事件处置能力和蛇咬伤患者的生存质量等，数据表明我国在毒蛇咬伤救治方面，有蛇咬伤经历居民遗留的后遗症中残疾（截肢）占比达 35.18%，不容乐观。2023 年 3 月中华医学会急诊医学分会在上海成立了"中国蛇伤救治专家咨询委员会"，旨在进一步推动我国蛇咬伤的临床研究和科学普及，规范并提高我国蛇咬伤救治水平，尤其是加强基层医生的培训，以提高他们对蛇咬伤的救治水平，进而降低我国蛇咬伤致残、致死率。

　　蛇咬伤是一种可治愈的疾病，减少院前延迟时间、早期联合使用足量抗蛇毒血清能够减少蛇咬伤相关的伤残甚至做到零死亡、零致残。荣德医生编写的《蛇伤诊断治疗学》一书，从蛇与医学、国内外蛇种、重要毒蛇的特征、蛇咬伤流行病学、蛇毒及其作用机制、蛇咬伤临床表现、蛇咬伤现场急救、蛇咬伤院内救治及护理等多方面，全方位系统性阐述蛇及蛇咬伤救治知识，内容全面、深入浅出、图文并茂，遵照循证医学原则，是一件非常有意义的事，或将为我们救治蛇咬伤提供参考，我愿为之作序，期待这本书早日与读者见面。

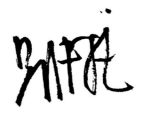

前　言

　　蛇是自然界中富有灵气和神秘色彩的动物，古今中外，在艺术、传说、宗教或神话等方面，其都激发人类的无限想象和灵感。它纤细的形态、季节性的生活习性、蜿蜒灵动的行走方式、强大的绞杀力量、不屈的生存意志和不断蜕皮更新等特质，被人们赋予新生、灵动、强大、不断自新、循环往复和至阴至阳的形象。"蛇本纯顽性独聪，庸人自扰影杯弓"，描绘出它的专注聪慧，告诫我们切勿犹豫不决和将信将疑。它擅长吞噬、毒性剧烈、冷血喜阴的品性和"农夫与蛇"的故事，则被人们当作贪婪、恶毒、与光明为敌的反面代表。因此，人类既羡慕和崇敬其力量和新生，又产生了害怕和恐怖的心理，蛇令人生畏，却与人类息息相关。

　　正是由于蛇与人类的交集相伴，自然就有人被其咬伤。"蝮蛇螫手，壮士解腕"恰也说明蛇对人的伤害和古人对毒蛇咬伤的无奈。蛇是变温动物或冷血动物，其生息与气温相关，多生活在气候温暖的地区，活跃于气温较高的夏秋季节，"雷惊天地龙蛇蛰，雨足郊原草木柔"正是蛇类周期性活动的生动体现。因此，蛇咬伤有季节性特征，发生率自然也少于其他常见病，在热带、亚热带和温带地区，其不失为季节性常见病。全球近58亿人处于被蛇咬伤的风险中，导致每年500余万人被蛇咬伤和近1/10的致死、致残率，却未能得到人们足够的重视。2017年世界卫生组织二度将蛇咬伤列为被忽略的热带病，而且被当作是优先关注的伤害。

　　健康中国的理念激发出医务人员强烈的工作热情，中毒相关的临床和基础研究不断得到重视，毒蛇咬伤也逐渐引起更多临床医生的关注。然而，临床实际诊疗过程中人们对其仍存在一些偏颇或误解，这让我意识到人们对蛇及蛇咬伤相关知识的欠缺和科学普及的重要性，规范和提高毒蛇咬伤的诊治水平也迫在眉睫。本书基于我多年的从业经验，结合国内外近500篇有关蛇和蛇伤救治的最新文献研究成果，从蛇与医学、国内外蛇种、重要蛇特征、蛇咬伤流行病学、蛇毒及其作用机制、蛇咬伤临床表现、蛇咬伤现场急救、蛇咬伤救治和护理等各方面，全方位、多角度、深入地剖析，系统性地阐述蛇咬伤救治新理念和新进展。

本书遵循循证医学基本原则，编写过程中尽量体现从生物学的蛇到临床蛇咬伤诊疗的系统性和全面性。以确定性随机对照研究为主体，体现科学性；以回顾性研究为辅佐，体现实用性；以最新研究成果为引领，体现新颖性；以经典文献为基础，体现可靠性；以基础研究为基本架构，以临床研究为骨肉精髓；以典型图表展直观，以简要注解现灵魂。择其善者而从之，其不善者而改之，将确定性诊疗技术贯穿全书，将无益或有害措施加以简要说明。

采他山之石以攻玉，纳百家之长以厚己，我们在书中相遇、相知和相识，如能给同道们提供一些启示或借鉴作用，将是令人欣慰的好事，亦是我一辈子的幸事。

本书在编写过程中得到多位专家学者的支持和鼓励，尤其得到蛇类专家丁利教授和齐硕博士的鼎力支持，他们提供了部分精美的毒蛇原版照片，且齐硕博士在毒蛇的特征方面还给予了具体指导。特别感谢中华医学会急诊医学分会主任委员吕传柱，在百忙之中给本书赐序，这是对我的关心、厚爱和鼓励，更是对本书的支持和肯定。鉴于编者学识和视野的局限性，选材难免挂一漏万，加之国内外在蛇与蛇咬伤相关名称表述和诊疗习惯等方面存在一定差异，若有不足之处，恳望得到同人的批评与指正，在此一并致以衷心的感谢。

广州医科大学附属第一医院
广州蛇毒与生物毒素研究所临床部
广东省毒蛇伤救治中心

赖荣德

目　录

第1章　蛇与医学 ……………………………………………… 1

　　一、蛇杖由来 ………………………………………………… 1

　　二、蛇的医学作用 …………………………………………… 3

第2章　全球蛇类及蛇咬伤流行病学 ……………………… 5

第3章　中国蛇类 ……………………………………………… 15

第4章　蛇的自然特征 ……………………………………… 25

　　一、蛇的进化 ………………………………………………… 25

　　二、蛇的分布 ………………………………………………… 26

　　三、蛇的生活特征 …………………………………………… 27

　　四、蛇与蜥蜴的区别 ………………………………………… 31

第5章　常见毒蛇及其特征 ………………………………… 32

　　一、概述 ……………………………………………………… 32

　　二、毒蛇的基本特征 ………………………………………… 39

　　三、中国常见毒蛇及其特征 ………………………………… 42

第6章　蛇毒及作用机制 …………………………………… 54

　　一、主要蛇毒蛋白 …………………………………………… 58

　　二、其他蛇毒蛋白 …………………………………………… 73

　　三、不同蛇种的重要毒素及含量 …………………………… 77

　　四、神经毒素作用机制 ……………………………………… 87

　　五、血液毒素作用机制 ……………………………………… 92

　　六、心血管毒性机制 ………………………………………… 97

七、肾毒性机制 ……………………………………………………… 100

八、细胞毒作用 ……………………………………………………… 102

九、局部损害机制 …………………………………………………… 104

第7章　毒蛇的"干咬"现象 ……………………………………………… 112

一、"干咬"流行病学 ……………………………………………… 112

二、"干咬"的原因和机制 ………………………………………… 115

三、"干咬"的诊断 ………………………………………………… 119

四、"干咬"的处理 ………………………………………………… 119

第8章　蛇咬伤中毒临床表现 …………………………………………… 121

一、牙痕 ……………………………………………………………… 123

二、蝰蛇科毒蛇中毒表现 ………………………………………… 124

三、眼镜蛇科毒蛇中毒表现 ……………………………………… 127

四、游蛇科毒蛇中毒表现 ………………………………………… 130

五、无毒蛇咬伤表现 ……………………………………………… 131

六、蛇咬伤相关性心理伤害 ……………………………………… 131

七、其他 ……………………………………………………………… 132

第9章　蛇咬伤诊断评估 ………………………………………………… 135

一、临床表现评估 ………………………………………………… 136

二、实验室评估 …………………………………………………… 137

三、影像学评估 …………………………………………………… 140

四、临床严重程度评估 …………………………………………… 143

五、蛇咬伤的诊断 ………………………………………………… 147

第10章　蛇咬伤现场急救 ………………………………………………… 151

一、蛇毒的吸收 …………………………………………………… 151

二、现场急救技术 ………………………………………………… 152

三、合理的现场急救 ……………………………………………… 156

第11章　抗蛇毒血清治疗 ………………………………………………… 162

一、抗蛇毒血清特异性 …………………………………………… 162

二、抗蛇毒血清中和机制 ………………………………………… 164

三、抗蛇毒血清及其制备 …………………………………………… 164

四、抗蛇毒血清适应证与禁忌证 …………………………………… 168

五、抗蛇毒血清使用原则 …………………………………………… 170

六、抗蛇毒血清用法用量 …………………………………………… 173

七、抗蛇毒血清监测和追加 ………………………………………… 176

八、抗蛇毒血清不良反应 …………………………………………… 178

九、儿童和妊娠期抗蛇毒血清的使用 ……………………………… 182

第 12 章　蛇咬伤的非血清治疗 …………………………………… 188

一、生命支持 ………………………………………………………… 188

二、伤口处理 ………………………………………………………… 191

三、创面负压疗法 …………………………………………………… 193

四、消肿止痛 ………………………………………………………… 195

五、高压氧治疗 ……………………………………………………… 197

六、新斯的明 ………………………………………………………… 198

七、感染防治 ………………………………………………………… 201

八、糖皮质激素 ……………………………………………………… 204

九、蛇毒相关性眼炎 ………………………………………………… 205

十、重症蝰蛇伤诊疗策略 …………………………………………… 207

十一、其他 …………………………………………………………… 209

第 13 章　新型抗蛇毒制剂 ………………………………………… 216

一、单克隆抗体 ……………………………………………………… 217

二、寡克隆抗体 ……………………………………………………… 218

三、小分子抑制剂 …………………………………………………… 219

四、纳米抗体 ………………………………………………………… 224

第 14 章　植物药治疗蛇咬伤 ……………………………………… 228

一、蛇毒与抗蛇毒植物成分 ………………………………………… 229

二、主要植物成分及抗蛇毒效应 …………………………………… 230

三、抗蛇毒植物作用机制 …………………………………………… 236

四、抗蛇毒植物的应用 ……………………………………………… 239

五、中医药治疗蛇咬伤 ……………………………………………… 241

第 15 章　毒蛇咬伤护理 ·· 246

　　一、分检 ·· 246

　　二、病情观察 ······································ 247

　　三、一般护理 ······································ 248

　　四、常见护理问题及处理 ······················ 249

　　五、特殊人群护理 ······························ 252

　　六、注意事项 ······································ 253

　　七、健康宣教 ······································ 254

第 1 章
蛇与医学

　　蛇，英文为"snake"或"serpent"，后者通常指体型更大的蛇。蛇是地球上千百万种动物之一，至今已经在地球上繁衍生息了约 1.3 亿年。蛇与其他动物不同，其可以自我蜕皮，虽然没有脚，但爬行速度却不慢，在地下、地上、树上甚至水中均能生存。自古以来蛇就受到人类的重视，人们认为，它很圣洁，并可守卫寺庙，有保护能力，对它产生了敬畏之心、崇拜之情。蛇在众多传说、史诗、神话中都留下了浓墨重彩的一笔，留传于多种古代雕像、浮雕、硬币甚至文字中，一直吸引并影响着人类。虽然目前尚不清楚蛇首次出现在神话或传说中的确切时间和地点，但自公元前 3000 年以来，它在世界各地一直有着悠久的神秘力量和魔力。在埃及神话中，它保护了圣城忒拜（Thebai）。忒拜是古埃及最著名的健康中心，它的图腾就是一条蛇；在整个地中海地区，它被赋予神秘的力量和属性。蛇在东方和亚洲神话中早就已经发挥了重要作用，在佛教和印度教瑜伽练习中，蛇是生命力的象征，是纯粹的力量，是"真气"或"元气"。中国古代传说或神话中的炎黄始祖、伏羲和女娲等氏族，都是以蛇作为图腾崇拜的。在我国十二生肖、天干地支中，蛇均有一席之地。自古以来，与蛇相关的谚语、成语、诗词、古籍、民间故事甚至邮票等，均表明蛇与人类渊源深厚，与人们的精神和生活都息息相关。人们把蛇当作一种神秘力量的化身，是"天神下凡"，它的有毒角色代表死亡，它具有优美的运动姿态，每年周期性的蜕皮代表更新、康复、长寿和永生，因此，蛇被认为是健康长寿的象征和生命的图腾。

一、蛇杖由来

　　西方医学中，蛇与医学最早缘于 3000 多年前古希腊罗马神话。相传，医神阿斯克勒庇俄斯（Asclepius）是由光明之神、瘟疫之神和治愈之神阿波罗（Apollo）和一个叫科罗尼斯（Coronis）的平凡女子所生。在科罗尼斯怀着阿斯克勒庇俄斯时，她准备嫁给一位凡人，这激怒了阿尔忒弥斯（Artemis，又名辛西亚）。阿尔忒弥斯是古希腊神话中的狩猎女神，是奥林匹斯十二主神之一，也是诸神之神宙斯（Zeus）和黑暗女神勒托

（Leto）之女——阿波罗的孪生姐姐；她自由独立，热爱野外生活，反对男女婚姻，对科罗尼斯的行为极度愤怒，一怒之下猎杀了科罗尼斯。太阳神阿波罗剖尸取出一名男婴，将其取名为阿斯克勒庇俄斯，并将其交给精通各种医术和高超狩猎才能的人面兽身怪——喀戎（Chiron）抚养。喀戎养育并教授阿斯克勒庇俄斯各种医术和狩猎之精要，而阿斯克勒庇俄斯自幼聪明好学、勤奋刻苦、细致钻研、善于总结，在他的不懈努力下，青出于蓝而胜于蓝。阿斯克勒庇俄斯不仅精通狩猎，还拯救了无数生命，在医术方面取得了极为非凡的成就。阿斯克勒庇俄斯可以使用咒语、歌曲、长生不老药的药膏和药物，成功治愈患者，他精湛的医术以及高尚的医德，受到了人们的敬仰与膜拜。而且，希腊智慧女神雅典娜（Athena）从神秘生物美杜莎（Medusa，希腊神话中的一种头上以蛇为发的女妖）身上取血，给了阿斯克勒庇俄斯，并教他如何将蛇右静脉的血液用于治病灵药，将蛇左静脉的血液用作"伤害人"的致命毒药，因此赋予了凡人神医阿斯克勒庇俄斯巨蛇的神力，最终他化身为拯救生命之神和医学之神。医神阿斯克勒庇俄斯既可以拯救生命，也可以将人送去阴间甚至让死人复活，地位几乎与奥林匹斯众神相当。

　　一次，医神阿斯克勒庇俄斯正在检查一个叫格劳科斯的患者，此人正是被众神之神宙斯刚刚用雷电劈死者。令他大吃一惊的是，就在他检查患者之时，一条蛇快速爬入房间，他立即用拐杖将蛇杖毙。就在蛇被阿斯克勒庇俄斯打死之后，又有一条口中衔着某种草（药）的蛇爬入房内，它将药草放入死蛇口中，随后，那条已经被杖死的蛇竟然神奇地活了回来，整个过程完全发生在阿斯克勒庇俄斯的眼前，这也激起了他极大的兴趣。阿斯克勒庇俄斯瞬间受到启发，他马上采用相同的草（药），使患者格劳科斯得以复活。作为对它崇高的敬重，他将此蛇盘绕在自己的拐杖上，以此作为他以后拯救生命工作的标志，每每他行医之时均会带上有蛇盘绕的拐杖。这个拐杖被称为阿斯克勒庇俄斯之杖（Rod of Asclepius），"蛇杖"由此而来。这种有蛇盘绕的权杖，最早自公元前1200 年左右开始，就是医学和医学界的象征。许多早期的希腊医生声称自己就是英雄医生、医神阿斯克勒庇俄斯的后裔，并宣称自己就是一个"阿斯克勒庇俄斯家族"之后。古希腊著名的医生、医学之父希波克拉底（Hippocrates，约于公元前460 年至公元前377 年），就自豪地宣称自己是阿斯克勒庇俄斯的后裔，由医神之子 Poldaleiros 所传；古希腊伟大的哲学家、思想家柏拉图（约公元前427 年至公元前347 年）经常提到希波克拉底是"Asclepius"的后裔。解剖学家、医生和作家，古罗马最著名、最有影响的医学大师盖伦（Galen，公元129—216 年），也宣称医神阿斯克勒庇俄斯是他的祖先。

　　正是由于阿斯克勒庇俄斯在拯救生命方面特别成功，功力与冥神相当，他可以让自己以人或化身为圣蛇的形态，治愈各种各样的患者。相传，有一次，一位脚部恶性溃疡且已近死亡的穷人向阿斯克勒庇俄斯求助，医神化身为毒蛇并缓慢爬向患者伤口，舔了舔其溃疡，利用液体（即毒液）治愈了恶性肿瘤，从而使患者得以康复；另一次，一位不孕妇女向医神求助，阿斯克勒庇俄斯再次化身为大蛇，通过拥抱女人的腹部，赋予她一个"肥沃"的未来，后来她先后生下五个强壮的婴儿。正是医神阿斯克勒庇俄斯高超的医术，以至于冥神哈迪斯（Hades）向众神之神宙斯抱怨，而宙斯害怕阿斯克勒庇俄斯会使人类永生，于是用雷电杀死了他，而蛇杖作为医学的象征流传至今。

当然，蛇杖起源也有另一说法，是由基督教《圣经》而来，大意是，上帝令先知摩西（约公元前13世纪犹太人的民族领袖，犹太教创始人，犹太教、基督教、伊斯兰教和巴哈伊信仰等宗教的先知）立杆铸铜蛇为蛇杖，患病信众看见此铜蛇杖，疾病自然就会痊愈。

世界卫生组织（World Health Organization，WHO）会徽系由1948年6月24日第一届世界卫生大会选定，该会徽由联合国标志和一根有蛇盘绕的权杖（蛇杖）构成（图1-1）。我国中华医学会、中国医师协会以及众多医科大学等均将蛇杖纳入徽标，蛇杖也成为毒理学的徽章，以示驱除病魔、追求健康，也警示和提醒从医者，要向医神那样担负救死扶伤的责任。

与阿斯克勒庇俄斯蛇杖相仿的是卡杜塞亚斯神杖（Caduceus），这种神杖为金色带翼的双蛇杖（图1-2），它是古希腊万神殿的信使之神——赫尔墨斯（Hermes）的魔法杖。赫尔墨斯是古希腊神话中的信使、畜牧、商业、偷窃、交通、旅行、体育与运动之神，奥林匹斯十二主神之一。卡杜塞亚斯神杖原本与医学无关，通常被用作某些商业领域的标志，19世纪后，一些欧洲图书出版商，尤其是伦敦一家名为约翰丘吉尔（John Churchill）的图书出版商，为突显自己的书籍除了医学的专业性，还兼具文学性，别出心裁地使用了双蛇杖，并在双蛇杖上下方分别加了"医学""文学"的字样。后来美国部分出版商误以为双蛇杖是医学标志，也将其印到自己出版的医学图书上。20世纪初（1902年）美国陆军医疗队（U.S. Army Medical Corps，USAMC）将其作为队标，近代也有部分医学相关机构将其作为标志。此后，逐渐有部分人误认为双蛇杖也是医学标志，然而，真正的蛇杖却是医神阿斯克勒庇俄斯的单蛇杖。

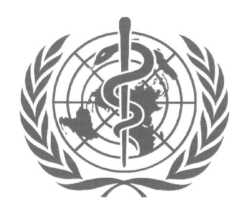

图1-1　WHO蛇杖徽标

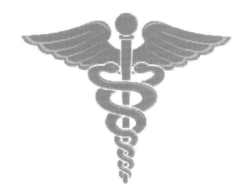

图1-2　卡杜塞亚斯神杖

二、蛇的医学作用

除外蛇的宗教信仰、历史人文和医学缘由，蛇及其组分也被民间当作食用珍品和被用于乐器等。①蛇肉，含有丰富的营养物质，如蛋白质、脂肪、糖类、矿物质和多种维生素等，被认为是上乘的纯天然绿色食品和补品，集滋补和保健于一体。②蛇皮，可加工制成多种乐器，如二胡、吉他和贝斯等；制革业视蛇皮为上等皮革，可制成皮带、皮包、皮鞋、手带、工业标本等各种日用品和工艺品。鉴于蛇的生态保护作用，多种野生蛇类被纳入野生动物保护范畴，受法律保护。

更重要的是蛇被民间认为有良好的药用价值，被制成蛇干、蛇散、蛇酒、蛇丸、蛇膏和蛇油等多种药物制剂。蛇胆具有祛风除湿、清凉明目和解毒去痱等功效。蛇肉具有延缓衰老、增强免疫力、预防疾病和健脾开胃、消肿止痛和舒通经络等多种功效。蛇皮，又称蛇蜕，有退翳止痉和消肿杀虫等功效，甚至蛇鞭也被当作温肾壮阳、安胎益气等药物。其他如蛇血、蛇骨、蛇头和蛇内脏等还有诸多用途。

蛇毒被认为是药物开发的宝库，不少医药研究者已经或正在开发蛇毒相关药物。①已研制成功的药物，如抗凝药巴曲酶是蛇毒凝血酶，其具有降低血液黏度、分解纤维蛋白原、抑制血栓形成、溶解血栓形成等作用；止血药巴曲亭是矛头蝮蛇毒巴曲酶，有良好的止血作用；降压药卡托普利是蛇毒缓激肽增强因子，治疗高血压有良好效果；替罗非斑缘于锯磷蝰蛇毒，有抗栓作用；依替巴肽缘于侏儒响尾蛇毒，具有抗栓功效等。②正在开发的药物，如蛇毒解聚素、anfibatide 和 cenderitide 等。③蛇毒的抗癌作用也正如火如荼地被科研攻关中，其作用主要是诱导癌细胞凋亡、促进血管新生、避免免疫破坏、抑制癌的生长和转移等，对多种癌细胞有潜在的对抗或抑制作用。因此，蛇与人类密切相关，更与医学和人类健康密不可分。

（赖荣德）

参考文献

1. GÜNER E, ŞEKER K G, GÜNER Ş İ. Why is the medical symbol a snake?. İstanbul Med J, 2019, 20 (2)：172 – 175.

2. FROMAN C R, SKANDALAKIS J E. One snake or two：the symbols of medicine. Am Surg, 2008, 74(4)：330 – 334.

3. WILCOX R A, WHITHAM E M. The symbol of modern medicine：why one snake is more than two. Ann Intern Med, 2003, 138(8)：673 – 677.

4. 李春涛, 傅密宁. 蛇在我国传统医学中的应用. 野生动物学报, 1988, 6：6 – 7.

5. ESTEVÃO-COSTA M I, SANZ-SOLER R, JOHANNINGMEIER B, et al. Snake venom components in medicine：From the symbolic rod of Asclepius to tangible medical research and application. Int J Biochem Cell Biol, 2018, 104：94 – 113.

6. WAHEED H, MOIN S F, CHOUDHARY M I. Snake venom：from deadly toxins to life-saving therapeutics. Curr Med Chem, 2017, 24(17)：1874 – 1891.

7. MOHAMED ABD EL-AZIZ T, GARCIA SOARES A, STOCKAND J D. Snake venoms in drug discovery：valuable therapeutic tools for life saving. Toxins (Basel), 2019, 11(10)：564.

第 2 章
全球蛇类及蛇咬伤流行病学

  蛇是最为常见的爬行动物之一，分布范围非常广，除了南北极和少数岛屿，如希腊克里特岛、爱尔兰、冰岛、西地中海、大西洋和加勒比海（马提尼克岛、圣卢西亚、玛格丽塔、特立尼达和阿鲁巴岛除外）、新喀里多尼亚、新西兰和夏威夷等地方没有蛇外，几乎所有陆地都有蛇的分布，但最近有报道发现新西兰也有蛇的出没。不仅如此，蛇的种类非常多，截至 2019 年末，全球共有蛇类 18 科 685 余属共 4182 种，根据化石比对，已灭绝的蛇有 314 种，有 3868 种蛇仍生存；另据"爬行动物数据库（the reptile database）"统计结果（截至 2023 年 6 月 30 日），全球共有现存蛇类 4186 种，每年还不断有新的蛇种被发现，近 80% 为无毒蛇，其中游蛇科（colubridae）蛇类 2104 种；毒蛇约占 20%，目前共发现约 805 种，其中眼镜蛇科（elapidae）毒蛇 405 种，蝰蛇科（viperidae）毒蛇 387 种，还有少数游蛇科和穴蝰亚科的毒蛇。毒蛇的分布与其他无毒蛇一样广泛，尤其在热带国家，从海平面到海拔高达 4900 米（喜山蝮蛇）均有出没。欧洲蝰蛇（多为极北蝰）进入了北极圈；阿根廷矛头蝮蛇在南纬 47° 有出没，其是地球上最南端的毒蛇；在北极、南极和北纬约 51° 以北的极寒地区（芬兰新斯科舍省）等没有其他有毒物种出现。

  4000 多种蛇中，毒蛇约占 20%，剧毒蛇不到总量的 10%，但蛇咬伤尤其毒蛇咬伤是重要公共卫生事件。WHO 将那些被认为对公共卫生构成最大威胁的毒蛇，定义为"医学上重要的毒蛇（medically important venomous snakes）"，将其分为两大类（1 类和 2 类），并划出其在全球的分布图。1 类是指常见或分布广泛的剧毒蛇，可导致大量蛇咬伤，从而导致高发病率、残疾或死亡率，命名为"最高医学重要性（highest medical importance）"，共有 109 种。2 类是指能够导致发病、残疾或死亡的剧毒蛇，但可能缺乏准确的流行病学或临床数据，和（或）由于它们的活动周期、行为、栖息地偏好或发生在远离大量人口的地区，总体发生频率不高，命名为"次要医学重要性（secondary medical importance）"，至少有 142 种。全球有 250 多种蛇被认为是医学上重要的毒蛇。全球医学重要的毒蛇的界定，有利于加强人们对毒蛇的认识和警惕，避免严重毒蛇咬伤，以减少致残率或死亡数量。需要注意的是，最高医学重要性和次要医学重要性毒蛇并非绝对，同种毒蛇在不同地区的分类可能不完全一样，特别是我国与多个国家有漫长的陆地边境接壤，尤其与东南亚蛇类资源非常丰富的国家接壤，可能会受周边国家毒蛇影响或致伤。值得注意的是，未纳入"医学上重要的毒蛇"清单的毒蛇并非不会中毒，也会有致命性，不能掉以轻心。

中国有 80 多种眼镜蛇科和蝰科剧毒蛇，另有 20 余种游蛇科毒蛇（毒性相对较低或影响较小），其中较为常见的毒蛇有 10 余种（类），分别是蝮蛇、竹叶青蛇、眼镜蛇、眼镜王蛇、五步蛇、原矛头蝮蛇（烙铁头蛇）、蝰蛇（泰国圆斑蝰蛇）、银环蛇、金环蛇和海蛇等。我国内地共有 23 种毒蛇被 WHO 列为医学上重要的毒蛇，其中最高医学重要性毒蛇（1 类）共有 7 种，包括眼镜蛇科的银环蛇、眼镜蛇及蝰蛇科的白唇竹叶青蛇、泰国圆斑蝰蛇、尖吻蝮蛇、短尾蝮蛇和原矛头蝮蛇。次要医学重要性毒蛇（2 类）共有 16 种，包括游蛇科的虎斑颈槽蛇，眼镜蛇科的环蛇（藏东南地区）、金环蛇、眼镜蛇孟加拉亚种、眼镜王蛇，蝰蛇科的北方竹叶青蛇（或克拉竹叶青蛇，藏南地区）、中亚蝮蛇、中介蝮蛇、白眉蝮蛇、喜山蝮蛇（藏南地区）、菜花原矛头蝮蛇、缅北原矛头蝮蛇、莽山烙铁头蛇、极北蝰蛇（如吉林和新疆西部地区等）、草原蝰蛇（新疆西部地区）和福建竹叶青蛇。

中国香港特别行政区最高医学重要性毒蛇（1 类），包括眼镜蛇科的眼镜蛇和银环蛇，蝰蛇科的白唇竹叶青蛇；没有被纳入次要医学重要性毒蛇（2 类）。中国台湾最高医学重要性毒蛇（1 类）4 种，包括眼镜蛇科的眼镜蛇和银环蛇，蝰蛇科的原矛头蝮蛇和福建竹叶青蛇；次要医学重要性毒蛇（2 类）2 种，包括尖吻蝮蛇和泰国圆斑蝰蛇；主要致伤蛇是福建竹叶青蛇和原矛头蝮蛇（烙铁头蛇）。

某些有医学意义的非前勾牙毒蛇（游蛇科），根据其产生损害的严重程度分为四类，分别是：①Ⅰ类是有严重或潜在致命毒性，如非洲树蛇、非洲藤蛇、藤蛇、虎斑颈槽蛇、红脖颈槽蛇和斯里兰卡颈槽蛇等；②Ⅱ类是较少发生但可产生全身中毒的蛇，如蒙彼利埃蛇、林蛇（褐树蛇）和澳洲绿蛇等；③Ⅲ类是产生轻中度局部效应的毒蛇，如马西水王蛇（或南美水蛇）、西部猪鼻蛇和黄环林蛇等；④Ⅳ类是医学意义不大的蛇，若大量接触其毒素可产生局部中毒效应，如束带蛇和其他蛇类。

由于毒蛇分布范围广，在区域上存在明显地区性差异，据 WHO 统计，全球各区域绝大多数毒蛇咬伤由下列 12 种蛇所致：

（1）非洲、中东和亚洲：眼镜蛇（cobras 或 naja）是世界上分布最广的毒蛇之一，横跨非洲大部分地区、中亚部分地区以及东亚、南亚和东南亚的许多地区。

（2）美洲：响尾蛇分布于加拿大南部，遍及美国，直至墨西哥、南美洲中部和北半部。其有许多不同的物种，叮咬很常见。响尾蛇属蝰蛇科蝮亚科的血液毒类蛇，体长 0.5~2.5 米，体色黄或灰褐多见，尾部末端具有一串角质环，遇敌急剧活动时，快速摆动尾环产生很多声音是其明显特征，不会主动攻击人类。

（3）亚洲：马来亚蝮蛇（malayan pit viper，又称红口蝮）在南亚和东南亚造成数千起蛇咬伤事件，这些蛇经常伪装在靠近道路和种植园的灌木丛或落叶中，当被踩到时就会发生蛇咬伤事件。

（4）撒哈拉以南的非洲地区：曼巴蛇（mambas）是一种广泛分布的毒蛇，具有神经毒性毒液。由于与黑曼巴蛇（dendroaspis polylepis 或 black manba）中毒相关的病死率非常高，使人们非常害怕，它们主要出现在撒哈拉以南的非洲的栖息地。其体型纤细，平均体长 2 ～ 2.5 米，体表鳞片平滑，体色灰褐或浅黑色。也有东非绿曼巴，共同特征是口腔黏膜黑色，喜树栖。黑曼巴蛇多栖于草原或树少的岩石上，体型大，毒牙长，昼行，速度快，有攻击性，毒性强。

（5）亚洲：鲁塞尔蝰蛇（russell's vipers，又称罗素蝰蛇）每年可导致南亚和东南亚地区成千上万起蛇咬伤中毒事件。在缅甸地区，被这种蛇咬伤是急性肾损伤的主要原因，且需要行血液透析治疗。鲁塞尔蝰蛇有两个亚种，即南亚的圆斑蝰蛇（daboia russelii）和圆斑蝰泰国亚种（daboia russelli siamensis）。

（6）非洲和阿拉伯半岛：鼓腹咝蝰（bitis arietans）广泛分布于撒哈拉以南的非洲和阿拉伯半岛，可造成大量蛇咬伤中毒事件，极易导致永久性残疾甚至死亡。其为平均体长 80 ～ 100 cm 的毒蛇，体型粗壮，体色棕或灰色，伴有"V"形浅色条带，主要栖于草原、灌木丛中，爬行速度快，有较强的攻击性。

（7）非洲、中东和南亚：锯鳞蝰蛇（saw-scaled vipers）或毯蛇（carpet vipers）是蛇咬伤中毒的主要原因，其是一种主要分布于非洲和印度的毒蛇，平均体长 38 ～ 60 cm，体色灰或褐色，近头部伴白色规律性斑点，这种体色有利于其隐藏在岩石缝、树丛或沙子里。此蛇脾气暴躁，爬行速度非常快，往往在毫无警示的情况下突然发现攻击。眼镜蛇属有几种眼镜蛇（如埃及眼镜蛇和泰国眼镜蛇等），也是致死致残的主要蛇类，它们遍布撒哈拉以南的非洲、阿拉伯半岛、中东和中亚的部分地区，并延伸到整个南亚和东南亚。

（8）拉丁美洲：在整个拉丁美洲，矛头蝮蛇是蛇咬伤致死和致残的主要原因。

（9）大洋洲：特别是在澳大利亚，超过 50% 的死亡是由拟眼镜属的褐蛇（eastern brown snake）造成的。它体形细长，平均体长 1.5 ～ 2 米，体色黄、褐，腹白，多栖于草原、牧场或林地，不主动攻击，毒性强。

（10）大洋洲：主要分布在澳大利亚和巴布亚新几内亚，因蛇咬伤造成的大多数死亡发生在巴布亚新几内亚，由眼镜蛇属的太攀蛇引起，如果没有抗蛇毒血清，这种咬伤后的病死率几乎为 100%。

（11）亚洲：在南亚和东南亚发现了几种具有强神经毒性毒液的环蛇（kraits，如金环蛇或马来亚环蛇），这种蛇常在晚上进入住宅咬伤睡在地板上没有保护的人，当地人常睡在一个凸起的平台上，他们用蚊帐可以有效防止金环蛇咬伤。蓝色的马来亚环蛇主要栖息于森林和农场，夜行，好斗，毒性强，可杀死大象等大型动物。

人类活动范围的扩大，有意无意间均与蛇类有不可避免的交集和接触，蛇咬伤也成为常态。由于蛇是变温动物，仅在气温相对较高的地方生长，20 ～ 30 ℃是其适宜活动温度，气温持续低于 10 ℃时，即进入冬眠状态，因此，蛇类较活跃的时间约在每年气候宜人的 4—10 月。正是因为蛇类活动有显著的时段性或季节性（夏秋季为主），虽然致残致死率较高，但蛇咬伤的绝对数量较其他常见内外科疾病的发生率低得多，极易被人们忽略。因此，2009 年 WHO 将蛇咬伤列为被忽略的热带病（neglected tropical disease，NTD），2013 年未知原因其一度被剔出 NTD 清单，但在 2017 年 6 月 9 日，WHO 不仅再次将蛇咬伤列为被忽略的 20 种热带病之一，而且将其定义为高度优先的被忽略的热带病。

就发病率和严重程度而言，蛇咬伤是最重要的 NTD 之一，超过 95% 的病例发生在热带和（或）发展中国家，尤其易发生于这些区域的农村或山区，以农民、种植（如橡胶、咖啡、可可、油棕等）工人、森林或野外工作者、牧民、养蛇或捕蛇者、驯蛇或逗蛇者、杀蛇者、渔民和养鱼者、海蛇捕手（用于皮革）甚至乡村或森林旅行者等最为多见，工业化国家和热带以外地区的人们较少被蛇咬伤。人们被蛇咬伤的直接原因不外乎意外被咬或故意所为，意外原因往往是在没看到的情况下伸手触及蛇或踩到蛇；或没有意识到危险，睡眠中压到了蛇；或因听力或视力差而没有意识到周围有蛇，误踩误抓被咬；或因经验不足、粗心大意、心不在焉、过于自信或醉酒吸毒而接触了毒蛇。此外，捕捉、杀死蛇或以蛇做宗教仪式，均可能发生蛇咬伤；某些情况下，蛇咬伤中毒是人为故意造成的，如试图诱导毒液耐受或完全为了以蛇取乐。

全球近 58 亿人处于被毒蛇咬伤的风险中，确切蛇咬伤及死亡人数尚不确定，估计每天约有 7400 人被蛇咬伤。毒蛇咬伤有较高的致残致死率，每年被蛇咬伤的人数达 500 余万例，其中毒蛇咬伤中毒者有 180 万 ~ 270 万，导致 40 余万人残疾（包括生理缺陷和心理失能），8.14 万 ~ 13.78 万人死亡。全球各大洲蛇咬伤及死亡人数以亚洲为最（蛇咬伤中毒 120 万 ~ 200 万例，死亡 5.7 万 ~ 10 万人），非洲和中东地区次之（蛇咬伤 43.5 万 ~ 58 万例，死亡 2 万 ~ 3.2 万人），拉丁美洲和加勒比地区居第 3 位（蛇咬伤 13.7 万 ~ 15 万例，死亡 3400 ~ 5000 人），欧洲（蛇咬伤 8000 ~ 9900 例，死亡 3 ~ 128 人）、大洋洲（蛇咬伤 3000 ~ 5900 例，死亡 200 ~ 500 人）、北美洲（美国和加拿大蛇咬伤 3800 ~ 6500 例，死亡 7 ~ 15 人）。毒蛇咬伤给受害者带来严重的经济负担，WHO 第 71 次世界卫生大会报告显示，非洲等地一些被蛇咬者面临相当于 3.6 年收入的经济损失，另一些人则出售了价值高达 14 年收入的土地；一些家庭因主劳动力被蛇咬而失去收入，被迫让儿童辍学；还有一些儿童被迫离开学校去工作，以帮助支付家庭生活费用，或照顾因被蛇咬伤而致残的人。

经济水平的逐步改善、民众健康水平的提高和全球总体医疗技术水平的进步，蛇咬伤导致的伤残和死亡率随时间发展而有一定改善。一项涵盖 204 个国家和地区的大规模流行病学研究，利用尸检和生命登记数据，按地点、年龄、年份和性别对蛇导致的有毒动物死亡比例进行建模，并用于 2019 年全球疾病负担研究中有关有毒动物接触死亡率估计值计算。结果显示，自 1990—2019 年，全球蛇咬伤相关性死亡率和人群病死率有下降趋势，2019 年全球蛇咬伤致死约 6.34 万人（95% 区间为 3.89 万 ~ 7.86 万人），相当于人群年龄标准化死亡率（age-standardized mortality rate，ASMR）为 0.8（95% 区间为 0.5 ~ 1.0）/10 万，人群寿命损失年（years of life lost，YLLs）为 38（23 ~ 49）/10 万，ASMR 和 YLLs 分别比 1990 年以来下降了 36% 和 40%；其中 2019 年印度是死亡率最高的，ASMR 为 4.0/10 万。研究预测蛇咬伤死亡率将继续下降，但预计到 2050 年仍不足以实现 WHO

的目标。2019 年 204 个国家和地区蛇咬伤中毒的 ASMR 研究没有中国 2019 年的疾病负担、伤害和风险因素研究（global burden of diseases，injuries，and risk factors study，GBD）的数据。

东南亚和非洲地区蛇类资源丰富，整个东南亚地区至少有 300 种蛇，毒蛇约 70 种，是全球毒蛇咬伤负担最重的地区，约占全世界蛇咬伤死亡的 70% 。南亚国家毒蛇咬伤后治疗延迟或未得到充分治疗是该国蛇咬伤死亡的主要原因，仅有一半患者在毒蛇咬伤后 6 小时内被送达医疗机构，某些病例甚至在蛇咬伤后 12 ~ 15 小时才得到治疗，70% ~ 80% 的死亡发生在送达医疗机构前。印度蛇咬伤和死亡最多，每年蛇咬伤 200 万 ~ 280 万例次，2000—2019 年年均死亡约 5.8 万人。最致命的是印度"四大毒蛇"，即印度环蛇、印度眼镜蛇、鲁塞尔蝰蛇和锯鳞蝰蛇，约占毒蛇咬伤致死、致残总量的 90% ，近 97% 的死亡病例发生在农村地区，缺乏合适的交通工具是重要原因，在偏远交通不便地区更为突出。孟加拉国每年蛇咬伤超过 71 万例，死亡约 6 万人，泰国单斑眼镜蛇（或眼镜蛇孟加拉亚种）和鄂氏环蛇是该国最常见的两种毒蛇，也是致死致残最多的两种蛇；孟加拉国和尼泊尔蛇咬伤中，竹叶青蛇咬伤最多见，但锯鳞蝰蛇尚未出现在这两个国家；巴基斯坦每年蛇咬伤 4 万例，死亡 8200 人，严重致伤的毒蛇谱与印度相似，也是"四大毒蛇"；斯里兰卡蛇咬伤 3.3 万人，死亡 400 人，瘤鼻蝮蛇（hump nosed pit vipers）是最常见的毒蛇，该蛇是与印度四大毒蛇并列的剧毒蛇。尼泊尔有约 89 种蛇，其中 17 种为毒蛇，每年发生毒蛇咬伤约 2 万例，死亡 1000 人，引起蛇咬伤和死亡的主要是眼镜蛇科的印度眼镜蛇和金环蛇。缅甸至少分布有 44 种医学重要性毒蛇，蛇咬伤是该国重新的公共卫生问题，每年蛇咬伤 1 万 ~ 2 万例，1991 年有 1.4 万例蛇咬伤、死亡 1000 人，2004 年蛇咬伤 15 080 例、死亡 305 例，鲁塞尔蝰蛇（主要是圆斑蝰蛇）是致伤致残甚至致死的主要蛇种，约占蛇咬伤总量的 90% ，其次是单斑眼镜蛇和环蛇。印度尼西亚有约 450 种蛇类，其中圆斑蝰蛇、锯鳞蝰蛇、眼镜蛇和环蛇是四大本土毒蛇，也是主要致伤蛇种，每年有 12 739 ~ 214 833 例蛇咬伤，死亡 20 ~ 11 581 人。东南亚国家联盟（Southeast Asian Nations，ASEAN）10 个国家（包括马来西亚、印度尼西亚、泰国、菲律宾、新加坡、文莱、越南、老挝、缅甸和柬埔寨）每年有蛇咬伤 7.8 万 ~ 47 万例，年死亡 700 ~ 18 000 人（除外文莱和新加坡）；最主要的致死致残原因是没有得到及时有效治疗，没有充分的抗蛇毒血清。

撒哈拉以南的非洲地区有超过 400 种蛇，其中有 30 余种致命性毒蛇。该地主要是三大类毒蛇，分别是蝰蛇（如鼓腹咝蝰、加蓬蝰、犀角咝蝰、锯鳞蝰、角蝰、沙蝰、以色列穴蝰等）、曼巴蛇（眼镜蛇类，如黑曼巴、东部绿曼巴、简氏曼巴等）、眼镜蛇（如埃及眼镜蛇、斑巴射毒眼镜蛇、塞内加尔眼镜蛇、南非眼镜蛇、阿氏喷毒眼镜蛇、努比亚喷毒眼镜蛇、黑颈眼镜蛇、黄金眼镜蛇或好望角眼镜蛇等）。据医疗健康各级系统报告，该地区每年有约 31.5 万例毒蛇咬伤，7000 ~ 14 600 例截肢/指，7000 ~ 32 000 例死亡；一份基于住户调查的结果显示，每年有近 150 万例蛇咬伤，死亡约 32 000 人。95% 以上的蛇咬伤发生于非洲农村地区，非洲地区蛇咬伤约占全球蛇咬伤总数的 20% 。最近莫桑比克一份农村入户调查显示，非洲撒哈拉地区蛇咬伤发病率和病死率被严重低估，农村蛇咬伤后仅有18%的伤者去健康中心就诊,其他人均在当地用传统方法处理;尼日利亚仅8.5%的蛇咬伤者求助于医疗健康机构;肯尼亚约27%去医疗机构就诊。而目前流行病学调查结果主要基于医疗健康中心的数据,因此,作者推测,非洲撒哈拉地区的实际蛇咬伤及死亡数是现有数据的3~7倍。

中东阿拉伯和北非国家有30余种毒蛇,其中21种是医学重要性蛇种,包括蝰科16种、眼镜蛇科3种和其他蛇2种。纳入12个阿拉伯国家的一项研究显示,伊拉克、约旦、黎巴嫩、阿曼苏丹国、沙特阿拉伯和也门蛇咬伤报告最多。中东地区每年有2306~31417例蛇咬伤,死亡15~33人;北非国家蛇咬伤数与中东国家相当,每年为463~36208例,死亡20~29人。埃及每年蛇咬伤10000例,死亡200例左右,主要蛇种是眼镜蛇(如埃及眼镜蛇、黑颈喷毒眼镜蛇、红颈射毒眼镜蛇、沙漠眼镜蛇)和蝰蛇(如角蝰、西亚拟角蝰、锯鳞蝰等)。伊朗每年有蛇咬伤4500~6500例,死亡3~9例,主要致伤蛇为蝰蛇(如苏氏锯鳞蝰、地中海蝰蛇、西来拟角蝰)和中亚眼镜蛇。沙特阿拉伯有51种不同蛇类,夏秋季高发,8月最多。针对沙特阿拉伯所有医院和健康中心毒蛇咬伤的研究显示,2015—2018年毒蛇咬伤共有14697例(年均3674例),其中2016年毒蛇咬伤最多,达4363例,死亡36例(约占0.24%);主要是阿拉伯角蝰,其次是埃及眼镜蛇、沙漠眼镜蛇、锯鳞蝰和穴蝰等;80%是男性,25~44岁年龄段最多,其次是44~64岁,多数咬伤发生于农业灌溉时间或野外劳作,夜间最易被咬伤,肢体(尤其下肢)最容易受伤。近年中东地区几乎没有蛇咬伤数据,无法确切估算。

拉丁美洲和加勒比地区是各种动植物繁衍生息的乐园,蛇类资源丰富,尤其亚马孙热带雨林遍布河流及沼泽,是地球上生态系统最丰富的地方,动植物资源相当可观,气候非常适合蛇类生存和栖息,也是蛇咬伤高发地区之一,其中著名的巨蛇——亚马孙森蚺是南美洲独有的一种大型蛇类。拉丁美洲人群蛇咬伤年发生率为(5~62)/10万(部分地区甚至高达100/10万),每年蛇咬伤病例13.7万~15万、死亡3400~5000人,主要致伤蛇为矛头蝮蛇,少数为响尾蛇。亚马孙雨林横越巴西、哥伦比亚、秘鲁、委内瑞拉、厄瓜多尔、玻利维亚、圭亚那及苏里南等多个国家,这些国家的蛇咬伤频发,致千例以上蛇咬伤的国家以巴西为最。巴西每年至少有26000~30482例蛇咬伤,其中巴西亚马孙地区人口密度低,仅占全国的8.7%,但毒蛇咬伤数量却占全巴西的44.6%(2019年巴西报告毒蛇咬伤30482例,巴西亚巴孙地区就有毒蛇咬伤13601例),矛头蝮蛇是主要致伤蛇,如美洲矛头蝮蛇、巴西矛头蝮蛇、茂基矛头蝮蛇等。墨西哥每年毒蛇咬伤约27000例,主要致伤蛇为墨西哥蝮蛇、矛头蝮蛇、西部菱斑响尾蛇、小盾响尾蛇、中美响尾蛇等。委内瑞拉毒蛇咬伤约7000例,主要致伤蛇为哥伦比亚矛头蝮蛇、委内瑞拉矛头蝮蛇和南美响尾蛇。南美洲的哥伦比亚有248种蛇,毒蛇48种,人群蛇咬伤年发生率为(6~8.5)/10万;该国亚马孙地区虽然人口密度低,但蛇类资源非常丰富,年人群发生率高达34.5/10万,每年蛇咬伤3000~4000例,主要致伤蛇为三色矛头蝮蛇、墨西哥蝮蛇和南美响尾蛇等,占蛇咬伤总数的50%~80%。巴拿马毒蛇咬伤每年1300~1800例,主要致伤蛇为三色矛头蝮蛇;厄瓜多尔每年毒蛇咬伤1400~1600例,主要致伤蛇为三色矛头蝮蛇、矛头蝮蛇、墨西哥矛头蝮蛇。秘鲁每年毒蛇咬伤1400~

1500 例，墨西哥矛头蝮蛇、矛头蝮蛇、美洲响尾蛇和亚马孙巨蝮蛇是主要致伤蛇。玻利维亚毒蛇咬伤约 1000 例，主要为矛头蝮蛇和美洲响尾蛇等。

大洋洲地区的毒蛇谱与全球其他地区不同，澳大利亚、巴布亚新几内亚和太平洋地区毒蛇主要是眼镜蛇、少量非前沟牙的游蛇，几乎没有蝰蛇，而新西兰完全没有本土蛇类栖息。澳大利亚有蛇类共 7 科，其中只有 3 科有毒，致死的蛇只有眼镜蛇科毒蛇。澳大利亚每年有毒蛇咬伤约 3000 例左右，死亡 2~3 人，致死都发生在院前、原因为心搏骤停（尤其是褐蛇中毒）、偏远地区、未及或使用抗蛇毒血清不充分；眼镜蛇科的褐蛇是该地最常见的致伤陆生毒蛇，此蛇正在适应城市栖息和生活，许多城市很常见，其颜色多变、体型大小不一，有些体长可超过 2 米。粗鳞蛇（或称澳东蛇）及澳大利亚铜头蛇、盔头蛇等的分布范围从澳洲大陆东北部、东海岸、南部大陆延伸到包括塔斯马尼亚在内的南部岛屿，是导致蛇咬伤和死亡的第二大原因，注意游蛇科的棱背蛇与同地区的澳东蛇很相似。黑蛇属（也称伊澳蛇）是一类大毒蛇，广泛分布于整个澳大利亚，是常见致伤蛇之一，但很少致命，主要包括棕伊蛇和红腹黑背蛇。眼镜蛇科的南棘蛇（death adder，死亡蛇，也称死亡蝮蛇或死亡蝰蛇）在澳洲大陆分布范围较为局限，外观独特，与蝰蛇相似，但少见致伤致死。太攀蛇有普通太攀蛇（也称海岸太攀蛇）和内陆太攀蛇两种，其体型长（体长可达 3 米）、毒牙大、排毒量多、攻击速度快，可连续攻击，是最危险的毒蛇，但其分布范围局限，主要在澳洲北部和东海岸。由于澳洲内陆地区人口稀少（内陆太攀蛇分布区），造成的蛇咬伤相对较少，仅偶尔导致死亡，但未经处理的太攀蛇咬伤致死率超过 70%。因此，虎蛇和褐蛇是该地主要致死蛇种。裂颏海蛇或喙海蛇是该地海域的主要海蛇蛇种（该地海域约有 36 种海蛇），但鲜有致伤致死案例。

新几内亚蛇种与澳大利亚很相似，但该地区最常见的致伤毒蛇是死亡蝰蛇，尤其在高地地区更多见；眼镜蛇科的太攀蛇是新几内亚南部平原地区主要致伤蛇，该地还有黑蛇，但其致伤的病例并不多见。新几内亚和附近岛屿独有的眼镜蛇——小眼蛇和小伊蛇，被认为会在其范围内造成大量咬伤，并致不少死亡案例，但致新几内亚毒蛇咬伤的主要是太攀蛇和死亡蛇两种，分别占该地总死亡数的 83.2% 和 10.8%，其中小眼蛇也有少量致死，人群蛇咬伤死亡率约 3.5/10 万，是澳大利亚的近 100 倍。一组纳入 722 例毒蛇咬伤的资料显示，毒蛇咬伤的病死率高达 12%（87/722），就诊困难或不及时、血清价格高昂是高死亡率的主要原因。

欧洲地区蛇咬伤并不常见，包括土耳其和俄罗斯的欧洲地区直到高加索和乌拉尔山脉地区的整个欧洲地区，每年蛇咬伤病例至少 7500 例，但严重中毒者仅 1000 例左右，死亡不超过 5 例；由于蛇咬伤不是欧洲国家强制报告疾病，不少蛇咬伤案例并未报道，因此，蛇咬伤数据并不准确。一项研究显示，整个欧洲（包括俄罗斯和土耳其）平均每年蛇咬伤量为 7992 例，其中约 15% 为重度中毒者。最近一份研究显示，北欧国家如比利时每年蛇咬伤约 119 例，丹麦约 77 例，立陶宛约 34 例，英国约 46 例；中欧国家法国年均蛇咬伤 387 例，波兰约 163 例；南欧国家西班牙年均蛇咬伤 134 例，罗马尼亚约

48 例。一项纳入 5501 例蛇咬伤的研究显示，欧洲国家最常见的毒蛇为蝰蛇。该蛇在欧洲分布有 25 种，其中极北蝰是欧洲分布最广、致伤最多的蛇种（约点蛇咬伤总数的 63.3%）；其次是沙蝰（又称高鼻腹蛇或翘鼻蝰），约占蛇咬伤总数的 17.7%；再次是欧洲蝰，约占蛇咬伤总数的 11.7%；其他致伤蛇还有小翘鼻蝰（与翘鼻蝰很相似，但其体型较小，毒性也不大，主要分布在欧洲西南部）、草原蝰和岩蝰等。

北美地区（美国和加拿大）毒蛇咬伤相对较少，美国每年有 5000 ~ 10 000 例蛇咬伤。据美国毒物控制中心协会的国家毒物数据系统（National Poison Data System，NPDS）年度报告结果，2018—2020 年连续三个年度蛇咬伤报告例数分别为 7183 例、7132 例、7762 例，其中，毒蛇咬伤约占 1/3，发生严重全身性中毒表现或有截肢风险者不到 8%；几乎均由蝰科毒蛇所致，超过 97% 的蛇咬伤由响尾蛇所致，其中铜头蛇咬伤占 45% ~ 50%，侏儒响尾蛇咬伤占 30% ~ 40%，棉口蝮蛇咬伤占 10% ~ 15%，唯一的本土眼镜蛇——珊瑚蛇咬伤不到总数的 3%，动物园和私人养殖的蛇咬伤中毒不足 1%。美国毒蛇咬伤的致死案例极少，每年不超过 8 例；根据 NPDS 年度报告，1989—2020 年共 32 年间蛇咬伤致死的病例共 107 例，年均不到 4 例，最高死亡年份为 2005 年（死亡 8 例），其次是 2006 年和 2015 年，各死亡 7 例。美国不同毒蛇的毒性差异极大，铜头蛇咬伤未经治疗的病死率不到 1%，但西部菱斑响尾蛇咬伤未经治疗的病死率为 30% ~ 40%。加拿大最常见的致伤毒蛇有西部菱斑响尾蛇、大草原响尾蛇和东部侏儒响尾蛇 3 种，但毒蛇咬伤者并不多见，每年不超过 100 例，自 20 世纪 60 年代以来几乎没有死亡案例。

我国蛇咬伤尚无大规模流行病学调查结果，总体以北方蝮蛇咬伤为主，且量较少，南方蛇种相对复杂，蛇咬伤数量较多。最近吕传柱等完成的一项针对南方 14 省的蛇咬伤流行病学调查显示，广东、云南、海南、贵州和福建以竹叶青蛇咬伤为主，湖北、湖南、江西和浙江以蝮蛇咬伤为主，四川和重庆以烙铁头蛇咬伤为主，广西以眼镜蛇咬伤为主。广东除竹叶青蛇外，依次是眼镜蛇、银环蛇和蝰蛇等咬伤；福建以竹叶青蛇咬伤最多，还有矛头蝮蛇、五步蛇咬伤和眼镜蛇等咬伤；湖南依次是蝮蛇、眼镜蛇、银环蛇和五步蛇等咬伤；云南以竹叶青蛇咬伤为主，有少量眼镜蛇咬伤等；江西蝮蛇咬伤近七成，还有眼镜蛇、五步蛇和竹叶青蛇等咬伤；浙江蝮蛇咬伤近六成，依次有竹叶青蛇、烙铁头蛇和眼镜蛇等咬伤；四川和重庆还有蝮蛇咬伤；海南竹叶青蛇咬伤占七成，其次是眼镜蛇咬伤；广西除了眼镜蛇咬伤外，还有较多竹叶青蛇和银环蛇等咬伤；贵州还有蝮蛇和烙铁头蛇咬伤等。

由于蛇咬伤大多是可预防的，及时治疗可显著改善致死致残率。为了大幅度改善蛇咬伤中毒的致死致残率，2019 年 WHO 发布"毒蛇咬伤 - 预防和控制策略"，其核心策略是，让患者得到充分救治，到 2030 年将蛇咬伤中毒患者的病死率和致残率各降低 50%。当然，这有赖于政府、医疗卫生专业人员、研究人员、国际卫生机构、抗蛇毒血清制造商、慈善家和其他利益相关者的共同努力和支持。让社区参与并授权社区加强毒蛇咬伤的宣传和预防，也是一个非常关键的策略。

参考文献

1. GUTIÉRREZ J M, CALVETE J J, HABIB A G, et al. Snakebite envenoming. Nat Rev Dis Primers, 2017, 3：17063.

2. World Health Organization. Snakebite envenoming——A strategy for prevention and control. [2024-10-24]. https://www. who. int/publications/i/item/9789241515641.

3. GUMMIN D D, MOWRY J B, SPYKER D A, et al. 2018 Annual report of the American Association of Poison Control Centers' National Poison Data System (NPDS)：36th annual report. Clin Toxicol (Phila), 2019, 57(12)：1220 – 1413.

4. GUMMIN D D, MOWRY J B, BEUHLER M C, et al. 2019 annual report of the American Association of Poison Control Centers' National Poison Data System (NPDS)：37th annual report. Clin Toxicol (Phila), 2020, 58(12)：1360 – 1541.

5. GUMMIN D D, MOWRY J B, BEUHLER M C, et al. 2020 annual report of the American Association of Poison Control Centers' National Poison Data System (NPDS)：38th annual report. Clin Toxicol (Phila), 2021, 59(12)：1282 – 1501.

6. WARRELL D A, WILLIAMS D J. Clinical aspects of snakebite envenoming and its treatment in low-resource settings. Lancet, 2023, 401(10385)：1382 – 1398.

7. THE LANCET. Snake-bite envenoming：a priority neglected tropical disease. Lancet, 2017, 390(10089)：2.

8. CHIPPAUX J P. Snakebite envenomation turns again into a neglected tropical disease! J Venom Anim Toxins Incl Trop Dis, 2017, 23：38.

9. SEIFERT S A, ARMITAGE J O, SANCHEZ E E. Snake Envenomation. N Engl J Med, 2022, 386(1)：68 – 78.

10. GBD 2019 Snakebite Envenomation Collaborators. Global mortality of snakebite envenoming between 1990 and 2019. Nat Commun, 2022, 13(1)：6160.

11. RALPH R, SHARMA S K, FAIZ M A, et al. The timing is right to end snakebite deaths in South Asia. BMJ, 2019, 364：k5317.

12. THEIN C M, BYARD R W. Characteristics and relative numbers of lethal snake bite cases in medicolegal practice in central Myanmar-A five year study. J Forensic Leg Med, 2019, 63：52 – 55.

13. THEIN M M, ROGERS C A, White J, et al. Characteristics and significance of "green snake" bites in Myanmar, especially by the pit vipers Trimeresurus albolabris and Trimeresurus erythrurus. Toxicon, 2021, 203：66 – 73.

14. ALCOBA G, SHARMA S K, BOLON I, et al. Snakebite epidemiology in humans and domestic animals across the Terai region in Nepal：a multicluster random survey. Lancet Glob Health, 2022, 10(3)：e398-e408.

15. ADIWINATA R, NELWAN E J. Snakebite in Indonesia. Acta Med Indones, 2015, 47(4)：358 – 365.

16. PATIKORN C, ISMAIL A K, ABIDIN S A Z, et al. Situation of snakebite, antivenom market and access to antivenoms in ASEAN countries. BMJ Glob Health, 2022, 7(3)：e007639.

17. SURAWEERA W, WARRELL D, WHITAKER R, et al. Trends in snakebite deaths in India from 2000 to 2019 in a nationally representative mortality study. Elife, 2020, 9：e54076.

18. APPIAH B. Snakebite neglect rampant in Africa. CMAJ, 2012, 184(1)：E27 – 28.

19. MOOS B, WILLIAMS D, BOLON I, et al. A scoping review of current practices on community engagement

in rural East Africa: Recommendations for snakebite envenoming. Toxicon X, 2021, 11: 100073.

20. HALILU S, ILIYASU G, HAMZA M, et al. Snakebite burden in Sub-Saharan Africa: estimates from 41 countries. Toxicon, 2019, 159: 1 – 4.

21. MENDER M M, BOLTON F, BERRY C, et al. Antivenom: an immunotherapy for the treatment of snakebite envenoming in sub-Saharan Africa. Adv Protein Chem Struct Biol, 2022, 129: 435 – 477.

22. FAROOQ H, BERO C, GUILENGUE Y, et al. Snakebite incidence in rural sub-Saharan Africa might be severely underestimated. Toxicon, 2022, 219: 106932.

23. AMR Z S, ABU BAKER M A, WARRELL D A. Terrestrial venomous snakes and snakebites in the Arab countries of the Middle East. Toxicon, 2020, 177: 1 – 15.

24. JENKINS T P, AHMADI S, BITTENBINDER M A, et al. Terrestrial venomous animals, the envenomings they cause, and treatment perspectives in the Middle East and North Africa. PLoS Negl Trop Dis, 2021, 15(12): e0009880.

25. AL-SADOON M K, FAHAD ALBESHR M, AHAMAD PARAY B, et al. Envenomation and the bite rate by venomous snakes in the kingdom of Saudi Arabia over the period (2015—2018). Saudi J Biol Sci, 2021, 28(1): 582 – 586.

26. MONZAVI S M, SALARIAN A A, KHOSHDEL A R, et al. Effectiveness of a clinical protocol implemented to standardize snakebite management in Iran: initial evaluation. Wilderness Environ Med, 2015, 26(2): 115 – 123.

27. ABD EL-AZIZ T M, SHOULKAMY M I, HEGAZY A M, et al. Comparative study of the in vivo toxicity and pathophysiology of envenomation by three medically important Egyptian snake venoms. Arch Toxicol, 2020, 94(1): 335 – 344.

28. CRISTINO J S, SALAZAR G M, MACHADO V A, et al. A painful journey to antivenom: The therapeutic itinerary of snakebite patients in the Brazilian Amazon (The QUALISnake Study). PLoS Negl Trop Dis, 2021, 15(3): e0009245.

29. MCGAIN F, LIMBO A, WILLIAMS D J, et al. Snakebite mortality at Port Moresby General Hospital, Papua New Guinea, 1992—2001. Med J Aust, 2004, 181(11/12): 687 – 691.

30. CHIPPAUX J P. Epidemiology of snakebites in Europe: a systematic review of the literature. Toxicon, 2012, 59(1): 86 – 99.

31. CHIPPAUX J P, SAZ-PARKINSON Z, AMATE BLANCO J M. Epidemiology of snakebite in Europe: comparison of data from the literature and case reporting. Toxicon, 2013, 76: 206 – 213.

32. PAOLINO G, DI NICOLA M R, PONTARA A, et al. Vipera snakebite in Europe: a systematic review of a neglected disease. J Eur Acad Dermatol Venereol, 2020, 34(10): 2247 – 2260.

33. GREENE S C, FOLT J, WYATT K, et al. Epidemiology of fatal snakebites in the United States 1989—2018. Am J Emerg Med, 2021, 45: 309 – 316.

34. CHIPPAUX J P. Incidence and mortality due to snakebite in the Americas. PLoS Negl Trop Dis, 2017, 11(6): e0005662.

第 3 章
中国蛇类

　　蛇（拉丁名 Serpentiforme，英文名 snake）属动物界、脊索动物门、脊椎动物亚门、爬行纲、双孔亚纲、有鳞目、蛇亚目。现代蛇主要分成两个大类或亚目，分别是真蛇下目（Alethinophidia，真蛇）和盲蛇下目（Scolecophidia，蠕虫蛇），有鳞目的所有毒蛇均属于游蛇超科（Superfamily Colubroidea），包括眼镜蛇科和蝰蛇科的全部毒蛇，以及游蛇科的部分毒蛇。蛇的树状家族谱（图 3 – 1）清楚展示了蛇亚目的详细分类及隶属关系，可为深入了解不同蛇之间的关系提供参考。截至 2019 年末，全球共有蛇类 18 科 685 余属 4182 余种，已灭绝的 314 种，共 3868 种蛇生存；另据"the reptile database"网站显示（截至 2023 年 6 月 30 日），全球现存蛇类共有 4186 种，每年还不断有新的蛇种被发现。中国蛇的种类与世界相似，每年有新发现品种。2006 年，赵尔宓院士的《中国蛇类》共记录了 205 种蛇；2015 年"中国爬行纲动物分类厘定"共确定我国有鳞蛇亚目 13 科 72 属 239 种蛇，但随着野外科考调查的深入，近年新发现的蛇种不断增加，以中国科学院成都生物研究所丁利团队为例，新发现并命名的蛇种有伯仲钝头蛇、螭吻颈槽蛇、滇南竹叶青蛇、饰尾竹叶青蛇、盈江竹叶青蛇、素贞环蛇和西南眼镜蛇（也称伏羲眼镜蛇）。2020 年"中国两栖、爬行动物更新名录"（数据截至 2019 年末）共收录鳞蛇亚目共 18 科 73 属 265 种，2020 年中国新发现 14 种蛇，2021 年中国新发现的蛇共 19 种，2022 年中国新发现的蛇共有 6 种。因此，到 2022 年底，中国共有蛇类至少 300 种（表 3 – 1 ~ 表 3 – 3），其中海蛇 16 种。另据爬行动物数据库统计，中国已发现蛇类 367 种（截至 2023 年 6 月 30 日），其中中国台湾有各种蛇类共 70 余种（其中毒蛇 29 种）。我国可致命的毒蛇共 80 多种，另外还有 20 多种低毒类蛇。我国蛇类资源较为丰富，某些品种是中国特有，数量少，分布面积小，有些蛇已被国家列为保护动物名录。

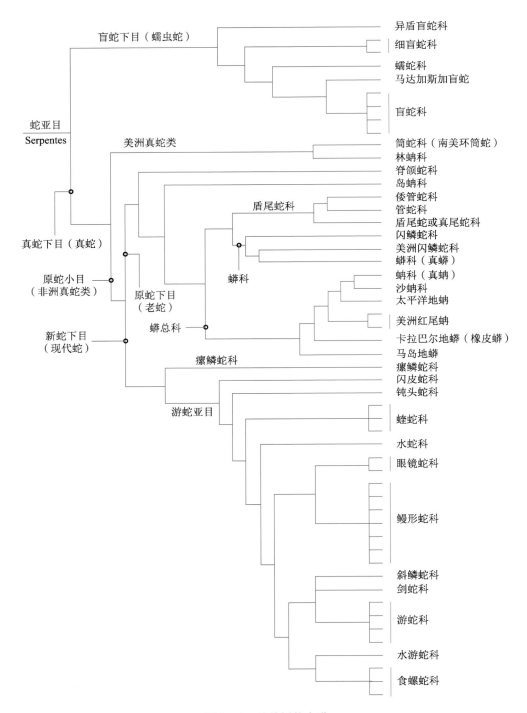

图 3-1 蛇的树状家谱

[资料来源：O'SHEA M. The book of snakes：a life-size guide to six hundred species from around the world. Chicago：The University of Chicago Press，2018：11.]

表 3 - 1　中国两栖、爬行动物更新名录：蛇（至 2019 年）

中文名	学名（Scientific name）	中文名	学名（Scientific name）
蛇亚目	Sperpentes	8. 钝头蛇科	Pareidae
1. 盲蛇科	Typhlopidae	8.1　钝头蛇属	Pareas
1.1　印度盲蛇属	Indotyphlops	泰雅钝头蛇	Pareas atayal
白头钩盲蛇	Indotyphlops albiceps	平鳞钝头蛇	Pareas boulengeri
钩盲蛇	Indotyphlops braminus	棱鳞钝头蛇	Pareas carinatus
香港盲蛇	Indotyphlops lazelli	中国钝头蛇	Pareas chinensis
1.2　东南亚盲蛇属	Argyrophis	台湾钝头蛇	Pareas formosensis
大盲蛇	Argyrophis diardii	缅甸钝头蛇	Pareas hamptoni
恒春盲蛇	Argyrophis koshunensis	阿里山钝头蛇	Pareas komaii
2. 蚺科	Boidae	横纹钝头蛇	Pareas margaritophorus
2.1　沙蚺属	Eryx	喜山钝头蛇	Pareas monticola
红沙蚺	Eryx miliaris	黑顶钝头蛇	Pareas nigriceps
东方沙蚺	Eryx tataricus	福建钝头蛇	Pareas stanleyi
3. 筒蛇科	Cylindrophiidae	9. 蝰科（毒）	Viperidae
3.1　筒蛇属	Cylindrophis	9.1　白头蝰属	Azemiops
红尾筒蛇	Cylindrophis ruffus	黑头蝰	Azemiops feae
4. 闪鳞蛇科	Xenopeltidae	白头蝰	Azemiops kharini
4.1　闪鳞蛇属	Xenopeltis	9.2　圆斑蝰属	Daboia
海南闪鳞蛇	Xenopeltis hainanensis	泰国圆斑蝰	Daboia siamensis
闪鳞蛇	Xenopeltis unicolor	9.3　蝰属	Vipera
5. 蟒科	Pythonidae	极北蝰	Vipera berus
5.1　蟒属	Python	东方蝰	Vipera renardi
蟒	Python bivittatus	9.4　原矛头蝮属	Protobothrops
6. 瘰鳞蛇科	Acrochordidae	角原矛头蝮	Protobothrops cornutus
6.1　瘰鳞蛇属	Acrochordus	大别山原矛头蝮	Protobothrops dabieshanensis
瘰鳞蛇	Acrochordus granulatus	喜山原矛头蝮	Protobothrops himalayanus
7. 闪皮蛇科	Xenodermidae	菜花原矛头蝮	Protobothrops jerdonii
7.1　脊蛇属	Achalinus	缅北原矛头蝮	Protobothrops kaulbacki
青脊蛇	Achalinus ater	莽山原矛头蝮	Protobothrops mangshanensis
台湾脊蛇	Achalinus formosanus	茂兰原矛头蝮	Protobothrops maolanensis
海南脊蛇	Achalinus hainanus	原矛头蝮	Protobothrops mucrosquamatus
井冈山脊蛇	Achalinus jinggangensis	越北原矛头蝮	Protobothrops trungkhanhensis
美姑脊蛇	Achalinus meiguensis	乡城原矛头蝮	Protobothrops xiangchengensis
阿里山脊蛇	Achalinus niger	9.5　尖吻蝮属	Deinagkistrodon
棕脊蛇	Achalinus rufescens	尖吻蝮	Deinagkistrodon acutus
黑脊蛇	Achalinus spinalis	9.6　烙铁头蛇属	Ovophis
云开脊蛇	Achalinus yunkaiensis	台湾烙铁头蛇	Ovophis makazayazaya

中文名	学名（Scientific name）	中文名	学名（Scientific name）
山烙铁头蛇	*Ovophis monticola*	蛇岛蝮	*Gloydius shedaoensis*
越南烙铁头蛇	*Ovophis tonkinensis*	乌苏里蝮	*Gloydius ussuriensis*
察隅烙铁头蛇	*Ovophis zayuensis*	10. 水蛇科	Homalopsidae
9.7 绿蝮属	*Viridovipera*	10.1 沼蛇属	*Myrrophis*
墨脱竹叶青蛇	*Viridovipera medoensis*	黑斑水蛇	*Myrrophis bennettii*
云南竹叶青蛇	*Viridovipera yunnanensis*	中国水蛇	*Myrrophis chinensis*
福建竹叶青蛇	*Viridovipera stejnegeri*	10.2 铅色蛇属	*Hypsiscopus*
冈氏竹叶青蛇	*Viridovipera gumprechti*	铅色水蛇	*Hypsiscopus plumbea*
9.8 坡普蝮属	*Popeia*	10.3 腹斑蛇属	*Subsessor*
坡普竹叶青蛇	*Popeia popeorum*	腹斑水蛇	*Subsessor bocourti*
盈江竹叶青蛇	*Popeia yingjiangensis*	11. 屋蛇科	Lamprophiidae
9.9 华蝮属	*Sinovipera*	11.1 紫沙蛇属	*Psammodynastes*
四川华蝮	*Sinovipera sichuanensis*	紫沙蛇	*Psammodynastes pulverulentus*
9.10 喜山蝮属	*Himalayophis*	11.2 花条蛇属	*Psammophis*
西藏竹叶青蛇	*Himalayophis tibetanus*	花条蛇	*Psammophis lineolatus*
藏南竹叶青蛇	*Himalayophis arunachalensis*	12. 眼镜蛇科（毒）	Elapidae
9.11 竹叶青属	*Trimeresurus*	12.1 环蛇属	*Bungarus*
白唇竹叶青蛇	*Trimeresurus albolabris*	环蛇	*Bungarus bungaroides*
台湾竹叶青蛇	*Trimeresurus gracilis*	马来环蛇	*Bungarus candidus*
9.12 亚洲蝮属	*Gloydius*	金环蛇	*Bungarus fasciatus*
若尔盖蝮	*Gloydius angusticeps*	银环蛇	*Bungarus multicinctus*
短尾蝮	*Gloydius brevicaudus*	12.2 眼镜蛇属	*Naja*
长岛蝮	*Gloydius changdaoensis*	舟山眼镜蛇	*Naja atra*
阿拉善蝮	*Gloydius cognatus*	孟加拉眼镜蛇	*Naja kaouthia*
西伯利亚蝮	*Gloydius halys*	12.3 眼镜王蛇属	*Ophiophagus*
澜沧蝮	*Gloydius huangi*	眼镜王蛇	*Ophiophagus hannah*
中介蝮	*Gloydius intermedius*	12.4 华珊瑚蛇属	*Sinomicrurus*
六盘山蝮	*Gloydius liupanensis*	羽鸟氏华珊瑚蛇	*Sinomicrurus hatori*
庙岛蝮	*Gloydius lijianlii*	海南华珊瑚蛇	*Sinomicrurus houi*
雪山蝮	*Gloydius monticola*	福建华珊瑚蛇	*Sinomicrurus kelloggi*
秦岭蝮	*Gloydius qinlingensis*	中华珊瑚蛇	*Sinomicrurus macclellandi*
红斑高山蝮	*Gloydius rubromaculatus*	梭德氏华珊瑚蛇	*Sinomicrurus sauteri*
高原蝮	*Gloydius strauchi*	12.5 扁尾海蛇属	*Laticauda*
华北蝮	*Gloydius stejnegeri*	蓝灰扁尾海蛇	*Laticauda colubrina*

（续）

中文名	学名（Scientific name）	中文名	学名（Scientific name）
扁尾海蛇	*Laticauda laticaudata*	繁花林蛇	*Boiga multomaculata*
半环扁尾海蛇	*Laticauda semifasciata*	13.6　小头蛇属	*Oligodon*
12.6　龟头海蛇属	*Emydocephalus*	喜山小头蛇	*Oligodon albocinctus*
龟头海蛇	*Emydocephalus ijimae*	菱斑小头蛇	*Oligodon catenatus*
12.7　海蛇属	*Hydrophis*	中国小头蛇	*Oligodon chinensis*
青灰海蛇	*Hydrophis caerulescens*	紫棕小头蛇	*Oligodon cinereus*
平颏海蛇	*Hydrophis curtus*	束纹小头蛇	*Oligodon fasciolatus*
青环海蛇	*Hydrophis cyanocinctus*	台湾小头蛇	*Oligodon formosanus*
环纹海蛇	*Hydrophis fasciatus*	泰北小头蛇	*Oligodon joynsoni*
小头海蛇	*Hydrophis gracilis*	圆斑小头蛇	*Oligodon lacroixi*
截吻海蛇	*Hydrophis jerdonii*	龙胜小头蛇	*Oligodon lungshenensis*
黑头海蛇	*Hydrophis melanocephalus*	黑带小头蛇	*Oligodon melanozonatus*
淡灰海蛇	*Hydrophis ornatus*	方斑小头蛇	*Oligodon nagao*
棘眦海蛇	*Hydrophis peronii*	饰纹小头蛇	*Oligodon ornatus*
长吻海蛇	*Hydrophis platurus*	13.7　秘纹蛇属	*Hemorrhois*
棘鳞海蛇	*Hydrophis stokesii*	花脊游蛇	*Hemorrhois ravergieri*
海蝰	*Hydrophis viperinus*	13.8　东方蛇属	*Orientocoluber*
13. 游蛇科	Colubridae	黄脊游蛇	*Orientocoluber spinalis*
13.1　瘦蛇属	*Ahaetulla*	13.9　翠青蛇属	*Cyclophiops*
绿瘦蛇	*Ahaetulla prasina*	纯绿翠青蛇	*Cyclophiops doriae*
13.2　金花蛇属	*Chrysopelea*	翠青蛇	*Cyclophiops major*
金花蛇	*Chrysopelea ornata*	横纹翠青蛇	*Cyclophiops multicinctus*
13.3　过树蛇属	*Dendrelaphis*	13.10　鼠蛇属	*Ptyas*
喜山过树蛇	*Dendrelaphis biloreatus*	黑网乌梢蛇	*Ptyas carinata*
香港过树蛇	*Dendrelaphis hollinrakei*	乌梢蛇	*Ptyas dhumnades*
银山过树蛇	*Dendrelaphis ngansonensis*	灰鼠蛇	*Ptyas korros*
过树蛇	*Dendrelaphis pictus*	滑鼠蛇	*Ptyas mucosa*
八莫过树蛇	*Dendrelaphis subocularis*	黑线乌梢蛇	*Ptyas nigromarginata*
13.4　滑鳞蛇属	*Liopeltis*	13.11　树栖锦蛇属	*Gonyosoma*
滑鳞蛇	*Liopeltis frenatus*	尖喙蛇	*Gonyosoma boulengeri*
13.5　林蛇属	*Boiga*	灰腹绿锦蛇	*Gonyosoma frenatum*
绿林蛇	*Boiga cyanea*	绿锦蛇	*Gonyosoma prasinum*
广西林蛇	*Boiga guangxiensis*	13.12　白环蛇属	*Lycodon*
绞花林蛇	*Boiga kraepelini*	白环蛇	*Lycodon aulicus*

（续）

中文名	学名（Scientific name）	中文名	学名（Scientific name）
双全白环蛇	Lycodon fasciatus	若尔盖锦蛇	Elaphe zoigeensis
黄链蛇	Lycodon flavozonatus	13.18　滞卵蛇属	Oocatochus
福清白环蛇	Lycodon futsingensis	红纹滞卵蛇	Oocatochus rufodorsatus
贡山白环蛇	Lycodon gongshan	13.19　扁头蛇属	Platyceps
老挝白环蛇	Lycodon laoensis	红脊扁头蛇	Platyceps rhodorachis
刘氏白环蛇	Lycodon liuchengchaoi	14.　两头蛇科	Calamariidae
横纹白环蛇	Lycodon multizonatus	14.1　两头蛇属	Calamaria
南方链蛇	Lycodon meridionalis	贡山两头蛇	Calamaria andersoni
黑背白环蛇	Lycodon ruhstrati	尖尾两头蛇	Calamaria pavimentata
粉链蛇	Lycodon rosozonatus	钝尾两头蛇	Calamaria septentrionalis
赤链蛇	Lycodon rufozonatus	云南两头蛇	Calamaria yunnanensis
白链蛇	Lycodon septentrionalis	15.　食螺蛇科	Dipsadidae
细白环蛇	Lycodon subcinctus	15.1　线形蛇属	Stichophanes
东川白环蛇	Lycodon synaptor	宁陕线形蛇	Stichophanes ningshaanensis
13.13　方花蛇属	Archelaphe	15.2　温泉蛇属	Thermophis
方花蛇	Archelaphe bella	西藏温泉蛇	Thermophis baileyi
13.14　颌腔蛇属	Coelognathus	香格里拉温泉蛇	Thermophis shangrila
三索锦蛇	Coelognathus radiatus	四川温泉蛇	Thermophis zhaoermii
13.15　玉斑蛇属	Euprepiophis	16.　水游蛇科	Natricidae
横斑锦蛇	Euprepiophis perlaceus	16.1　白眶蛇属	Amphiesmoides
玉斑锦蛇	Euprepiophis mandarinus	白眶蛇	Amphiesmoides ornaticeps
13.16　紫灰蛇属	Oreocryptophis	16.2　腹链蛇属	Amphiesma
紫灰锦蛇	Oreocryptophis porphyraceus	草腹链蛇	Amphiesma stolatum
13.17　锦蛇属	Elaphe	16.3　珠光蛇属	Blythia
赤峰锦蛇	Elaphe anomala	珠光蛇	Blythia reticulata
双斑锦蛇	Elaphe bimaculata	16.4　东亚腹链蛇属	Hebius
王锦蛇	Elaphe carinata	无颞鳞腹链蛇	Hebius atemporalis
坎氏锦蛇	Elaphe cantoris	黑带腹链蛇	Hebius bitaeniatus
团花锦蛇	Elaphe davidi	白眉腹链蛇	Hebius boulengeri
白条锦蛇	Elaphe dione	克氏腹链蛇	Hebius clerki
南峰锦蛇	Elaphe hodgsonii	沙坝腹链蛇	Hebius chapaensis
百花锦蛇	Elaphe moellendorffi	锈链腹链蛇	Hebius craspedogaster
黑眉锦蛇	Elaphe taeniura	棕网腹链蛇	Hebius johannis
棕黑锦蛇	Elaphe schrenckii	卡西腹链蛇	Hebius khasiensis

（续）

中文名	学名（Scientific name）	中文名	学名（Scientific name）
泪纹腹链蛇	Hebius lacrima	虎斑颈槽蛇	Rhabdophis tigrinus
瓦屋山腹链蛇	Hebius metusia	16.9　渔游蛇属	Xenochrophis
台北腹链蛇	Hebius miyajimae	黄斑渔游蛇	Xenochrophis flavipunctatus
腹斑腹链蛇	Hebius modestus	渔游蛇	Xenochrophis piscator
丽纹腹链蛇	Hebius optatus	16.10　滇西蛇属	Atretium
八线腹链蛇	Hebius octolineatus	滇西蛇	Atretium yunnanensis
坡普腹链蛇	Hebius popei	16.11　后棱蛇属	Opisthotropis
桑植腹链蛇	Hebius sangzhiensis	香港后棱蛇	Opisthotropis andersonii
棕黑腹链蛇	Hebius sauteri	莽山后棱蛇	Opisthotropis cheni
缅北腹链蛇	Hebius venningi	广西后棱蛇	Opisthotropis guangxiensis
东亚腹链蛇	Hebius vibakari	沙坝后棱蛇	Opisthotropis jacobi
盐边腹链蛇	Hebius yanbianensis	挂墩后棱蛇	Opisthotropis kuatunensis
16.5　喜山腹链蛇属	Herpetoreas	刘氏后棱蛇	Opisthotropis laui
察隅腹链蛇	Herpetoreas burbrinki	侧条后棱蛇	Opisthotropis lateralis
平头腹链蛇	Herpetoreas platyceps	山溪后棱蛇	Opisthotropis latouchii
16.6　坭蛇属	Trachischium	黄斑后棱蛇	Opisthotropis maculosa
艾氏坭蛇	Trachischium apteii	福建后棱蛇	Opisthotropis maxwelli
耿氏坭蛇	Trachischium guentheri	深圳后棱蛇	Opisthotropis shenzhenensis
山坭蛇	Trachischium monticola	赵氏后棱蛇	Opisthotropis zhaoermii
小头坭蛇	Trachischium tenuiceps	16.12　副后棱蛇属	Paratapinophis
16.7　颈棱蛇属	Pseudoagkistrodon	老挝副后棱蛇	Paratapinophis praemaxillaris
颈棱蛇	Pseudoagkistrodon rudis	16.13　杆蛇属	Smithophis
16.8　颈槽蛇属（毒）	Rhabdophis	黄腹杆蛇	Smithophis bicolor
海南颈槽蛇	Rhabdophis adleri	16.14　环游蛇属	Trimerodytes
广东颈槽蛇	Rhabdophis guangdongensis	环纹华游蛇	Trimerodytes aequifasciatus
喜山颈槽蛇	Rhabdophis himalayanus	赤链华游蛇	Trimerodytes annularis
缅甸颈槽蛇	Rhabdophis leonardi	横纹环游蛇	Trimerodytes balteatus
黑纹颈槽蛇	Rhabdophis nigrocinctus	乌华游蛇	Trimerodytes percarinatus
颈槽蛇	Rhabdophis nuchalis	景东华游蛇	Trimerodytes yapingi
九龙颈槽蛇	Rhabdophis pentasupralabialis	云南华游蛇	Trimerodytes yunnanensis
台湾颈槽蛇	Rhabdophis swinhonis	16.15　水游蛇属	Natrix
红脖颈槽蛇	Rhabdophis subminiatus	水游蛇	Natrix natrix

(续)

中文名	学名（Scientific name）	中文名	学名（Scientific name）
棋斑水游蛇	Natrix tessellata	崇安斜鳞蛇	Pseudoxenodon karlschmidti
17. 斜鳞蛇科	Pseudoxenodontidae	大眼斜鳞蛇	Pseudoxenodon macrops
17.1　颈斑蛇属	Plagiopholis	纹尾斜鳞蛇	Pseudoxenodon stejnegeri
颈斑蛇	Plagiopholis blakewayi	18. 剑蛇科	Sibynophiidae
缅甸颈斑蛇	Plagiopholis nuchalis	18.1　剑蛇属	Sibynophis
福建颈斑蛇	Plagiopholis styani	黑头剑蛇	Sibynophis chinensis
17.2　斜鳞蛇属	Pseudoxenodon	黑领剑蛇	Sibynophis collaris
横纹斜鳞蛇	Pseudoxenodon bambusicola		

表 3-2　2020 新发现蛇种（中国）

蛇名	英文学名	蛇名	英文学名
屏边脊蛇	Achalinus pingbianensis	勐腊钝头蛇	Pareas menglaensis
沃氏过树蛇	Dendrelaphis vogeli	蒙自钝头蛇	Pareas mengziensis
花坪白环蛇	Lycodon cathaya	螭吻颈槽蛇	Rhabdophis chiwen
察隅链蛇	Lycodon zayuensis	广西华珊瑚蛇	Sinomicrurus peinani
墨脱小头蛇	Oligodon lipipengi	线纹溪蛇	Smithophis linearis
张氏后棱蛇	Opisthotropis hungtai	饰尾竹叶青蛇	Trimeresurus caudornatus
伯仲钝头蛇	Pareas geminatus	萨氏竹叶青蛇	Trimeresurus salazar

表 3-3　2021 新发现蛇种（中国）

蛇名	英文学名	蛇名	英文学名
黄家岭脊蛇	Achalinus huangjietangi	秦皇锦蛇	Elaphe xiphodonta
攀枝花脊蛇	Achalinus panzhihuaensis	拟红脖颈槽蛇	Rhabdophis confusus
杨氏脊蛇	Achalinus yangdatongi	火纹腹链蛇	Hebius igneus
德化脊蛇	Achalinus dehuaensis	怒江蝮	Gloydius lipipengi
隐士白环蛇	Lycodon obvelatus	冰川蝮	Gloydius swild
锯纹白环蛇	Lycodon serratus	滇南竹叶青	Trimeresurus guoi
蓝眼绿锦蛇	Gonyosoma coeruleum	雪林钝头蛇	Pareas xuelinensis
海南尖喙蛇	Gonyosoma hainanense	素贞环蛇	Bungarus suzhenae
维西腹链蛇	Hebius weixiensis	吐鲁番花条蛇	Psammophis turpanensis
双线小头蛇	Oligodon bivirgatus		

随着国家生态保护决策的实施，2021 年 2 月，国家林业和草原局和农业农村部联合发布新调整的《国家重点保护野生动物名录》，调整后共列入野生动物 980 种和 8 类，其中国家一级保护野生动物 234 种和 1 类，国家二级保护野生动物 746 种和 7 类；686 种为陆生野生动物，294 种和 8 类为水生野生动物。新修订的《国家重点保护野生动物名录》中，共纳入蛇类 39 种，分别是香港盲蛇、红尾筒蛇、闪鳞蛇、红沙蟒、东方沙蟒、蟒蛇、井冈山脊蛇、三索蛇、团花锦蛇、横斑锦蛇、尖喙蛇、西藏温泉蛇、香格里拉温泉蛇、四川温泉蛇、黑网乌梢蛇、瘰鳞蛇、眼镜王蛇、蓝灰扁尾海蛇、扁尾海蛇、半环扁尾海蛇、龟头海蛇、青环海蛇、环纹海蛇、黑头海蛇、淡灰海蛇、棘眦海蛇、棘鳞海蛇、青灰海蛇、平颏海蛇、小头海蛇、长吻海蛇、截吻海蛇、海蝰、泰国圆斑蛇、蛇岛蝮、角原矛头蝮、莽山烙铁头蛇、极北蝰、东方蝰；其中，莽山烙铁头蛇、西藏温泉蛇、香格里拉温泉蛇、四川温泉蛇 4 种蛇为一级保护品种，其他 35 种为二级保护蛇类，这是国家层面为蛇的保护起着实质性示范作用。

由于蛇在生态系统中起到了重要作用，如其对许多动、植物的生存至关重要，能吃掉某些较大型的猎物，如小鹿、獾、猴子甚至灵长类动物，从而可以帮助控制其他动物的种群数量。蛇在食物链中也发挥着重要作用，其可吃掉小动物，如昆虫、啮齿类动物和蛙等，有助于控制食物链中较大动物的数量；有些蛇可以杀死对人类有害的动物如蜘蛛，有助于保护我们免受危险生物的侵害。虽然全世界和中国每年都有新的蛇种被发现，但过去的 30 年里，由于气候变化、森林砍伐、蛇皮制品需求等原因，全球蛇的数量却下降了近 60%，有 300 多种蛇已经灭绝。为了提高人们对蛇类保护的重要性的认识，每年 7 月 16 日被定为世界蛇日（World Snake Day）。世界蛇日的确切起源并不清楚，也未得到联合国或任何其他国际组织的正式承认。然而，大多数致力于蛇类保护事业的组织都在每年的 7 月 16 日宣传和庆祝世界蛇日，普及蛇的知识以帮助人们更多地了解这类动物，宣传它对我们所知的世界的贡献，保护蛇类。

2022 年中国新发现的 6 种蛇分别是岭南两头蛇（calamaria arcana）、四川九寨沟的九寨蝮（gloydius lateralis）、宁陕脊蛇（achalinus ningshanensis）、铅色水蛇（hypsiscopus murphyi）、西南眼镜蛇（naja fuxi，原孟加拉眼镜蛇，又称伏羲眼镜蛇）、墨脱腹链蛇（herpetoreas tpser，原称双带腹链蛇）。华西腹链蛇（hebius maximus）是原棕黑腹链蛇华西亚种（hebius sauteri maximus）由亚种提升的有效种（原四川、重庆和贵州的"棕黑腹链蛇"为该种的误定）。

蛇的分类学可能会不断更新完善，一些蛇类可能会随着学术研究的进展，在分类学方面会有调整，部分蛇命名也会因为研究突破而调整，甚至少数蛇会因为命名细化而被合并名称，作为临床医生，主要关注的是蛇致伤后的临床诊疗。由于蛇的种类繁多，临床医生即便蛇类专家也不太可能识别各种不同的蛇种，蛇咬伤后不必过分强调具体蛇种，对无法鉴别具体蛇种者，或许基于毒性损害给予相应抗蛇毒治疗是合理有效的。

（赖荣德）

参考文献

1. 蔡波，陈跃英，李家堂，等. 中国爬行纲动物分类厘定与爬行动物红色名录/四川省动物学会，四川省野生动植物保护协会. 四川省动物学会第十届会员代表大会暨第十一次学术研讨会论文摘要集. 中国科学院成都生物研究所，2015：2.
2. 王剀，任金龙，陈宏满，等. 中国两栖、爬行动物更新名录. 生物多样性，2020，28（2）：189－218.

第 4 章
蛇的自然特征

一、蛇的进化

根据生物分类学（taxonomy），动（植）物按范围自大而小分为域（domain）、界（kingdom）、门（phylum）、亚门（subphylum）、纲（class）、亚纲（subclass）、目（order）、亚目（suborder）、科（family）、亚科（subfamily）、属（genus）、种（species）。蛇是爬行动物，属于脊索动物门、脊椎动物亚门、爬行纲、双孔亚纲、有鳞目、蛇亚目。由于脊椎动物种类非常多，通常将胚胎发育过程中出现羊膜结构的脊椎动物称为羊膜动物（amniote），这是一群四足脊椎动物，包括合弓类动物（哺乳类和似哺乳爬行动物）与蜥形类（含爬行动物、鸟类）。羊膜动物由产卵、胎生等方式繁衍，胚胎由多层膜保护，其与两栖动物的差异在于保护胚胎的膜及缺乏幼体变形为成体的变化阶段，即羊膜动物出生即与成体的形体相同。最早的羊膜动物进化出了羊膜卵，这使得羊膜动物能够利用比其祖先更干燥的栖息地。现存的羊膜动物，包括海龟、蛇、蜥蜴、喙头蜥、鳄鱼、鸟类和哺乳动物，是从保留了早期小型蜥形无弓纲头骨特征的四足动物进化而来的。早期羊膜动物的一个谱系具有合弓纲动物的头骨特征，逐渐进化成了现代哺乳动物。鸟类、有鳞动物（含蜥蜴亚目、蛇亚目）和鳄鱼有双弓纲类动物的头骨特征，虽然乌龟很可能是从双弓纲的祖先进化而来的，但海龟有无弓纲类动物的头骨特征，显示蛇、蜥、龟、鸟、哺乳动物的同源性，且蛇与蜥蜴高度同源（图4-1）。现存羊膜动物分支图不仅显示羊膜动物是一个单系族群，更加清楚地证明了蛇与蜥蜴的同源性（图4-2）。最早约在侏罗纪后期，蜥蜴逐渐进化成为蛇，全身体表披覆着鳞片，属有鳞目动物；其椎骨比其他四足动物的椎骨短而宽，利于其在草丛和崎岖地形上快速横向起伏。与其他爬行动物或蜥蜴相比，蛇展现出两大特征：①它们的身体极度伸长，并伴随着内脏器官的移位和重新排列；②进化出适于吞食大型猎物的颅骨特征。而蛇类本身的分类主要基于各自的形态特征，如鳞片的数量和排列、牙列、骨骼等特征。

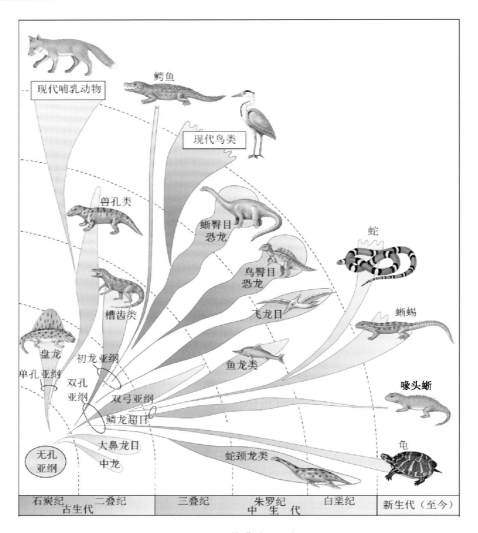

图 4-1　羊膜动物进化

［资料来源：HICKMAN C P, KEEN S L, EISENHOUR D J, et al. Integrated principles of zoology. 18th edition. NYC：McGraw-Hill Education, 2020：571-592.］

蛇起源于陆生爬行动物蜥蜴已被广泛接受和认可。但有关蛇起源的另一思想流派认为，蛇源于大型海洋爬行动物，即由已灭绝的海洋巨兽沧龙进化而来，后在白垩纪晚期的海洋中占主导地位，但这一假说尚未得到普遍认可。

二、蛇的分布

蛇类几乎生存于世界各个角落，除地球的南北两极没有蛇的分布外，其他地方均有蛇的出没。无论陆生蛇还是海蛇，它们主要生长和分布在赤道两侧的热带、亚热带或温带地区。地球上大部分的陆地（亚洲大部、欧洲全部、非洲北半部、北美洲全部、南美

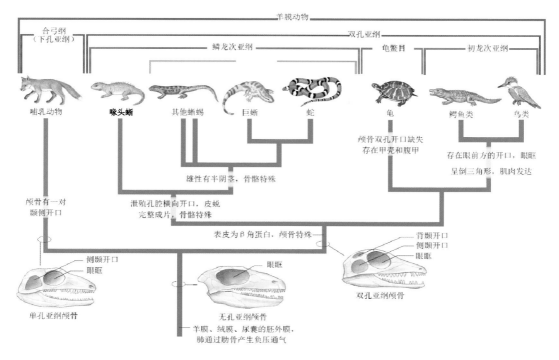

图4-2 现存羊膜动物分支

［资料来源：HICKMAN C P, KEEN S L, EISENHOUR D J, et al. Integrated principles of zoology. 18th edition. NYC：McGraw-Hill Education, 2020：571-592. ］

洲极北部）及人口都分布于北半球。中国正好处于赤道以北地区，南北跨度大，从南到北几乎跨过热带、亚热带、暖温带、中温带、寒温带气候带；气候形式复杂多样，有温带季风气候、亚热带季风气候、热带季风气候、热带雨林气候、温带大陆性气候和高原山地气候等，温度、湿度舒适，加上各地的地形地貌、土壤和植被等自然条件丰富多彩，这种气候和环境特点对人和动物来说都是非常宜居的，也非常适宜蛇类这种变温动物的生长。我国长江以南，尤其华南地区，气候更加温和、地形地貌更加多样、植被覆盖更加丰富，尤其适合蛇类的繁衍生息，蛇的品种和数量颇为丰富。

三、蛇的生活特征

1. 蛇的形体 蛇体细长，分为头、躯干和尾三部分，有完整的呼吸、消化、循环和生殖系统（图4-3）。蛇头有独特构造，其上下颌间由方骨共同构成骨连接，张口时，上颌骨-方骨-下颌骨之间（示意图红圈）以韧带连接且可大幅度伸展，左右两半之间（示意图红圈）的骨连接可以向两侧伸展（如示意图箭头），彼此间均可拉开，这样它的口就可以张得很大，吞食时，其口可以张大到约130°角（图4-4）。蛇的体型有细长的也有粗短的，根据其捕食习惯，身体细长有利于其追捕猎物，身体粗短者适于守株待兔式捕猎。海蛇尾部扁平似船桨，利于水中游动；树上生活的蛇则身体两侧扁平，适于在树枝间平稳爬行。蛇的一生均在不断地生长，最大的蛇可达 10 米长，但最小的盲蛇仅有 10 厘米。由于蛇的身体不断增长增粗，而其皮肤无法随之生长，因此，蛇会不断脱皮（蛇蜕），未成年蛇身体生长快，会频繁脱皮，而成年蛇的生长相对缓慢，脱皮次数随之减少，通常成蛇每年脱皮两到三次。除了交配，成年蛇多数单独生活，少数也会聚集，尤其在冬眠（hibernation）时，可能多条蛇聚集在一起。

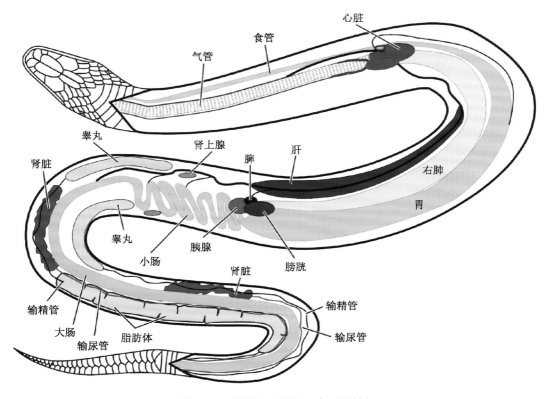

图 4 - 3 蛇的内脏结构示意（雄性）

［资料来源：VITT L J，CALDWELL J P. Herpetology：an introductory biology of amphibians and reptiles. 4th edition. Amsterdam：Elsevier Inc，2014：35 - 82.］

2. 蛇的生活方式 蛇主要在陆地上栖息生长，也可生活在地下、树上和水中，多数陆生蛇喜欢居于潮湿的杂草丛、枯枝落叶、洞穴缝隙、乱石瓦砾、柴堆草垛等隐蔽处。盲蛇科或闪鳞蛇科的蛇多穴居于隐匿处或在地下活动；游蛇科过树蛇、林蛇、金花蛇、瘦蛇等属，以及蝰科原矛头蝮类和竹叶青蛇类大部分活动时间栖居在乔木或灌木丛上；腹链蛇属可伴水栖息，水蛇属类主要在静水池塘或稻田生活，后棱蛇属、华游蛇属、渔游蛇等蛇类主要在流溪中活动捕食；海蛇科的蛇类主要在海水、海岸生活。

3. 蛇的活动规律 蛇是变温动物或被称为冷血（cold-blooded）动物，其活动规律与环境温度显著相关，最适宜的生活温度为 29～34 ℃（接近 30 ℃）。有研究发现雌蛇一天中的温度有 14 小时持续在 27.6～31.6 ℃（平均 30.3 ℃），24 小时体温均不低于 23.6 ℃；其最高耐受气温为 37～44 ℃（平均 40 ℃），当气温高于 40 ℃时，易因体温过

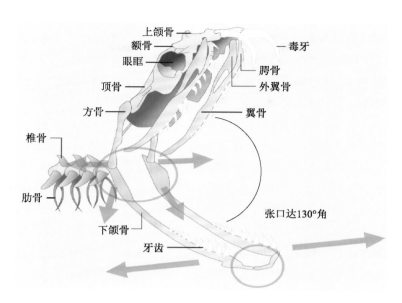

蛇的上、下颌骨之间有方骨，三者构成骨连接（图中大圆圈），骨连接之间以韧带相连并可大幅度伸展，两下颌骨间也有骨连接（小圆圈），两个圆圈内的骨连接均可向箭头方向伸展。

图4-4　蛇头的解剖

高而死亡。气温低于15.5 ℃时，其活动能力显著降低；气温低于10 ℃时，其体温也随之降低，代谢逐渐减缓，各脏器功能明显减弱，几乎停止活动，准备冬眠。我国南方蛇类每年10月逐渐步入冬眠阶段，次年3月左右复苏。广东、广西、海南等省区气温相对较高，蛇的活动时间会更长。蛇类多在惊蛰前后结束冬眠外出活动，每年4—10月活动较为活跃，7—9月是蛇类活动最频繁的时段。蛇的活动与气温和捕食有关，多在每天气温适宜的时段外出活动，如上午10点左右出来享受日光浴，以吸收热量升高体温，增加脏器功能；但气温过高时，如正午至下午两三点，它会进入洞穴或躲在阴凉的草丛中；傍晚时分，气温下降，又会出来活动或捕食。蛇的活动频率与饮食相关，如已饱食，不一定每天都外出活动；如遇下雨，洞内积水或太过潮湿，它会外出透气或避水。多数蛇类是昼出活动，如眼镜蛇、眼镜王蛇、蝰蛇科、眼镜蛇科的金环蛇、银环蛇及游蛇科的钝头蛇等；少数蛇喜夜间外出捕食，如五步蛇、蝮蛇等喜欢在晨昏时段光线较弱时出来活动。蛇岛蝮由于依赖春末夏初和秋末冬初南来北往经过蛇岛的鸟类为主要食物，所以其每年5—6月和9—10月有两次活动高峰，其他时间因食物缺乏而"夏眠"。

　　4. 蛇的运动方式　①蜿蜒运动：它们没有四肢，用肌肉弯曲和伸直身体，形成我们熟悉的"S"形运动，是其在陆地上的主要移动方式。②伸缩运动（六角手风琴法）：蛇紧缩背部，并以背部为支点伸展前部，将前部拉直以将未支撑的后部向前拉。这是一种非常规的运动方式，但在狭窄空间中移动非常有用。③侧向运动：通过弯曲和伸直身体进行对角线位移，这也是在开阔地移动的一种困难方式，非常适合生活在泥泞地区、沼泽和沙漠中的蛇。④直线运动：这是一个缓慢的动作，通过肌肉的收缩和放松来做出无声的运动，腹部鳞片抓住表面并完成主要工作，对于接近任何可疑或猎物非常有用，为身体较粗的蟒科、蚺科和部分蝰科的蛇类运动方式。⑤弹跳运动：主要是身躯粗短、腹鳞较窄、在地面上行动较慢的蛇如铅色水蛇等在受严重干扰时发生。

5. 蛇类摄食方式　蛇的牙齿切割能力差，很难以切割方式咀嚼，其吃任何食物都是直接吞食，通常先从猎物头部吞入，然后以其强大的消化酶，逐渐消化食物。对体形较小的猎物，它一口咬住，不分死活，直接吞食；对较大猎物，以口咬住不放，用身体缠绕绞窄，致其窒息、变细后再吞食，这主要是无毒蛇类进食方式，如蚺、蟒蛇、王蛇、鼠蛇等。蝰蛇科和眼镜蛇科的毒蛇常咬一口猎物并向其注射毒素，待猎物死亡或失去反抗后，直接吞服或用身体缠绕绞窄，使猎物变细后吞食。由于蛇是变温动物，无需消耗能量用于维持体温，所以相同条件下，它们所消耗的能量较低、所需能量相对较少，饱餐一顿后，可能几天甚至更长时间不用进食。蛇类主要捕食鼠类啮齿动物、鸟、蛙、鱼、昆虫、蜥蜴、蛋类，部分蛇也会捕食其他蛇类（包括响尾蛇等毒蛇）。

以蛇为食的蛇类中，最典型的是眼镜王蛇，它可猎食多种蛇，主要食谱包括亚洲鼠蛇、鼠滑蛇和蟒蛇，还喜欢印度眼镜蛇、金环蛇、蝰蛇和狼蛇等其他动物；金环蛇（banded krait）食谱也广，可捕食阳光蛇、彩虹水蛇、红尾管蛇、印度支那鼠蛇、罗素蝰蛇、猫蛇等，它先咬受害者并注射毒液，然后从头吞食。其他以蛇为食的蛇类包括某些锦蛇，如王锦蛇（elaphe carinata，又称菜花蛇）、团花锦蛇（elaphe davidi）、华珊瑚蛇属（sinomicrurus slowinski，Chinese coral snakes）、拟蚺蛇（mussurana snake，又称领拟水蛇，属后沟牙类游蛇）、加州王蛇（Common kingsnake）、棕伊澳蛇（king brown snake）、东部靛青蛇（eastern indigo snake）、蓝长腺珊瑚蛇（blue malaysian coral snake，爪哇丽纹蛇）、鞭蛇（coachwhip snake）、棉口蛇（cottonmouth，又称水蝮蛇或棉口蝮）等等。

6. 蛇的繁殖　蛇分雌雄两性，雄蛇尾基部下方有一对半阴茎，生殖器所在的这段蛇体相对较粗，随后逐渐变细，尾的比例较雌蛇略长；雌蛇自泄殖肛孔后立即变细，尾的比例略较雄性更短。一般成年蛇在2~3岁性成熟，多于冬眠后交配，其他季节也有交配。蛇的繁殖方式有卵生、卵胎生、胎生（目前已将卵胎生和胎生统一归称为胎生）。近70%的蛇为卵生，一次产蛋3~50枚不等或更多（大多8~15枚），其卵主要产在自然洞穴、原木下、潮湿土壤周围等地，几乎所有游蛇科、大多数眼镜科和所有陆生蟒（python）均是卵生。长期水中生活或在高海拔或高纬度寒冷地区生活的蛇以卵胎生为主，它们虽然可以娩出小蛇，但无真实的胎盘，是在蛇卵体内孕育，待成熟后小蛇破壳而出，随后小蛇与卵壳先后自母体"分娩"排出体外，如绝大多数海蛇（海蝰蛇卵生）、某些蝰科蛇类（如蝮蛇、海蛇、蚺蛇等），其他还有短尾蝮、菜花原矛头蝮、红点锦蛇、死亡蛇（death adder，一种澳洲剧毒眼镜蛇）等。红尾蟒（boa constrictor，又鲑鱼红尾蚺，生于中、南美洲及加勒比海附近）和水蚺（anaconda，又称南美大蟒蛇）这两种均有胎盘，属胎生蛇；极少孤雌生殖（如钩盲蛇）。

7. 蛇的寿命　如无人类打扰，蛇可生存超过30年（有报道美国圣路易斯动物园一条雌性球蟒活了63年），但野外生存寿命大多在5~10年左右。小型蛇寿命更短，中大型蛇寿命略长，养殖或宠物蛇比野外蛇的寿命长近1倍。

四、蛇与蜥蜴的区别

羊膜动物进化图显示，蛇与蜥蜴同根同源，大约在侏罗纪后期，蛇由蜥蜴进化而来，两者有相同之处，也存在很多差异，根据这些异同点，有利于我们对这两种动物的鉴别。

1. 相似之处 两者均是爬行动物，蛇源于蜥蜴；都属于有鳞目；都有典型的长身体，皮肤都覆盖着干燥的鳞片；都有一个三腔心脏（两个心房和一个心室）；都是冷血动物，都需利用外部热源来暖化身体；都是食肉动物。

2. 不同之处 蜥蜴和蛇是两大类爬行动物，都是冷血动物或变温动物，其体温随环境温度改变而变化。最主要区别是蜥蜴通常有四只脚（少数退化，虽无肢但有前肢带），蛇不具四肢。虽然在最早的化石蛇中发现有四肢蛇，但现存的蛇类都是无肢的，通常缺乏胸带和骨盆带（部分未完全退化种类有后肢带残留，但都没有前肢带残留）。蜥蜴舌较宽厚、不分叉（巨蜥的舌也分叉），蛇的舌细长且前端分叉。蜥蜴多有可活动的上下眼睑，眼睛可自由启闭；蛇无眼睑，仅一层透明薄膜罩在眼外，看起来其眼一直是睁开的。蜥蜴尾巴长于身体部分，蛇的身体较尾巴长。蜥蜴皮肤粗糙、棘突状，蛇皮有胶质、较光滑。蜥蜴的腹部鳞片较多，蛇腹部鳞片较少。蜥蜴下颌骨的左右两半以骨缝结合，不能活动，口不能张大；蛇的下颌骨左右两半以韧带相连，彼此间可拉开，这是蛇的口可以张得很大的主要原因，其口可以张大到约130°角。蜥蜴一般有外耳及鼓膜；蛇没有外耳，也无鼓膜或耳孔，但有内耳，因此，蛇听觉极差，但可通过骨传导感知声音。最近的研究表明，在有限的低频范围内（100~700 Hz），蛇听力比大多数蜥蜴好，主要靠地面传导的振动感知。蛇的嗅觉或化学感受器非常敏感，超过其视觉，从而易于发现周围猎物。蛇无声带，不会发声，但张口可发出嘶嘶声；蜥蜴遇险可自动断尾逃生，而蛇尾与身体不可分离。蟒蛇、蚺和蝰蛇科等蛇类的头部，有特殊的、对热敏感的器官，位于其鼻孔和眼睛之间，局部凹陷成"凹"状，此为热感应坑；热感应坑对5000~15 000 nm红外线辐射源非常敏感，对作为食物的恒温动物（如鸟类和哺乳动物）发出的热源（红外波长约10 000 nm）特别敏感；有研究发现，这些蛇类的热感应器官可以区分辐射表面仅0.003 ℃的温差。

（赖荣德）

参考文献

1. DI GIROLAMO N, SELLERI P. Reproductive disorders in snakes. Vet Clin North Am Exot Anim Pract, 2017, 20(2)：391-409.

第 5 章
常见毒蛇及其特征

一、概述

　　截至 2023 年 6 月，全世界目前已知蛇类 4000 多种，其中约 20% 为有毒蛇类，即毒蛇 800 余种。世界上能对人体产生中毒表现的毒蛇有五大类，最重要的两大类毒蛇是眼镜蛇科（elapidae）和蝰蛇科（viperidae）这两类蛇，均为毒蛇，且毒性普遍较大，对人致残致死数量较多。眼镜蛇科有 400 多种毒蛇，其下可分为眼镜蛇亚科（elapinae）、海蛇亚科（hydrophiinae）和扁尾海蛇亚科（laticaudinae），常见的如环蛇（如金环蛇和银环蛇）、眼镜蛇、眼镜王蛇、太攀蛇、珊瑚蛇、曼巴蛇（黑曼巴和绿曼巴等）和海蛇等。蝰蛇科约有 380 种毒蛇，其下分为蝰亚科（viperinae，也称真蝰蛇）、蝮亚科（crotalinae，包括响尾蛇等）。另外三类毒蛇涉及水蛇科（homalopsidae）、广义屋蛇科（lamprophiidae sensu lato）以及广义游蛇科（colubridae sensu lato）的部分种类。水蛇科目前已知有 50 余种，部分种类具轻微毒性。广义屋蛇科目前已知 300 余种，其高阶元分类尚存争议，部分学者建议将其中的部分有毒类群独立成科，如穴蝰科（atractaspididae）、紫沙蛇科（pseudaspididae）以及花条蛇科（psammophiidae）等，而狭义屋蛇科（lamprophiidaesensu stricto）则全部为无毒蛇。广义游蛇科目前已知 2000 余种，是蛇类中多样性最高的类群，其中绝大多数为无毒蛇或弱毒蛇，70 余种为后沟牙类毒蛇，而存在能产生致命毒液的达氏腺毒蛇，如非洲树蛇、虎斑颈槽蛇以及红脖颈槽蛇等被列为剧毒蛇。广义游蛇科的分类亦存在争议，部分学者建议将其下分为若干亚科，如游蛇亚科（colubrinae）、水游蛇亚科（natricinae）、两头蛇亚科（calamariinae）以及剑蛇亚科（sibynophiinae）等，而另一部分学者则建议将以上亚科级阶元独立为科级。

　　1976 年英国危险野生动物法令（2007 年修订版）将眼镜蛇科（含海蛇）、蝰蛇科（含蝮蛇亚科和穴蝰亚科）的全部毒蛇均纳入危险野生动物名录，而游蛇科的马普蛇属、林蛇属、非洲藤蛇属、非洲树蛇属、红脖颈槽蛇、虎斑颈槽蛇等也被列入此名录中。表 5－1 为世界主要毒蛇及特征。

表 5-1　眼镜蛇科与蝰蛇科类的主要特征及代表物种

科	亚科	地理分布	代表属	形态特征
眼镜蛇科	眼镜蛇亚科	亚洲、非洲、北美洲、南美洲的热带至亚热带地区	环蛇属、眼镜蛇属、眼镜王蛇属、太攀蛇属、珊瑚蛇属、曼巴蛇属	具前沟牙，无颊鳞
	海蛇亚科	海栖类群广泛分布于印度洋－太平洋温暖海域，陆栖类群见于大洋洲	海蛇属、太攀蛇属、拟眼镜蛇属	海栖类群尾呈桨状，腹鳞消失或退化，具短小的前沟牙，很少咬人；陆栖类群与眼镜蛇亚科近似
	扁尾海蛇亚科	印度洋－太平洋的温暖海域	扁尾海蛇属	尾呈桨状，腹鳞完整，具短小的前沟牙，很少咬人
蝰蛇科	蝰亚科	亚洲、欧洲、非洲的热带至温带地区	蝰属、圆斑蝰属、咝蝰属	无颊窝，具管牙
	蝮亚科	亚洲、北美洲、南美洲的热带至温带地区	尖吻蝮属、原矛头蝮属、亚洲蝮属、竹叶青蛇属	具颊窝，具管牙
	白头蝰亚科	亚洲东部及东南部的温带地区	白头蝰属	无颊窝，具管牙

　　我国已知蛇类 300 多种，其中有毒蛇类 109 种（截至 2023 年 6 月），包含眼镜蛇科 7 属 29 种，蝰蛇科 8 属 54 种，水蛇科 3 属 4 种，广义屋蛇科 2 属 3 种，广义游蛇科 4 属 19 种。眼镜蛇科和蝰蛇科毒蛇毒性强，主要是眼镜蛇、眼镜王蛇、金环蛇、银环蛇、蝰蛇、竹叶青蛇、蝮蛇、尖吻蝮蛇、原矛头蝮蛇（烙铁头蛇）和海蛇；另有游蛇科的毒蛇 10 余种，毒性相对较低（表 5-2）。

表 5-2　中国毒蛇谱

一、	蝰蛇科	viperidae
A	白头蝰属	azemiops
1	黑头蝰	azemiops feae
2	白头蝰	azemiops kharini
B	圆斑蝰属	daboia
3	泰国圆斑蝰	daboia siamensis
C	蝰属	vipera
4	极北蝰	vipera berus
5	东方蝰	vipera renardi
D	原矛头蝮属	protobothrops
6	角原矛头蝮	protobothrops cornutus
7	大别山原矛头蝮	protobothrops dabieshanensis
8	喜山原矛头蝮	protobothrops himalayanus
9	菜花原矛头蝮	protobothrops jerdonii

（续）

10	缅北原矛头蝮	protobothrops kaulbacki
11	莽山原矛头蝮	protobothrops mangshanensis
12	茂兰原矛头蝮	protobothrops maolanensis
13	原矛头蝮	protobothrops mucrosquamatus
14	越北原矛头蝮	protobothrops trungkhanhensis
15	乡城原矛头蝮	protobothrops xiangchengensis
E	尖吻蝮属	deinagkistrodon
16	尖吻蝮	deinagkistrodon acutus
F	烙铁头蛇属	ovophis
17	台湾烙铁头蛇	ovophis makazayazaya
18	屏边烙铁头蛇	ovophis malhotrae
19	山烙铁头蛇	ovophis monticola
20	越南烙铁头蛇	ovophis tonkinensis
21	察隅烙铁头蛇	ovophis zayuensis
G	竹叶青蛇属	trimeresurus
22	白唇竹叶青蛇	trimeresurus albolabris
23	藏南竹叶青蛇	trimeresurus arunachalensis
24	饰尾竹叶青蛇	trimeresurus caudornatus
25	台湾竹叶青蛇	trimeresurus gracilis
26	冈氏竹叶青蛇	trimeresurus gumprechti
27	滇南竹叶青蛇	trimeresurus guoi
28	墨脱竹叶青蛇	trimeresurus medoensis
29	坡普竹叶青蛇	trimeresurus popeorum
30	萨氏竹叶青蛇	trimeresurus salazar
31	福建竹叶青蛇	trimeresurus stejnegeri
32	西藏竹叶青蛇	trimeresurus tibetanus
33	云南竹叶青蛇	trimeresurus yunnanensis
H	亚洲蝮属	gloydius
34	若尔盖蝮	gloydius angusticeps
35	短尾蝮	gloydius brevicaudus
36	长岛蝮	gloydius changdaoensis
37	阿拉善蝮	gloydius cognatus
38	西伯利亚蝮	gloydius halys
39	澜沧蝮	gloydius huangi
40	黑眉蝮	gloydius intermedius

（续）

41	九寨蝮	gloydius lateralis
42	怒江蝮	gloydius lipipengi
43	六盘山蝮	gloydius liupanensis
44	雪山蝮	gloydius monticola
45	秦岭蝮	gloydius qinlingensis
46	红斑高山蝮	gloydius rubromaculatus
47	蛇岛蝮	gloydius shedaoensis
48	高原蝮	gloydius strauchi
49	华北蝮	gloydius stejnegeri
50	冰川蝮	gloydius swild
51	乌苏里蝮	gloydius ussuriensis
二、	水蛇科	Homalopsidae
A	沼蛇属	myrrophis
52	黑斑水蛇	myrrophis bennettii
53	中国水蛇	myrrophis chinensis
B	铅色蛇属	hypsiscopus
54	铅色水蛇	hypsiscopus murphyi
C	腹斑蛇属	subsessor
55	腹斑水蛇	subsessor bocourti
三、	屋蛇科	Lamprophiidae
A	紫沙蛇属	psammodynastes
56	紫沙蛇	psammodynastes pulverulentus
B	花条蛇属	psammophis
57	花条蛇	psammophis lineolatus
58	吐鲁番花条蛇	psammophis turpanensis
四、	眼镜蛇科	Elapidae
A	环蛇属	bungarus
59	环蛇	bungarus bungaroides
60	金环蛇	bungarus fasciatus
61	银环蛇	bungarus multicinctus
62	素贞环蛇	bungarus suzhenae
B	眼镜蛇属	naja
63	舟山眼镜蛇	naja atra
64	西南眼镜蛇	naja fuxi
65	孟加拉眼镜蛇	naja kaouthia

（续）

C	眼镜王蛇属	ophiophagus
66	眼镜王蛇	ophiophagus hannah
D	华珊瑚蛇属	sinomicrurus
67	环纹华珊瑚蛇	sinomicrurus annularis
68	福建华珊瑚蛇	sinomicrurus kelloggi
69	中华珊瑚蛇	sinomicrurus macclellandi
70	广西华珊瑚蛇	sinomicrurus peinani
71	梭德氏华珊瑚蛇	sinomicrurus sauteri
72	斯文豪氏华珊瑚蛇	sinomicrurus swinhoei
E	扁尾海蛇属	laticauda
73	蓝灰扁尾海蛇	laticauda colubrina
74	扁尾海蛇	laticauda laticaudata
75	半环扁尾海蛇	laticauda semifasciata
F	龟头海蛇属	emydocephalus
76	龟头海蛇	emydocephalus ijimae
G	海蛇属	hydrophis
77	青灰海蛇	hydrophis caerulescens
78	平颏海蛇	hydrophis curtus
79	青环海蛇	hydrophis cyanocinctus
80	环纹海蛇	hydrophis fasciatus
81	小头海蛇	hydrophis gracilis
82	截吻海蛇	hydrophis jerdonii
83	黑头海蛇	hydrophis melanocephalus
84	淡灰海蛇	hydrophis ornatus
85	棘眦海蛇	hydrophis peronii
86	长吻海蛇	hydrophis platurus
87	棘鳞海蛇	hydrophis stokesii
88	海蝰	hydrophis viperinus
五、	游蛇科	Colubridae
A	瘦蛇属	ahaetulla
89	绿瘦蛇	ahaetulla prasina
90	黄瘦蛇	ahaetulla flavescens
B	金花蛇属	chrysopelea
91	金花蛇	chrysopelea ornata
C	林蛇属	boiga

（续）

92	绿林蛇	boiga cyanea
93	广西林蛇	boiga guangxiensis
94	绞花林蛇	boiga kraepelini
95	繁花林蛇	boiga multomaculata
96	泰国林蛇	boiga siamensis
D	颈槽蛇属	rhabdophis
97	海南颈槽蛇	rhabdophis adleri
98	螭吻颈槽蛇	rhabdophis chiwen
99	拟红脖颈槽蛇	rhabdophis confusus
100	广东颈槽蛇	rhabdophis guangdongensis
101	海勒颈槽蛇	rhabdophis helleri
102	喜山颈槽蛇	rhabdophis himalayanus
103	缅甸颈槽蛇	rhabdophis leonardi
104	黑纹颈槽蛇	rhabdophis nigrocinctus
105	颈槽蛇	rhabdophis nuchalis
106	九龙颈槽蛇	rhabdophis pentasupralabialis
107	泰国颈槽蛇	rhabdophis siamensis
108	台湾颈槽蛇	rhabdophis swinhonis
109	虎斑颈槽蛇	rhabdophis tigrinus

毒蛇与无毒蛇通常是以某种蛇是否拥有毒腺和毒素为最关键的鉴别点，临床上往往以被蛇咬伤后是否产生中毒症状为主要判别点，当然，也有毒蛇"干咬（dry bite）"而不产生中毒表现。毒蛇均有毒腺，在双上颌眼睛后方，有初级和次级排毒导管与毒牙相连接，毒腺与肌肉相连，咬合时挤压肌收缩，毒腺压力增加，迫使毒液经排毒导管流入中空的毒牙，进而注入咬伤组织中，属于高压排毒系统。这种毒腺-排毒管-毒牙相连的完整排毒系统主要存在于眼镜蛇科（含海蛇）和蝰蛇科（含蝰蛇亚科和蝮蛇亚科）毒蛇中，但眼镜蛇科及蝰蛇科与游蛇科毒蛇的毒腺、毒牙和排毒导管有明显差异（图5-1）。游蛇科的毒腺（即杜氏腺）相对较小，无或极少附着肌肉纤维对毒腺产生加压作用，腺体内毒液存储量也少，大多数甚至没有任何毒液存储，也无直接的排毒导管，毒液只能沿沟状牙的凹槽渗入咬伤组织，整个排毒系统属于低压分泌注射系统，因此，多数情况下被游蛇科毒蛇咬伤后中毒程度相对较轻，但也有严重或致命性中毒者，如红脖颈槽蛇、虎斑颈槽蛇等剧毒游蛇可产生致命性伤害。

目前还没有可靠证据提示毒蛇每次咬伤会释放多少毒液，其每次排出的毒液量受个体状态、个体大小等因素影响而各有不同。有一种叫压力平衡的假设认为，注射毒液的量会根据毒蛇自身解剖特征和被咬猎物的特性灵活判断；另一假设推测，如果毒蛇每次咬伤就释放所有毒液，会给自身带来潜在不利的伤害，因为毒蛇咬人不是它的本意，其

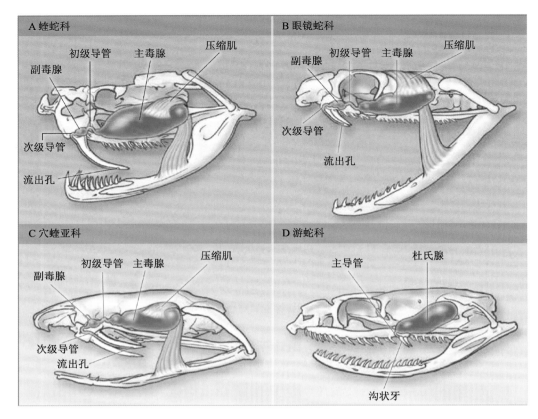

所有的毒液输送系统都涉及毒腺或游蛇科的杜氏腺，杜氏腺与普通毒腺不同，它里面没有存储大量的毒液。毒腺通过导管与管状尖牙相连，蝰蛇科大毒牙可收回嘴内（图A和C），眼镜蛇科和游蛇科毒蛇的毒牙固定、无法收回（图B和D）。蝰蛇科（图A）、眼镜蛇科（图B）和穴蝰亚科（图C）这三种蛇，毒腺周围的压缩肌收缩会挤压毒腺，产生高压，迫使毒液挤入毒牙，毒液经牙尖附近的开口注入咬伤组织；游蛇科（图D）的毒液通过沟状牙的牙沟槽低压系统输送到咬伤部位。所有蛇的下颌都有锯齿状细牙，有利于更好地咬住组织。图中压缩肌仅为示意，实际压缩肌在毒腺表面，不与毒腺直接相连。

图 5 – 1　蛇毒液输送系统示意

[资料来源：SEIFERT S A, ARMITAGE J O, SANCHEZ E E. Snake envenomation. N Engl J Med, 2022, 386（1）: 68 – 78.]

毒液主要用于捕猎，如果一次咬了释放所有毒液，当它遭遇二次伤害时则无储备毒液可用，显然不利于自身安全，而且新的毒液完成补充需要一定时间，通常需要几周时间才能完全补足毒液，所以每次咬合时不会倾其所有地释放全部毒液，反正一次咬人不会释放所有毒液。普遍认为，毒蛇会根据被咬猎物的反抗程度、捕食环境、饥饿程度、自身可能遭遇的伤害大小等多种因素，控制每次咬合时的毒液排出量，而且随着咬合经验的积累，其会更加精准和灵活地控制每次咬合时需要排放的毒液量。亚成年毒蛇或幼蛇由于咬合经验不足，难以像成年毒蛇一样精准灵活地把控每次毒液的释放量，因此，咬合时可能会释放更多毒液，相对来说可能产生更严重中毒症状；当然也可能咬伤后释放的毒液量更少，产生的中毒程度更轻。也有观点认为，亚成年或幼年毒蛇因自身毒液储备有限而释放的毒液量较成年蛇更少。无论如何，不要以为是幼年或亚成年毒蛇而对其放松警惕甚至以身试毒，以免产生严重中毒后果。

二、毒蛇的基本特征

毒蛇的形态特征千差万别，很难用某一种模式来区别某种蛇是毒蛇还是无毒蛇，而且除了眼镜蛇科与蝰蛇科全部成员均为毒蛇外，水蛇科、广义屋蛇科和广义游蛇科均同时存在毒蛇和无毒蛇，单纯靠形态差异难以将二者进行区分。蝰蛇科、眼镜蛇科毒蛇与无毒蛇的主要特征鉴别表（表5-3）有助于鉴别大多数毒蛇与无毒蛇，但其并非绝对鉴别方法，尤其是蛇体特征部分有时差异较大，通常从体型、头型、瞳孔形态、牙齿、色斑等形态特征和咬伤后临床表现等多方面鉴别毒蛇与无毒蛇，注意，毒蛇咬伤后可因"干咬"而不产生中毒表现。

表5-3 蝰蛇科、眼镜蛇科毒蛇与无毒蛇的形态差异与临床表现

形态差异	毒蛇（蝰科和眼镜蛇科）	无毒蛇
体形	蝰蛇科毒蛇体常较粗，尾巴粗短；眼镜蛇科略细长	蛇体多细长，尾巴细长
头形	蝰蛇科毒蛇多呈三角形，眼镜蛇科多呈卵圆形	多呈圆形
颊窝	蝮亚科毒蛇的鼻孔与眼睛之间具有颊窝	无颊窝
毒牙	蝰蛇科毒蛇具较长的管牙，眼镜蛇科多具较短的前沟牙	常为大小一致的小牙，部分种类上颌齿后段牙齿较大
临床表现		
牙痕	蝰蛇科毒蛇通常只留下1~2枚较大、较深齿痕；眼镜蛇科毒蛇通常留下一至多枚齿痕，其中1~2枚齿痕明显较大	一到多行浅小齿痕
局部伤口	牙痕周围水肿、渗血或瘀黑坏死状（环蛇属不明显）	常无水肿、出血或坏死
全身症状	出血（血液毒），或麻木、功能障碍（神经毒）	无
凝血障碍	出凝血功能异常（血液毒）；眼镜蛇科无明显凝血障碍，但有肌酶标志物升高	无

（1）体形：蝰蛇科毒蛇体型通常较粗短，但部分蝮亚科毒蛇的蛇体相对修长（如原矛头蝮属、竹叶青蛇属），而眼镜蛇科毒蛇体形通常较细长；无毒蛇的体形多数较细长，少数种类短粗，如颈棱蛇。图5-2为夹窝毒蛇与无毒蛇对比示意图，不代表全部。

（2）头形：蝰蛇科毒蛇头部多呈三角形（夜蝰属除外）（图5-3），眼镜蛇科毒蛇的头多呈卵圆形；无毒蛇的头型多数呈卵圆形，少数无毒蛇如颈棱蛇、团花锦蛇的头部呈三角形或类三角形，还有些蛇类在受惊状态时会撑起连接上下颌的方骨，令其头形呈类三角形。

（3）瞳孔：蛇类的瞳孔仅与习性和捕食对象有关，与是否有毒不存在必要关联。蝰蛇科毒蛇的瞳孔多为纵置（夜蝰属除外），且受光线明暗影响会收缩或舒张，眼镜蛇科毒蛇的瞳孔多呈圆形（棘蛇属除外）；无毒蛇的瞳孔形状千差万别，既有纵置的（如蟒属）也有圆形的（如鼠蛇属），还有一些蛇具有横置瞳孔，如剧毒的藤蛇属和弱毒的瘦蛇属。

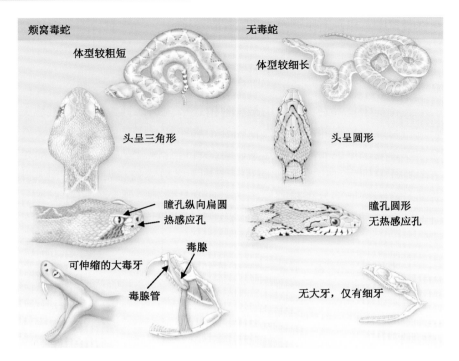

本示意图不适合所有毒蛇与无毒蛇鉴别。

图5-2　颊窝毒蛇（蝰蛇亚科）与无毒蛇形态对照示意

[资料来源：GOLD B S, DART R C, BARISH R A. Bites of venomous snakes. N Engl J Med, 2002, 347（5）：347-356.]

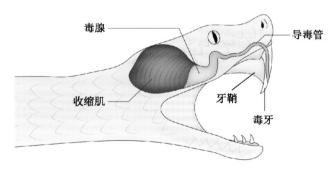

图5-3　典型蝰蛇科毒蛇头部特征示意

[资料来源：GUTIÉRREZ J M, CALVETE J J, HABIB A G, et al. Snakebite envenoming, Nat Rev Dis Primers, 2017, 3（17063）：1-20.]

（4）颊窝：蝰亚科蛇类的特征在于其双眼与鼻孔之间有一凹陷的"坑"，此为热测位器（heat-sensing pits），对温度极为敏感，能在黑暗环境中感应到前方猎物的热源。无毒的蟒科与蚺科蛇类也具有功能相同的热测位器，但居于上、下唇鳞位置。

（5）牙齿：毒蛇上颚都有特化的牙齿。眼镜蛇科毒蛇上颌通常有2枚前沟牙（中空，也称管），前沟牙一般较短（曼巴蛇属除外），位置固定，不能折叠，牙鞘不明显。一般被眼镜蛇科毒蛇咬伤后齿痕相对较浅、较小，较大齿痕后常带有小齿痕。蝰蛇科毒蛇上颌前方可有2枚异常显著的管牙，其后可能还存在1~2枚较小的备毒牙。蝰蛇毒牙较眼镜蛇更大（加蓬蝰的毒牙可长达5 cm），毒牙周围具有发达的牙鞘，即大牙周围有肉质鞘膜作为"保护套"（图5-3），其能主动控制毒牙活动度，在未进食或咬合时毒牙会折叠收回到上腭的牙鞘内，攻击或咬合时毒牙会伸展而出，这主要得益于其上颌骨部分可以向内旋转，从而产生牙齿伸缩效果，因此，被蝰蛇科毒蛇咬伤后牙痕会比较深且大、牙间距也较宽。水蛇科、广义屋蛇科及广义游蛇科毒蛇的毒牙附植于上颚后方，其前方为线状排列的锯齿状细牙，毒牙主要在吞食时向猎物注毒或用来划破蛙类的气囊等，有利于毒液沿牙沟渗入咬伤组织，被这类毒蛇咬伤可见1~2排细小的出血点，与无毒蛇咬伤极为相似。

毒蛇攻击猎物时，时间非常短，完成一次攻击的时间大多不超过300毫秒（ms），即从发动攻击到牙齿与猎物接触的时间不到120 ms，咬合持续时间（即从毒牙接触皮肤到排毒后毒牙离开皮肤的时间）约（140±104）ms（图5-4），通常进攻距离约为其体长的一半，平均攻击距离为0.3~0.6 m，加上人或猎物生理性逃避反应，毒牙受损是很常见的，但在它整个一生中，毒牙均可再生替换，毒牙损毁或脱落后会自动再生出新牙。研究发现，山蝰（montivipera xanthina）在不同的发育阶段，在一侧上颌可检测到9颗毒牙，但只有1颗毒牙可以正常工作，剩下的8颗毒牙形成了一个替换系列；蝰科、眼镜蛇科发挥作用的毒牙是中空的，但其备毒牙中间却充满细胞。

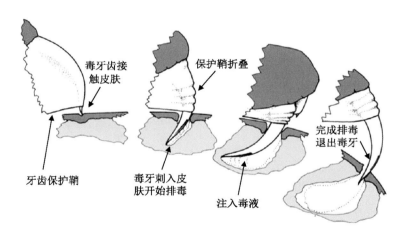

图5-4 蝰蛇科毒蛇攻击排毒示意

[资料来源：CUNDALL D. Viper fangs：functional limitations of extreme teeth. Physiol Biochem Zool, 2009, 82（1）：63-79.]

（6）色斑：蛇类体色与斑纹鲜艳与否与其有无毒性没有关联，有的毒蛇体色很艳丽（如竹叶青蛇），也有的很暗淡（如短尾蝮）；同理，很多无毒蛇的体色很艳丽（如玉斑锦蛇），也有的很暗淡（如团花锦蛇）。某些无毒蛇甚至会拟态同域分布的毒蛇，以达到保护自身的效果。美国有句用谚语"red on black, friend of Jack; redon yellow, kill a fellow"，主要用来区别珊瑚蛇和奶蛇，意为红黑相接是无毒蛇，红黄相接是毒蛇。这句谚语虽然能帮助人区分珊瑚蛇与样貌相似的奶蛇，但仅适用于美国分布的几种珊瑚蛇，而在珊瑚蛇多样性更高的中、南美洲则并不适用。

（7）体纹：部分毒蛇体纹较为明显，有利于鉴别蛇种，如舟山眼镜蛇和眼镜王蛇颈纹、尖吻蝮蛇（五步蛇）头及体部棱形体纹、圆斑蝰蛇圆形体纹等，但不同地域蛇的体纹也会有差异，不能仅凭体纹作为鉴别毒蛇与无毒蛇的唯一方法。

（8）游泳：有一种说法是无毒蛇能在水中游泳，蛇体可没入水中，蛇头露出水面；毒蛇只能在水面游泳漂浮，蛇体不会浸入水中。这种说法也不可靠，不少毒蛇可在水中游泳甚至生存，因此，游泳姿态无法准确鉴别毒蛇与否。

三、中国常见毒蛇及其特征

1. 眼镜蛇科（elapidae）

包括环蛇属（bungarus）、眼镜蛇属、眼镜王蛇属和华珊瑚蛇属四大类。

（1）环蛇属

银环蛇（bungarus multicinctus）（图5-5）　又名银脚带、银包铁、雨伞节、过基峡、白节蛇、簸箕甲、百节蛇、白节仔、白带蛇、竹节蛇、寸白蛇、金报应和洞箫蛇等。为中等偏大前沟牙类毒蛇，成体全长120~170 cm。头椭圆形，略扁，瞳孔圆形。脊棱明显，断面似"△"形，脊鳞扩大呈六角形。背面黑色，自颈后至尾末有数十道白色横纹。腹面污白色。幼体枕部有一对较大的白色色斑，随年龄增长逐渐褪去。栖息范围广泛，山区、丘陵、平原都能见其踪影。夜晚到水源附近捕食鱼、蛙、蛇、蜥蜴、小型啮齿动物等。其在我国长江以南大部分省份均有分布。银环蛇的毒液是神经毒素，毒牙较小，被咬伤后几乎看不见伤口，且伤口不红不肿，容易被忽视而贻误治疗时机。伤者一般在1~4小时后出现头晕眼花、眼睑下垂、四肢乏力、谈吐含糊等症状，进而出现全身肌肉瘫痪、呼吸困难、呼吸麻痹等症状。急救时，应及时为患者佩戴呼吸机，并尽快注射抗银环蛇毒血清。

新发现的素贞环蛇（图5-6）外形与银环蛇和白链蛇高度相似，全身黑白节环交替。素贞环蛇的黑环间距较银环蛇略宽，唇部位置洁白，而银环蛇唇部白中带黑斑。素贞环蛇性格非常暴躁，进攻性强，银环蛇较温顺。素贞环蛇毒性比银环蛇还复杂等。目前已知素贞环蛇只在我国云南省盈江县和缅甸北部克钦邦这两个地区分布。

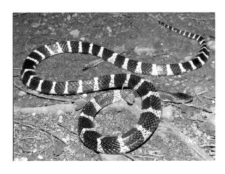

图5-5　银环蛇

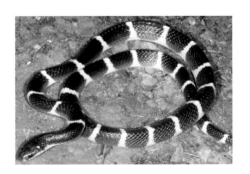

图5-6　素贞环蛇

金环蛇（bungarus fasciatus）（图5-7），又名金脚带、金包铁。为中等偏大的前沟牙类毒蛇，成体全长120~170 cm，最大可达225 cm。头椭圆形，略扁。脊棱明显，脊鳞扩大呈六角形。尾端钝圆。背面黑色，自颈后至尾末有数十道较宽的黄色环纹。头背黑色，有一"Λ"形黄色斑。栖息于山区、丘陵。夜晚到水源附近捕食鱼、蛙、蛇、蜥蜴、小型啮齿动物等。其在国内分布于江西、福建、广东、海南、广西、云南等地。金环蛇的毒液是神经毒素，中毒症状与银环蛇类似，但病程发展较缓慢，伤者常意识不到已中毒。

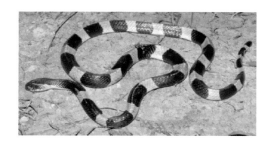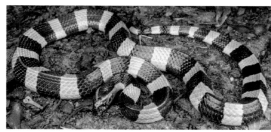

图5-7 金环蛇

（2）眼镜蛇属（naja）

舟山眼镜蛇（naja atra）（图5-8） 即中华眼镜蛇（Chinese cobra），又名饭铲头、蝙蝠蛇、饭匙倩、扁颈蛇、吹风蛇、膨颈蛇、琵琶蛇等，是中大型前沟牙类毒蛇，体粗壮，成体全长100~170 cm。头部椭圆形，与颈不易区分，瞳孔圆形。受惊时，常直立起前半身，颈部平扁扩大，做攻击姿态。背面黄褐、深褐或黑色，颈后有一宽大的白色饰纹，形态较为多变。多数个体自颈至尾有多道白色窄横斑。腹面前端黄白色，颈部以下有一黑褐色宽横带斑，斑前有一对黑斑点，中段以后渐为灰褐色，以至黑褐色。昼夜皆活动，多见于农田、灌丛、溪边等地，捕食蛙类、蜥蜴、蛇类、鸟类、鱼类和小型哺乳动物等。其在我国长江以南地区多有分布。舟山眼镜蛇的毒液是以细毒类为主，兼具少量血液毒，神经毒性表现不明显，被咬伤后以局部坏死为主要表现。

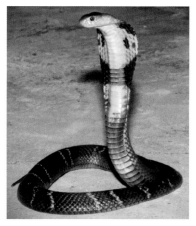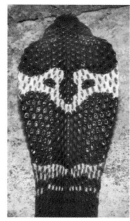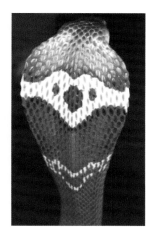

图5-8 舟山眼镜蛇（正面及背面，颈部膨扁，颈部饰纹会有差异）

西南眼镜蛇（naja fuxi）　是2022年发表的新种，也称伏羲眼镜蛇（图5-9），过去被鉴定为孟加拉眼镜蛇。其为中大型前沟牙类毒蛇，体粗壮，成体全长100～200 cm。头部椭圆形，与颈不易区分。受惊时，常直立起前半身，颈部平扁扩大，做攻击姿态。体型、色斑、习性、毒理等与舟山眼镜蛇相仿，主要区别在于其颈后饰纹形态为"O"形。西南眼镜蛇在我国分布于西南部，见于广西、四川、云南、西藏等省区。

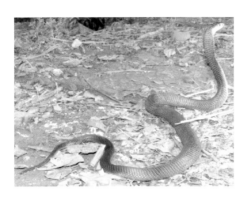 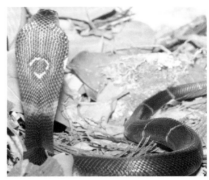

图5-9　西南眼镜蛇（颈后"O"形饰纹）

（3）眼镜王蛇属（ophiophagus）

眼镜王蛇（ophiophagus hannah，king cobra）　又名过山风、蛇王、过山乌、山万蛇、大膨颈蛇、大眼镜蛇、大扁颈蛇和大扁头蛇等（图5-10）。其是世界上最大的前沟牙类毒蛇，成体平均全长300～400 cm，记录的最大个体全长近600 cm。头部椭圆形，与颈不易区分。受惊时，常直立起前半身，颈部平扁略扩大，做攻击姿态。在眼镜王蛇的顶鳞正后有一对较大的枕鳞，这是其区别于其他蛇类的最大特征。成体背面黑褐色，颈背有一"∧"形黄白色斑，自颈后到尾端有多道黄白色横纹。幼体颜色鲜亮，对比度高，背面为黑色，"∧"形色斑和横纹为鲜黄色，头背亦有2～3条鲜黄色横纹。多见于植被茂密的山林中，主要捕食蛇类，偶食蜥蜴、鸟类和小型哺乳动物。雌蛇在繁殖期会将落叶聚拢于卵上，并盘伏于此，直至幼蛇孵化。眼镜王蛇在我国主要分布于浙江、福建、江西、湖南、广东、海南、香港、广西、四川、贵州、云南、西藏等省区。其毒液是兼具血液毒素和神经毒素的混合毒素，以神经毒素为主。由于其体型庞大，故排毒量巨大，被咬后伤者病程发展迅速，通常会出现伤口红肿疼痛、呼吸困难、四肢无力，后出现循环衰竭等症状，且其毒液含有强烈的心脏毒素，可引发伤者急性心搏骤停而死亡。

（4）华珊瑚蛇属（sinomicrurus）

环纹华珊瑚蛇（sinomicrurus annularis）　又名赤伞节、环纹赤蛇等（图5-11）。其是中等大小前沟牙类毒蛇，成体全长50～80 cm。头椭圆形，较小，与颈区分不明显。受威胁时，身体会往两侧略微扩展变扁，尾巴常盘卷或略微举起。头背黑色，有两条黄白色横纹，前条细，后条宽大。体背红褐色，自颈后至尾末有数十道镶黄边的黑色细横纹。腹面黄白色，纵向排列数十个大小不一的黑色横斑。栖息于山区丛林中，夜晚活动觅食，捕食小型蛇类及蜥蜴。其在我国长江以南大部分地区均有分布。环纹华珊瑚蛇毒

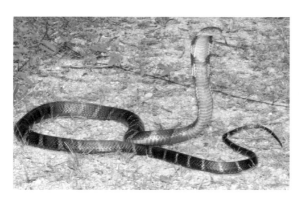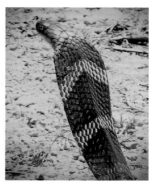

图 5 – 10　眼镜王蛇（背面饰纹呈 "∧" 形黄色条带）

液是神经毒素，会麻痹呼吸中枢。但该蛇性格温顺极少开口咬人。环纹华珊瑚蛇在过去很长一段时间里被视为中华珊瑚蛇（sinomicrurus macclellandi）的同物异名，于 2021 年被恢复种级有效性。而中华珊瑚蛇目前在国内仅分布于云南和西藏东南部。

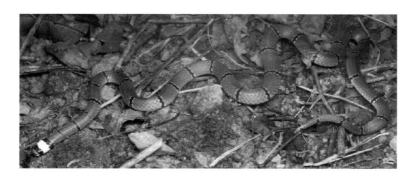

图 5 – 11　环纹华珊瑚蛇

　　福建华珊瑚蛇（sinomicrurus kelloggi）　是中等大小前沟牙类毒蛇，成体全长 60 cm 左右。形态、颜色、习性、毒理等与中华珊瑚蛇相仿，主要区别在于头背黑色，有两条黄白色横纹，前条细，后条较粗呈 "∧" 形。其在我国分布于浙江、江西、湖南、福建、广东、海南、广西、贵州、重庆等省区。

　　（5）海蛇（sea snake）（图 5 – 12）　属眼镜蛇科海蛇亚科（hydrophidae）毒蛇。目前已发现海蛇近 80 种，有陆栖与海栖两种，在海岛、海岸或海水中生息，以海栖类为主。其体纹体色多样，头较小，瞳孔圆形，尾纵向扁平似船桨（雄性扁尾更宽更长），行动相对缓慢，体长约 1 米左右，长者近 3 米。海蛇主要分布在热带或亚热带地区，包括印度、太平洋沿岸的浅海滩、江河出海口、开放海域，偶有在内陆湖或河中栖息，在我国辽宁、山东、福建、广东、海南、广西、台湾沿海均有分布。多数海蛇潜入海水下深度在 30 米左右，少数可深达 150 米，平均约 30 分钟浮出水面呼吸 1 次，长者可达数小时。大多数海蛇性温，不主动攻击，海蟒尤其温顺，剑尾海蛇相对较为凶猛，交配季节多数海蛇在会有攻击性。海蛇咬伤不常见，多因手抓、交配季或受激怒所致。海蛇属眼镜蛇科的前沟牙类毒蛇，毒牙短小，毒液量少，但毒性强。海蛇毒液中的分泌型磷脂酶 A_2（PLA_2）同时具有神经毒和肌肉毒效应，主要产生神经损害和急性肾损伤表现。海蛇咬伤局部症状轻微，疼痛不明显或仅一过性疼痛，约在 30 分钟至数小时产生全身症状，如恶心、头痛、视物模糊、吞咽困难，继之出现肌痛、乏力和肾衰表现等，死亡病例少，死因主要是呼吸衰竭、高钾血症和急性肾损伤。

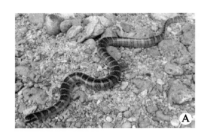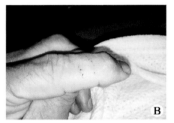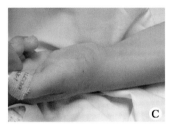

A. 蓝灰扁尾海蛇纵向扁尾，体大头小；B、C. 海蛇咬伤牙痕。

图 5 - 12　海蛇及咬伤牙痕

［资料来源：JOHNSTON C I, TASOULIS T, ISBISTER G K. Australian sea snake envenoming causes myotoxicity and non-specific systemic symptoms-Australian snakebite project（ASP-24）. Front Pharmacol, 2022, 13：816795.］

2. 蝰蛇科（viperidae）

包括白头蝰属、黑头蝰属、圆斑蝰属、蝰属、尖吻蝮属、亚洲蝮属、烙铁头蛇属、原矛头蝮属和竹叶青蛇属等。

（1）白头蝰属（azemiops）

白头蝰（azemiopskharini）（图 5 - 13）　是中小型管牙类毒蛇，成体全长 60～100 cm。头略扁，呈三角形。背面紫黑色，有 10 余道交错排列的橘红色窄横纹。头背白色或黄色，前额鳞至颈部有一对深色纵纹。腹面与体背颜色基本相同。晨昏活动，捕食鼩鼱和小型啮齿动物。在我国分布于陕西、甘肃、安徽、浙江、湖北、江西、湖南、福建、广东、广西、四川、贵州、云南等省区。白头蝰的毒液为血液毒素，被咬后伤口周围出现剧烈疼痛、红肿，并伴随出血。

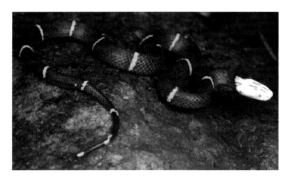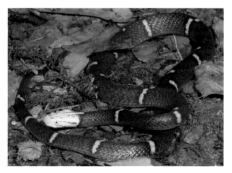

图 5 - 13　白头蝰

黑头蝰（azemiopsfeae） 是中小型管牙类毒蛇，成体全长50～70 cm。体形、生活习性、毒理与白头蝰相仿，主要区别在于头背黑色、颊部白色、头背正中有一白色纵纹。国内分布于云南南部及西南部。

（2）圆斑蝰属（daboia）

泰国圆斑蝰（daboia siamensis） 曾用名圆斑蝰泰国亚种，又称金钱豹、百步金钱豹、金钱蝰、金钱斑和古钱窗等（图5-14）。其是中等大小管牙类毒蛇，体型短粗，成体全长60～100 cm。头大，呈三角形，鼻孔大而明显。背面灰褐色或褐色，上有三纵列镶黑边的深褐色圆形斑纹，其中背脊中央一列较大，体侧两列较小。腹部灰白色，杂以黑斑。栖息于开阔的山林中，常盘伏于植物、朽木之下。受惊扰后会鼓起身体，盘曲成团并不断发出"呼呼"声。捕食小型啮齿动物、蜥蜴、蛙类等。国内分布于福建、台湾、广东、广西等省区。圆斑蝰蛇咬伤主要见于广东地区，尤其多见于肇庆、佛山高明等地。泰国圆斑蝰的毒液是血液毒，且排毒量较大。被其咬后伤口周围出现剧烈疼痛、红肿，并伴随出血，不久后伤口周围出现血水疱、溃烂及咽喉、口腔、皮下等出血，严重者会因脑出血而出现昏迷甚至死亡，由于常累及肾脏引起肾衰竭且病死率高，个别地方戏称其为"肾亏蛇""改嫁蛇""寡妇蛇"，足以说明其毒性之厉害。

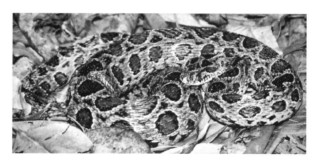

图5-14 圆斑蝰蛇

（3）蝰属（viperaberus）

极北蝰（vipera berus） 曾被称为龙纹蝰（图5-15）。其是中等偏小的管牙类毒蛇，体型短粗，成体全长50 cm左右。头略呈三角形，吻部较钝，鼻孔较大。体色变化幅度较大，背面颜色多为灰褐色、浅灰色，偶见红褐色和纯黑色，一般而言雄性较雌性体色浅而鲜亮。背脊中央有一深色锯齿状纵纹从颈部一直延伸至尾末。体侧各有一列较小的深色斑。背鳞起棱明显。栖息于高纬度地区的针叶林、针阔叶混交林或草原。捕食小型哺乳动物、蜥蜴、蛙类。幼体亦捕食小型无脊椎动物。在我国仅发现于吉林、新疆两地，国外见于欧洲及中亚多国。极北蝰的毒液为血液毒，被其咬后伤口周围出现疼痛、红肿、瘀青，并伴随少量出血，一般不会致人死亡。

（4）尖吻蝮属（deinagkistrodon）

尖吻蝮（deinagkistrodon acutus） 又称五步蛇、百步蛇、蕲蛇、棋盘蛇、反鼻蛇等（图5-16）。为中大型管牙类毒蛇，体型粗壮，成体全长100～130 cm。头大，呈明显的三角形，吻尖上翘，颊部具有感知热量的颊窝。幼体头背浅褐色，体背粉棕色，上有约20 对左右对称的三角形深色斑，尾尖浅黄色。随着年龄增长，体色逐渐加深，成年后头背呈黑褐色，体背呈棕褐色，三角形色斑边缘呈黑褐色，内部为深褐色，尾尖转为黑褐色。腹面白色，具有如棋盘般交错排列的黑褐色斑。栖息于潮湿、阴凉的山林中，国内广泛分布于长江以南大部分地区。主要捕食小型啮齿动物，幼年时亦捕食蛙类、蜥蜴、蛇类甚至小型无脊椎动物。尖吻蝮的毒液是血液毒，且排毒量巨大，被其咬后伤口出现红肿、疼痛，流血不止。不久后伤口周围出现血水疱，全身出现内出血（紫癜），严重者会出现组织坏死、休克甚至死亡。

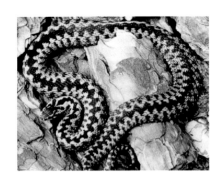

图 5 – 15　极北蝰

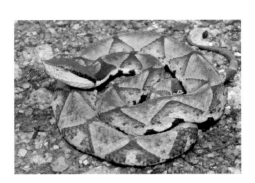

图 5 – 16　尖吻蝮蛇（五步蛇）

（5）亚洲蝮属（gloydius）

短尾蝮蛇（gloydiusbrevi caudus）　曾称白眉蝮蛇，又称土球子、驴咒子、土公蛇、草上飞和七寸子等（图 5 – 17）。为中等偏小的管牙类毒蛇，体型短粗，成体全长 50 ~ 70 cm。中段背鳞 21 行。头部呈三角形，颊部具有感知热量的颊窝。眼后有一宽大的黑褐色眉纹，在其上缘镶以白色细纹。背面黄褐、红褐或灰褐色，左右两侧各有一行外缘较深的大圆斑，圆斑并排或交错排列，有些地区的个体背脊中央有一棕红色纵线。腹面灰白色，密布红褐或黑褐色细点。头腹面的颔片外侧有两长条深色色斑。尾短，颜色较浅，呈黄色或黄褐色，尾尖呈骨质。分布范围广泛，丘陵、平原、低山等都能见其踪影，多于夜晚活动，捕食鱼类、蛙类、蜥蜴、小型哺乳动物，还曾观察到幼蛇捕食小型无脊椎动物。其在我国分布广泛，除黑龙江、吉林、内蒙古、宁夏、青海、新疆、广东、海南、广西、西藏等省区无分布外，各地均有分布。

（6）烙铁头蛇属（ovophis）

台湾烙铁头蛇（ovophismakazayazaya）　同物异名称为山烙铁头蛇华东亚种，曾被称为山烙铁头蛇台湾亚种、阿里山龟壳花等（图 5 – 18）。为中等大小的管牙类毒蛇，体型短粗，成体全长 50 ~ 70 cm。头大，呈三角形，与颈区分明显，颊部具有感知热量的颊窝。尾下鳞双行。色斑变异大，头背橘红色或黑褐色。背面黄褐或红褐色，东部地区个体体背常具大块橘红色色斑，体两侧常各有一列较小色斑。腹面污白色，杂以浅褐色斑点。尾背面白色斑点不连缀成线状。其广泛分布于我国台湾及大陆华东、华南及西南地区。

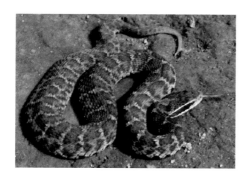

图 5 – 17　短尾蝮蛇

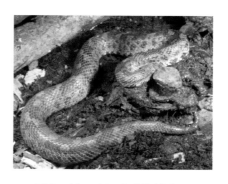

图 5 – 18　中国台湾烙铁头蛇

越南烙铁头蛇（ovophistonkinensis）是中等大小的管牙类毒蛇，体型短粗，雌雄体型差异较大，成体雄性全长 40 ~ 50 cm，成年雌性全长 60 ~ 90 cm。头大，呈三角形，与颈区分明显，颊部具有感知热量的颊窝。尾下鳞单行。头背黑褐色，体背面黄褐或红褐色，上有并排排列或相错排列的近矩形或三角形深褐色斑纹，尾背面白色斑点连缀成线状。其在国内分布于广东、广西及海南省，国外分布于越南等地。

（7）原矛头蝮属（protobothrops）

原矛头蝮（protobothropsmucros quamatus）　曾用名烙铁头蛇，又称龟壳花、野猫蛇等（图 5 – 19）。为中等大小的管牙类毒蛇，体型细长，成体全长 80 ~ 120 cm。头大，呈三角形，与颈区分明显，颊部具有感知热量的颊窝。头背黄褐色、无特殊斑纹，眼后有一褐色细眉纹。背面黄褐或褐色，背脊中央有一列镶浅黄边的紫褐色斑，色斑有时连接为锁链状，身体两侧亦各有一列较小色斑。腹面污白色，杂以浅褐色斑点。栖息于山区、丘陵多草木之处。主要在夜间活动，捕食小型哺乳动物、鸟类、蜥蜴、蛙类等。分布十分广泛，长江以南大部分地区均有分布，南岭地区尤为常见。原矛头蝮毒液是血液毒，且排毒量较大，被其咬后伤口周围出现剧烈疼痛、红肿，并伴随出血，严重者会出现严重内出血、休克和急性肾功能衰竭。山烙铁头在我国南方四川、重庆、湖北、陕西、西藏和云南等多地也有分布（图 5 – 20）。

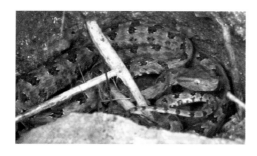

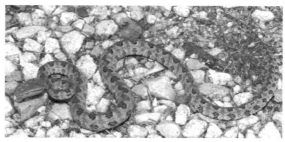

图 5 – 19　原矛头蝮蛇

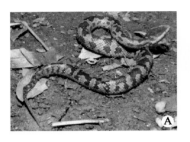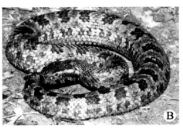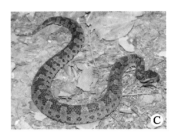

A. 川南、云南等地的山烙铁头；B. 藏南、滇西北的山烙铁头；C. 川渝、湖北和陕西的山烙铁头。

图 5 - 20　山烙铁头

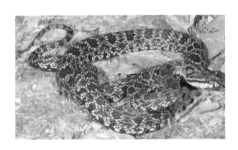

图 5 - 21　菜花原矛头蝮蛇

菜花原矛头蝮（protobothropsjerdonii）　曾用名菜花烙铁头蛇，又称菱斑竹叶青等（图 5 - 21）。为中等大小的管牙类毒蛇，体型细长，成体全长 80 ～ 120 cm。头大，呈三角形，与颈区分明显，颊部具有感知热量的颊窝。头背有一略呈"品"字形的 3 个互相叠套的黄绿色细圈纹，眼后有一较宽的黑色眉纹。体背具数个镶黑边的红色色斑，体两侧各有一列较小的黑褐色色斑，鳞间黑色，构成黑色网纹。高海拔地区个体体色较深，红色色斑多不显。中段背鳞多为 21 行，偶见 19 行。栖息于山区、丘陵多草木之处。白天常盘伏在石堆、灌木之下，多于夜间捕食小型哺乳动物、鸟类、蜥蜴、蛙类等。其分布十分广泛，山西、河南、陕西、甘肃、湖北、湖南、广西、重庆、四川、贵州、云南、西藏等省区均有分布。毒性和咬伤症状与原矛头蝮基本相同。

（8）竹叶青蛇属（trimeresurus）

白唇竹叶青蛇（trimeresurus albolabris）　又称小青蛇、青竹蛇等（图 5 - 22）。为中等大小的管牙类毒蛇，体型较细长，成体全长 50 ～ 110 cm，雌性较雄性个体大。头大，呈三角形，与国内分布的本属其他物种相比稍显浑圆。颊部具有感知热量的颊窝，鼻鳞与第 1 枚上唇鳞完全愈合或仅有极短的鳞沟。中段背鳞 21 行。背面绿色。眼黄色或琥珀色。雄蛇眼后具有白色的细眉纹，体侧具白色的细侧纹，少数雄蛇的白色侧纹下方还有一条暗淡的红色细侧纹；雌性眼后无眉纹，体侧具白色的细侧纹或不显。雌雄腹面为黄色或白色，尾背及尾末锈红色。栖于平原、丘陵和低山区，常出没于水源地附近。主要于夜间活动，捕食蛙类、蜥蜴及小型哺乳动物等。国内见于江西、福建、广东、海南、香港、澳门、广西、四川、贵州、云南等省区。白唇竹叶青蛇的毒液是血液毒，被其咬后伤口周围出现剧烈疼痛、红肿，并伴随出血。

福建竹叶青蛇（trimeresurus stejnegeri）　曾用名竹叶青蛇，又称焦尾巴、赤尾青竹丝、青竹标、青竹丝等（图 5 - 23）。为中等大小的管牙类毒蛇，体型较细长，成体全长 50 ～ 90 cm，雌性较雄性个体大。头大，呈三角形，与颈区分明显，颊部具有感知热量的颊窝。中段背鳞21行。背面绿色。雌雄性二型明显，雄蛇眼红色或琥珀色，眼后常有白色或红白各半的细眉纹，体侧具红白各半的细侧纹，自颈部延伸至肛部；雌蛇眼黄色或琥珀色，眼后无眉纹，体侧具红白各半或白色的细侧纹，自颈部延伸至肛部。雌雄腹面均为草绿色，尾背及尾末锈红色。常栖息于山区、丘陵靠水源多草木之处。主要于夜间活动，捕食蛙类、蜥蜴及小型哺乳动物等。分布极为广泛，黄河以南大部分省份均有分布。福建竹叶青蛇的毒液是血液毒，被其咬后伤口周围出现剧烈疼痛、红肿，并伴随出血。近有新发现盈江竹叶青蛇（图5-24A）、滇南竹叶青蛇（图5-24B）和饰尾竹叶青蛇（图5-24C）等。

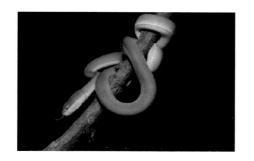

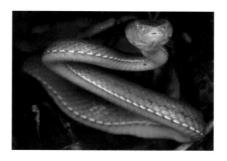

图5-22　白唇竹叶青蛇　　　　　　　图5-23　福建竹叶青蛇

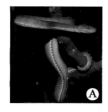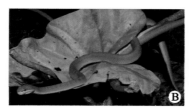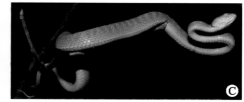

A. 盈江竹叶青蛇；B. 滇南竹叶青蛇；C. 饰尾竹叶青蛇。

图5-24　新发现的竹叶青蛇

3. 广义游蛇科（colubridae sensu lato）

（1）虎斑颈槽蛇（rhabdophistigrinus）　曾用名虎斑游蛇，又称野鸡脖子等（图5-25）。为中等大小毒蛇，成体全长90~130 cm。头部椭圆形，眼较大，瞳孔圆形。受惊时常直立起前半身，颈部平扁扩大。颈背正中有颈槽。背面草绿色、青绿色或深绿色，躯干前段自颈后有黑红相间的色块，一直延伸至体中段逐渐消失。大陆亚种（R. tigrinuslateralis）体中后端草绿色伴有少量黑色斑，台湾亚种（R. tigrinusformosanus）体尾背面散以棋盘般交错排列的黑色斑。腹面污白色，伴有不规则黑色斑。颈槽蛇属的蛇类具有毒液，其毒液由达氏腺直接分泌至口腔，通过撕咬形成的伤口流入体内。被其咬后伤口出现红肿疼痛、血流不止。严重者会出现头痛头晕、皮下出血（紫癜）等症状，少数过敏者甚至会有生命危险，故对其毒性不可小觑。但其性情温驯，除非伸手捕捉，否则很少伤人。其栖息于水源地旁，捕食蛙类、蟾蜍、鱼类等。其在国内分布广泛，除新疆、广东、海南、西藏等省区以外，各地均有分布。

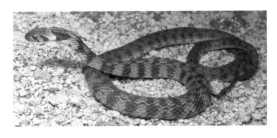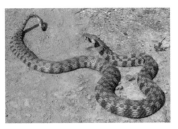

图 5-25 虎斑颈槽蛇

（2）红脖颈槽蛇 也称海勒颈槽蛇（rhabdophis helleri 或 red-necked keelback）（图 5-26），为中等大小毒蛇，成体全长 90～120 cm。头部椭圆形，眼大，瞳孔圆形。受惊时常直立起前半身，颈部平扁扩大。颈背正中有颈槽。背面草绿色或青绿色。幼体头部蓝灰色，颈部有 1 个黑色斑，黑斑后接醒目的黄色斑，其后的体前段为红色。随着年龄的增长，头部转为与身体一样的草绿色，颈后黑色斑消失，黄色斑变黯淡。腹面黄白色。毒性和咬伤症状与虎斑颈槽蛇相同。栖息于水源地旁，捕食蛙类、蟾蜍、鱼类等。国内分布于福建、广东、海南、香港、广西、四川、贵州、云南等省区。海勒颈槽蛇在过去很长一段时间里被视为红脖颈槽蛇的亚种，于 2021 年被提升至种级，原称红脖颈槽蛇（rhabdophis subminiatus）。红脖颈槽蛇在我国已无分布，海南的红脖颈槽蛇被改称为拟红脖颈槽蛇（rhabdophis confusus）。

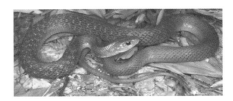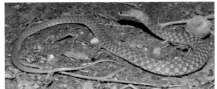

图 5-26 红脖颈槽蛇

（赖荣德 齐硕 丁利）

参考文献

1. 赵尔宓. 中国蛇类（上）. 合肥：安徽科学技术出版社，2006.

2. 王剀，任金龙，陈宏满，等. 中国两栖、爬行动物更新名录. 生物多样性. 2020，28（2）：189-218.

3. SHI S C, VOGEL G, DING L, et al. Description of a new cobra (naja laurenti, 1768; squamata, elapidae) from China with designation of a neotype for naja atra. Animals (Basel), 2022, 12(24): 3481.

4. SEIFERT S A, ARMITAGE J O, SANCHEZ E E. Snake envenomation. N Engl J Med, 2022, 386(1): 68-78.

5. GOLD B S, DART R C, BARISH R A. Bites of venomous snakes. N Engl J Med, 2002, 347（5）: 347 - 356.

6. RALPH R, FAIZ M A, SHARMA S K, et al. Managing snakebite. BMJ, 2022, 376: e057926.

7. CUNDALL D. Viper fangs: functional limitations of extreme teeth. Physiol Biochem Zool, 2009, 82（1）: 63 - 79.

8. PENNING D A, SAWVEL B, MOON B R. Debunking the viper's strike: harmless snakes kill a common assumption. Biol Lett, 2016, 12（3）: 20160011.

9. RASMUSSEN A R, MURPHY J C, OMPI M, et al. Marine reptiles. PLoS One. 2011, 6（11）: e27373.

10. SITPRIJA V, SITPRIJA S. Marine toxins and nephrotoxicity: Mechanism of injury. Toxicon, 2019, 161: 44 - 49.

11. JOHNSTON C I, TASOULIS T, ISBISTER G K. Australian sea snake envenoming causes myotoxicity and non-specific systemic symptoms-Australian snakebite project（ASP-24）. Front Pharmacol, 2022, 13: 816795.

第 6 章
蛇毒及作用机制

地球上有数以百万计种动物，约 15% 为有毒动物。捕猎是动物毒素的基本用途，这些毒物主要由蛋白和肽类组成，却是精巧复杂的生物活性物质，不同成分巧妙地组成多种多样神奇的"鸡尾酒"式毒液。毒蛇是有毒动物的典型代表，蛇毒是世界上最复杂的毒物之一，其是以生物活性蛋白和多肽为主的复杂混合物。每种蛇的毒液中含有多种不同的毒性成分，如蛋白类（酶、多肽、糖蛋白等）、脂类、金属离子（Na^+、K^+、Ca^{2+}、Mg^{2+}、Mn^{2+}、Ni^{2+}、Zn^{2+}、Fe^{2+}、Co^{2+}）、碳水化合物、游离氨基酸和生物胺等（图6-1）。蛋白和肽类是毒液中含量最丰富的物质，约占毒液干重的 90% ~ 95%。这些蛋

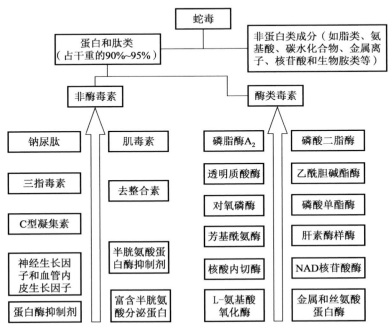

图 6-1　蛇毒成分组成示意

［资料来源：MUNAWAR A, ALI S A, AKREM A, et al. Snake venom peptides: tools of biodiscovery. Toxins（Basel），2018，10（11）：474.］

白和肽类要么有酶活性，要么具备毒物特性。每种毒蛇的毒液中所含有的毒素品种均非常丰富，少则 20 余种，多则超过 200 种；有研究发现眼镜王蛇毒液中包含 20 个毒素家族的 176 种蛋白类毒素成分，其中含量最多的三指毒素有 55 种；马来西亚红口蝮蛇也有 15 个毒素家族共 114 种毒素蛋白。不同的酶和生物活性物质，按照每种毒蛇先天独有的成分及含量"配方"，共同组成高效、神奇且独一无二的毒液。

几乎没有任何两种毒蛇的毒液成分是完全一样的，即便同一种毒蛇，其毒素成分和含量也有较大差异，且同一种蛇的毒素的成分及含量在不同地区均有差异（表 6-1），但大多数蛇毒含有不同种类和成分的酶，如乙酰胆碱酯酶、L-氨基酸氧化酶、磷脂酶 A_2、金属蛋白酶、丝氨酸蛋白酶、透明质酸酶、纤溶酶类、胶原酶类、弹性蛋白酶、过氧化氢酶等。不同蛇种的毒素成分有很大差异，即便同种蛇毒，由于环境因素、地理位置、季节、蛇龄、性别（雌雄）、饮食或可捕食的猎物类型等的影响，其毒液的成分、含量、组成也会有显著差异。典型的例子是圆斑蝰蛇，其多在人口密集的地区生活，习性谨慎但又具有攻击性，毒性剧烈，其最主要的 3 种毒素成分在不同地区可相差数倍，如分泌型磷脂酶 A_2 和丝氨酸蛋白酶的含量最多可相差 3 倍，而蛇毒金属蛋白酶的含量最大差异可达 19 倍之多。另一种有明显差别毒液的典型毒蛇是亚马孙地区发生蛇咬伤事件最多的蛇种——矛头蝮蛇。委内瑞拉地区的普通矛头蝮蛇的毒液主要由蛇毒金属蛋白酶组成（占总毒素的 85%），而源自秘鲁、哥伦比亚和巴西帕拉等亚马孙地区的个体中，蛇毒金属蛋白酶含量仅占毒液总量的一半左右，而在后一个地区的毒蛇中，蛇毒金属蛋白酶的减少量则被磷脂酶 A_2 的增加所补偿。图 6-2 为具有重要医学意义的眼镜蛇科和蝰蛇科不同亚种毒蛇主要毒素成分及含量差异对比。眼镜王蛇是体型最大的毒蛇，其毒液量也大，毒素种类非常多，有研究发现仅蛋白类毒素就达 176 种，图 6-3 为其主要蛋白类毒素含量分布［含量最丰富 3 种毒素依次是 3FTx（占 31%）、SVMP（占 25%）、CRISP（占 9%），超过毒素总量的 60%］。

表 6-1 印度 6 个不同地区眼镜蛇主要毒素成分及含量差异对比

Maha	Beng	Punj	Raja	Tami	Kera
3FTx 41.8%	N-3FTx 73.3%	N-3FTx 80%	C-3FTx 41.7%	3FTx 30%	3FTx 29%
CVF 17%	C-3FTx 23.6%	C-3FTx 10%	N-3FTx 30.1%	PLA$_2$ 21%	PLA$_2$ 10%
PLA$_2$ 14.5%	CRISP 1.6%	Kunitz 3.2%	PLA$_2$ 20%	SVMP 16%	SVMP 9%
Kunitz 6.2%	Vespryn 0.1%	SVMP 2.1%	Kunitz 0.6%	LAAO 7%	LAAO 7%
SVMP 5.6%	Cystatin < 0.1%	Vespryn 1.9%	SVMP 1.3%	CRISP 7%	Kunitz 6.2%
LAAO 3.4%		CRISP 1.8%	Vespryn 1.0%	CVF 5%	SVSP 6%
CRISP 2.4%		PLA$_2$ 0.6%	CRISP 3.2%	5'-NT 3%	CVF 6%
5'-NT 2.4%		Cystatin < 0.1%	NGF 1.9%	NGF 1%	PDE 6%
SVSP & Vespryn < 0.1%				SVSP 1%	5'NT 5%
				Vespryn 1%	Vespryn 5%
				PDE 3%	NGF 4%
					AChE 3%
					CRISP 2%
					PLB 1%

资料来源：GOPAL G, MURALIDAR S, PRAKASH D, et al. The concept of big four: road map from snakebite epidemiology to antivenom efficacy. Int J Biol Macromol, 2023, 242（Pt 1）：124771.

注：3FTx，三指毒素；N-3FTx，神经毒 3FTx；C-3FTx，细胞毒 3FTx；CVF，眼镜蛇毒因子；PLA$_2$，磷脂酶 A_2；CRISP，富含半胱氨酸分泌蛋白；Kunitz，丝氨酸蛋白酶抑制剂；SVMP，蛇毒金属蛋白酶；LAAO，氨基酸氧化酶；Cystatin，光抑素；SVSP，蛇毒丝氨酸蛋白酶；5'-NT，核苷酸酶；NGF，神经生长因子；PDE，磷酸二酯酶；AChE，乙酰胆碱酯酶；PLB，磷脂酶 B。

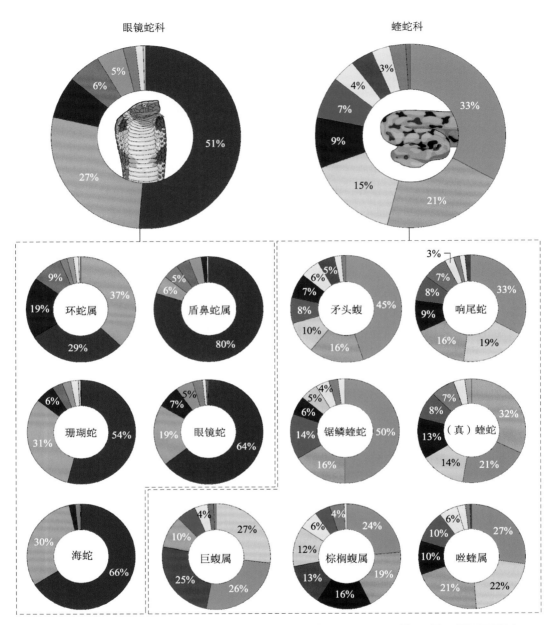

图中显示眼镜蛇科毒蛇的毒液中以三指毒素含量最大，其次是磷脂酶 A_2；而蝰蛇科毒蛇的毒液中以蛇毒金属蛋白酶含量最多，磷脂酶 A_2 次之，第 3 位的是蛇毒丝氨酸蛋白酶。PLA_2，磷脂酶 A_2；SVSP，蛇毒丝氨酸蛋白酶；SVMP，蛇毒金属蛋白酶；LAAO，氨基酸氧化酶；CRISP，富含半胱氨酸分泌蛋白；3FTx，三指毒素；KSPI，Kunitz型丝氨酸蛋白酶抑制剂；CTL/SNACLEC，C-型整合素/C-型整合素样蛋白；DIS，去整合素；NP，钠尿肽；DEF，防御素。

图 6-2　眼镜蛇科和蝰蛇科不同亚种毒蛇主要毒素成分及含量对比

［资料来源：OLIVERIRA A L，VIEGAS M F，SILVA S L D，et al. The chemistry of snake venom and its medicinal potential. Nat Reviews Chemistry，2022，6（7）：451-469.］

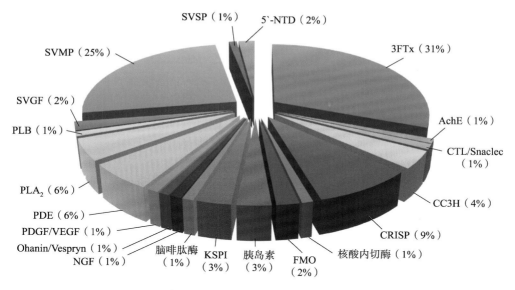

图6-3 眼镜王蛇主要毒素成分及含量

[资料来源：KUNALAN S, OTHMAN I, SYED HASSAN S, et al. Proteomic characterization of two medically important malaysian snake venoms, calloselasma rhodostoma（Malayan Pit Viper）and ophiophagus hannah（King Cobra）. Toxins（Basel），2018，10（11）：434.]

　　某一毒蛇可产生数以百计的生物活性复合物，但绝大多数均可归属于约30个毒素家族，原因在于已知成分的蛇毒中，特定的某种蛋白质家族可能有数百种亚型，UniPprot数据库中已收录确认的蛇毒蛋白亚型约有3000种。事实上，该数据库可检索到的蛇毒已超过10万种，其中蛇毒蛋白有7万多种（包括不同检测机构、不同地区和不同蛇种，部分毒素成分有重叠），随着研究的深入，还可能有新的成员不断加入。同一种蛋白质的亚型间常常存在广泛的功能冗余（即两个或多个亚型具有相同或相似的功能），但某些情况下，相同亚型具有不同的生物活性。蛇毒蛋白和肽类包含多种不同的生物活性分子，它们主要作用于动物细胞膜和凝血蛋白、具有亲和力及选择性的细胞表面受体等部位，其生物学活性以神经毒性、血液毒性和细胞毒性等为主。含量最多的前3种毒素成分由富含二硫键的短链肽（分子量为3~9 kDa）主导，这些肽类富含抑制半胱氨酸结（ICK）的基因序列。ICK肽结构非常稳定，主要作用于神经系统，其活性部位在膜通道或神经元受体，当然也存在分子量较大的蛋白质或酶。有研究聚焦127种前沟牙类毒蛇，共纳入约59种不同的蛋白家族，根据这些蛋白含量多寡，将这59种蛋白家族分为4种主要蛋白家族（PLA₂、SVMP、SVSP和3FTx）、6个次要蛋白家族（KSPI、CRISP、LAAO、CTL、DIS和NP）、9种少见蛋白家族（乙酰胆碱酯酶、透明质酸酶、5-核苷酸酶、磷酸二酯酶、磷脂酶B、神经生长因子、血管内皮生长因子、vespryn/ohanin和蛇毒金属蛋白酶抑制剂）、36种稀有蛋白家族，以及4种独有的蛋白质家族（响尾蛇属的防御素、黑绿烙铁头属的waglerin、华珊瑚蛇属的maticotoxin和蝰属的半胱氨酸蛋白酶抑制因子）。眼镜蛇科和蝰蛇科毒蛇各有2~3种主要蛋白家族，这些主要蛋白家族含量平均占眼镜蛇科和蝰蛇科毒液的83%和67%左右，次要蛋白家族的含量分别占这两类蛇的11%和22%。

　　与此同时，Tasoulis评估了更多的前沟牙毒蛇（179种），含68种眼镜蛇、111种蝰蛇（26 种蝰亚科毒蛇、84 种蝮亚科毒蛇、1 种穴蝰），根据毒液中毒素蛋白丰度和蛇种普遍性，将 42 种蛋白家族分为四大类：①主要蛋白家族，即全毒液中蛋白含量或丰度 >10%， >33% 的毒蛇含有此毒素蛋白，包括 PLA_2、SVMP、SVSP、3FTx 共 4 种；②次要蛋白家族，即全毒液中蛋白含量 >3% 但 <10%， >33% 毒蛇含有此毒素蛋白，包括 LAAO、CRISP、CTL、DIS、KSPI、NP 共 6 种；③少量蛋白家族，即在全毒液中含量 <3%， >5% 毒蛇含有此毒素蛋白，或其在某种或一部分毒蛇的毒液中是重要毒素且在全毒液中含量 >3%，包括核苷酸酶、神经生长因子、血管内皮生长因子、磷酸二酯酶、磷脂酶 B、透明质酸酶、谷氨酸环化酶、vespryn/ohanin、乙酰胆碱酯酶、眼镜蛇毒因子、氨基肽酶、胱抑素、响尾蛇胺和 waglerin 共 14 种；④罕见蛋白家族，即在毒液中含量 <5%， <5% 的毒蛇含有此毒素蛋白，包括谷胱甘肽过氧化物酶、核酸内切酶、PLA_2 抑制剂、Kazal 型丝氨酸蛋白酶抑制剂、waprin、促动力素、过氧化物还原素、内肽酶、巯基氧化酶、羧肽酶、抗微生物肽、二肽基蛋白酶、离子通道抑制剂、磷酸三糖异构酶、天冬氨酸蛋白酶、多肌醇多磷酸酶、翻译控制肿瘤蛋白同源物（TCTP）和胰岛素样生长因子共 18 种。主要蛋白家族、次要蛋白家族和少量蛋白家族的含量平均占总蛇毒蛋白总量的 96%，罕见蛋白家族仅占约 4%。

据此，我们可根据毒素含量和毒性强度，大致可将医学上有重要意义毒蛇的毒素成分归为四大组，即高毒性和高含量、高毒性和低含量、高含量但低毒性及低含量和低毒性（图 6-4）。动物毒液主要起到捕食、防御和竞争三大作用，还有信息交流、抵御微生物侵害、帮助消化等功能。就毒蛇而言，其蛇毒主要作为捕猎和防御性武器，还可作为其自身的消化液或消化酶。纵然有些重要的毒素超家族（如蛇眼蛇科的三指毒素和蝰蛇科的蛇毒金属蛋白酶）以某些特定蛇类为主，但其他毒素如磷脂酶 A_2，在各种高级蛇类的毒液中均有表达。本文主要介绍在蛇类中常见且极具临床意义的毒素，简要阐述其基本特点和作用机制，为临床诊疗提供参考。

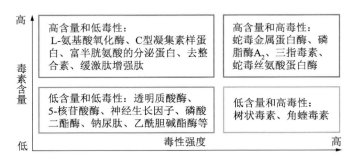

图 6-4 主要蛇毒成分及毒性示意

[资料来源：GUTIÉRREZ J M, ALBULESCU L O, CHARE R H, et al. The search for natural and synthetic inhibitors that would complement antivenoms as therapeutics for snakebite envenoming. Toxins, 2021, 13: 451.]

一、主要蛇毒蛋白

1. 蛇毒金属蛋白酶

蛇毒金属蛋白酶（snake venom metalloproteinases，SVMPs）是一个大家族，为一组

多样化的多结构域蛋白，是一种锌依赖型酶，有多种生物活性，如诱导出血、诱导纤维蛋白原和纤维蛋白的水解或降解、诱导细胞凋亡和抑制血小板聚集等。正是因为它的这些活性，蛇毒液中毒中很多众所周知的病理表型均拜它所赐，几乎所有蝰蛇科（含蝰亚科、蝮亚蛇科及响尾蛇等）毒蛇中均有其分布，且含量颇为丰富。SVMPs 占蝰蛇科毒蛇毒素蛋白总量的 11%～65%，在非洲锯鳞蝰蛇中的含量达 72%，在矛头蝮蛇中的含量更高达 85%，是致蝰蛇科毒蛇咬伤患者出血的主要原因。SVMPs 不仅存在于蝰蛇科毒蛇的毒液中，也存在于约 88% 的眼镜蛇科和部分游蛇科毒蛇的毒液中，但在后者中的含量较蝰蛇科毒蛇低得多，含量最高的是爪哇丽纹蛇（或毕氏丽纹蛇）、为 19%，眼镜王蛇含量次之、约为 12%。研究表明，某些毒液中 SVMPs 的存在可能与气候等环境特征有关，而后者反过来又会影响蛇的觅食行为或生活习性。

根据蛋白的大小和域结构不同，SVMPs 分为 P-Ⅰ、P-Ⅱ和 P-Ⅲ 共 3 型。相比之下，P-Ⅰ型 SVMPs 的成员结构较为简单，仅由催化金属蛋白酶结构域组成；P-Ⅱ型 SVMPs 稍微复杂一些，除了金属蛋白酶结构域外，还具有规范的去整合素结构域，分子量为 30～60 kDa；P-Ⅲ型 SVMPs 的成员结构更多样化，包括金属蛋白酶、去整合素样和富含半胱氨酸的结构域，分子量为 60～100 kDa。P-Ⅲ型 SVMPs 结构多样性的原因是蛋白水解切割、重复的结构域丢失和存在其他辅助结构域。

P-Ⅰ型 SVMPs 是一大类最小和最简单的金属蛋白酶，分子量范围为 20～30 kDa，从蛇毒中分离时其仅存在金属蛋白酶（M）结构域，其 M 结构域具有保守的锌结合序列，后面跟着保守的"蛋氨酸转动"基因序列。P-Ⅰ型 SVMPs 具有降解基底膜成分的能力，这与其蛋白水解、出血和水肿形成的活性相对应，但由于其仅有 M 域，在细胞外基质中分布较为弥散，因此，毒性作用小于 P-Ⅱ或 P-Ⅲ型 SVMPs。通常，P-Ⅰ型 SVMPs 成员的结构高度相似，但其出血活性差异却很大，非出血性成员在转弯后的环状区域中具有很大的灵活性，而出血性成员在转弯之前的环状区域中具有更高的灵活性。表 6－2 为 P-Ⅰ型 SVMPs 成员及其活性。

表 6－2 P-Ⅰ型 SVMPs 成员及其活性表

	SVMP（P-Ⅰ）	分子量/kDa	蛇种	活性/作用
1	HR2A	23.02	黄绿竹叶青蛇	出血
2	HT-2	25	红菱斑响尾蛇	出血和纤维蛋白原溶解
3	HT-3	25.50	红菱斑响尾蛇	出血和纤维蛋白原溶解
4	纤溶酶	23.50	西部菱斑响尾蛇	非出血和纤维蛋白溶解
5	Ht-d	23.23	西部菱斑响尾蛇	出血（纤维连接蛋白、层粘连蛋白、Ⅳ 型胶原蛋白、巢蛋白和胶质蛋白的降解）
6	H2-蛋白酶	22.99	黄绿竹叶青蛇	非出血和蛋白水解
7	LHF-Ⅱ	22.3	巨蝮蛇	出血、酪蛋白溶解、纤维蛋白溶解和纤维蛋白原溶解
8	Jararafibrase Ⅲ	21.40	美洲矛头蝮蛇	纤维蛋白溶解和出血
9	Jararafibrase Ⅳ	21.20	美洲矛头蝮蛇	纤维蛋白溶解和出血
10	Adamalysin Ⅱ	24	东部菱背响尾蛇	肽链内切酶、非出血、血清素灭活（通过对血清蛋白的反应性位点环进行有限的蛋白水解作用）
11	BapI	24	三色矛头蝮	弱出血作用、纤维蛋白原溶解、酪蛋白水解和纤维蛋白溶解

（续）

	SVMP（P-Ⅰ）	分子量/kDa	蛇种	活性/作用
12	Acutolysin A	22	尖吻蝮蛇	出血
13	GramminelysinI	27.02	草绿竹叶青蛇	纤维蛋白原溶解和细胞凋亡
14	EoVMP1	24	非洲锯鳞蝰	非出血、凝血酶原活化（促凝作用）
15	Agkislysin	22	尖吻蝮蛇	纤维蛋白原溶解、纤维蛋白溶解、凝血酶原活化
16	Insularinase	22.64	海岛矛头蝮蛇	纤维蛋白原溶解、纤维蛋白溶解、凝血酶原活化
17	F-Ⅱ	26	尖吻蝮蛇	非出血
18	BjussuMP-Ⅱ	24	巴西矛头蝮蛇	抗血小板、非出血、明胶分解、胶原溶解、纤维蛋白溶解、纤维蛋白原溶解
19	BnP1	24	诺维特矛头蝮蛇	纤维蛋白溶解、纤维蛋白原溶解
20	矛头蝮活化酶	22.83	美洲矛头蝮蛇	凝血酶原活化
21	Bj-PI	25	美洲矛头蝮蛇	纤维蛋白原溶解、酪蛋白溶解
22	Leucurolysin-A	23	白尾矛头蝮蛇	非出血、非糖基化的纤维蛋白原酶
23	CcH1	25	角蝰	出血
24	Batx-1	23.30	粗鳞矛头蝮蛇	纤维蛋白原溶解和出血
25	Bj-PI2	28.08	美洲矛头蝮蛇	非出血和纤维蛋白溶解、招募炎症细胞
26	BpMP-Ⅰ	20	拟矛头蝮蛇	非出血和纤维蛋白原溶解
27	BpirMP	23.10	巴伊亚矛头蝮蛇	抗血小板、纤维蛋白和纤维蛋白原溶解
28	BmooMPα-Ⅰ	22.60	莫氏矛头蝮蛇	激肽原酶
29	细胞溶解素	22	冲绳烙铁头蛇	酪蛋白水解和出血
30	BpMP-Ⅱ	23	拟矛头蝮蛇	偶氮酪蛋白溶解、抑制细胞黏附和血管形成
31	Bar-Ⅰ	23.39	秘鲁矛头蝮蛇	非出血、纤维蛋白原溶解和纤维蛋白溶解

资料来源：OLAOBA O T, KARINA DOS SANTOS P, SELISTRE-DE-ARAUJO H S, et al. Snake venom metalloproteinases（SVMPs）: a structure-function update. Toxicon X, 2020, 7: 100052.

  P-Ⅱ型 SVMPs 的结构较 P-Ⅰ型更复杂，但比 P-Ⅲ型结构简单，其包括原结构域（非成熟型蛋白）、1 个金属蛋白酶结构域和 1 个去整合素结构域。P-Ⅱ型 SVMPs 包含 1 组蛋白成员，其成员的分子量在 30～60 kDa。P-Ⅱ型成员的一个独特特征是存在整合素结合基因序列（通常称 RGD 基因序列），该基因序列被嵌入由 13 个氨酰基残基组成的寡肽链所构成的柔性环中，可与血小板表面整合素 αⅡBβ3/GpⅡb/Ⅲa 相互作用，从而抑制血小板聚集。表 6-3 列出 P-Ⅱ型 SVMPs 成员的基本特性和生物活性对照。

表 6-3　P-Ⅱ型 SVMPs 成员及其活性表

	SVMP（P-Ⅱ）	分子量/kDa	结构域组成	蛇种	活性/作用
1	Trigamin	9	去整合素	棕点竹叶青蛇	抑制血小板聚集
2	Salmosin 1	7.50	去整合素	短尾蝮蛇	抑制 αⅡbβ3 整合素与纤维蛋白原结合
3	Atrolysin E/D	7.40	去整合素	西部菱斑响尾蛇	抑制 ADP 和胶原诱导的血小板聚集
4	Bilitoxin-1	32.28	二聚体，每个单体包括金属蛋白酶和去整合素	墨西哥蝮蛇（纹面蝮蛇）	出血

（续）

	SVMP (P-Ⅱ)	分子量/kDa	结构域组成	蛇种	活性/作用
5	Jerdonitin	36	金属蛋白酶和去整合素	菜花烙铁头蛇	抑制 ADP 和胶原诱导的血小板聚集
6	Agkistin	57	金属蛋白酶和去整合素	蝮蛇	抑制 ADP 和胶原诱导的血小板聚集、诱导 HUMEC 凋亡
7	Jerdonin	7.50	去整合素	菜花烙铁头蛇	拮抗血小板 GPIIb-IIIa 受体
8	Bitistatin	9	去整合素	矛头蝮蛇	通过与 αIIbβ3 整合素结合抑制血小板聚集
9	Bothrostatin	8	去整合素	美洲矛头蝮	抑制胶原诱导的血小板聚集
10	Stejnitin	35	金属蛋白酶和去整合素	福建竹叶青蛇	抑制 ADP 诱导的血小板聚集、诱导 ECV304 细胞凋亡
11	Albolatin（仅有去整合素结构域）	11	同型二聚体去整合素	白唇竹叶青蛇	抑制胶原诱导的血小板聚集
12	DisBa-01	8	去整合素	美丽矛头蝮蛇	αvβ3 阻断效应、抑制 HUVEC 血管新生
13	Ahpfibrase	32	金属蛋白酶和去整合素	中亚蝮（西伯利亚蝮）	纤维溶解活性、抑制血小板聚集
14	Insularin	14	去整合素	海岛矛头蝮蛇	抑制内皮细胞黏附
15	CamVMPII（r-cam-dis）	8	去整合素	东部菱斑响尾蛇	抑制 ADP 和胶原诱导的血小板聚集
16	Albolamin	35	金属蛋白酶和去整合素	白唇竹叶青蛇	降解人Ⅳ型胶原、抑制胶原诱导的血小板聚集
17	BlatH1	84	二聚体，每个单体包括金属蛋白酶和去整合素	古氏棕榈蝮蛇	抑制 ADP 和胶原诱导的血小板聚集、出血、纤维蛋白原溶解、明胶液化、偶氮酶溶解
18	BnMPIIx（neuwiedin）	8.18	去整合素	诺维特矛头蝮蛇	抑制 ADP 诱导的血小板聚集
19	CcMP-Ⅱ Boukhalfa-	35	金属蛋白酶和去整合素	角蝰	出血、α-纤溶酶活化

資料来源：OLAOBA O T, KARINA DOS SANTOS P, SELISTRE-DE-ARAUJO H S, et al. Snake venom metalloproteinases（SVMPs）: a structure-function update. Toxicon X, 2020, 7：100052.

　　P-Ⅲ型 SVMPs 包括一组多种高分子量的蛋白，其分子量通常在 60～100 kDa，其结构比 P-Ⅰ和 P-Ⅱ型 SVMPs 更加复杂，这组成员广泛分布于蝰蛇科、眼镜蛇科、穴蝰科和游蛇科毒蛇中，由原结构域、金属蛋白酶、去整合素样和富含半胱氨酸的结构域组成。由于其结构复杂，P-Ⅲ型 SVMPs 又分为 a、b、c、d 四个亚型。表 6-4 为 P-Ⅲ型 SVMPs 成员及活性对照。

表 6-4　P-Ⅲ型 SVMPs 成员及活性对照

	SVMP	蛇种	活性/作用	亚型	结构域组成
1	Ohagin	眼镜王蛇	纤维蛋白原溶解、抑制 ADP 诱导的血小板聚集	P-Ⅲa	金属蛋白毒、去整合素样和富半胱氨酸结构域
2	VaF1	高鼻蝮蛇	α-纤溶酶活化		
3	HR-Ele1	琉球原矛头蝮蛇	出血、αβ-纤溶酶、Ⅰ型胶原酶 fibrinogenase		
4	Atrolysin A	西部菱斑响尾蛇	出血、蛋白水解酶、血浆纤维连接蛋白降低、Ⅰ型胶原酶、Ⅳ型胶原酶、纤维蛋白原酶、明胶酶、Ⅵ型糖蛋白脱落酶		
5	Albocollagenase	白唇竹叶青蛇	抑制胶原诱导的血小板聚集、Ⅳ型胶原酶		
6	Alternagin-C	美丽矛头蝮蛇	抑制整合素-胶原的相互作用、抑制 HUVECs 血管新生	P-Ⅲb	与富含半胱氨酸结构域相连的去整合素样结构域
7	Catrocollastatin	西部菱斑响尾蛇	抑制胶原诱导的血小板聚集		
8	Baltergin-C	美丽矛头蝮蛇	出血、Ⅳ型胶原酶		
9	SV-PAD-2	琉球原矛头蝮蛇	αβγ-纤维蛋白原酶、抑制 ADP 和胶原诱导的血小板聚集	P-Ⅲc	二聚体,包括一个金属蛋白酶、一个去整合素样和一个富含半胱氨酸结构域
10	AHPM	蝮蛇	α-纤维蛋白原酶、抑制 ADP 诱导的血小板聚集		
11	VaH3	高鼻蝮蛇	凝血酶原的蛋白水解切割、X 因子及 BM 和 ECM 蛋白成分		
12	VaH4	高鼻蝮蛇	出血（ECM 蛋白的水解）、细胞毒活化对抗 Hela 细胞		
13	HV1	黄绿烙铁头蛇	血管内皮细胞凋亡（体外试验）		
14	VAP1	西部菱斑响尾蛇	纤维蛋白原溶解、血管内皮细胞凋亡（体外试验）		
15	VLFXAs	高鼻蝮蛇	促进凝血因子 X 活化成 Xa、抑制胶原诱导的血小板聚集	P-Ⅲd	金属蛋白酶、去整合素样、富含半胱氨酸和二个 C 肽凝集素样结构域
16	RVV-X	圆斑蝰蛇	抑制 ADP 和胶原诱导的血小板聚集		
17	Vaa-MPIII-3	高鼻蝮蛇	出血	P-Ⅲe	去整合素样和富含半胱氨酸结构域

资料来源：OLAOBA O T, KARINA DOS SANTOS P, SELISTRE-DE-ARAUJO H S, et al. Snake venom metalloproteinases（SVMPs）: a structure-function update. Toxicon X, 2020, 7: 100052.

2. 磷脂酶 A_2

磷脂酶 A_2（phospholipase A_2, PLA_2）是由多个家族组成的蛋白质超家族,包括分泌型 PLA_2（$sPLA_2$）、胞质 PLA_2（$cPLA_2$）、钙离子依赖型 PLA_2（$iPLA_2$）、血小板活化因

子乙酰水解酶（PAF-AH）、溶酶体 PLA_2（$LPLA_2$）、PLA/酰基转移酶（PLAAT）、α/β 水解酶（ABHD）和糖基磷脂酰肌醇特异性 PLA_2 家族等。PLA_2 在哺乳动物关键生理过程中发挥至关重要的作用，包括受精、细胞增殖、脂质代谢和信号转导等；其具有通过从细胞膜磷脂释放的多不饱和脂肪酸和溶酶磷脂来触发脂质介质的产生、改变磷脂组成参与膜稳态、提供脂肪酸进行 β 氧化而产生能量、产生脂质屏障或微调饱和及不饱和脂肪酸之间的微环境平衡等作用。PLA_2 也是蛇毒的重要成分之一，其表现出多种生物活性，包括细胞毒性、肌毒性、突触前或后的神经毒性、炎症和抗凝作用等。

毒素相关性分泌型 PLA_2 分为四型：Ⅰ、Ⅱ型在蛇毒中被发现；Ⅲ型结构独特，仅在吉拉毒蜥、墨西哥毒蜥和欧洲蜜蜂中被发现；Ⅳ型在一些海生锥蜗牛中被发现。蛇毒 PLA_2 是分泌型 PLA_2，分为Ⅰ型和Ⅱ型两种；Ⅰ型包含 115~125 个氨基酸残基，分子量为 13~15 kDa，其是一种含有 6~8 个二硫键的多肽链，构型中有一个眼镜蛇特有的环，存在于眼镜蛇科（包括海蛇）毒液中。蛇毒Ⅰ型 PLA_2 与哺乳动物胰腺中的 PLA_2 不同，后者构型中有胰腺环。Ⅰ型 PLA_2 进一步可分为 ⅠA 和 ⅠB PLA_2 两个亚型，这两种亚型在蛇毒和哺乳动物中均有分布，而ⅠB型在太攀蛇、阿根廷珊瑚蛇、澳大利亚虎蛇和眼镜王蛇等蛇的毒液中被发现。Ⅱ型 PLA_2 含有 120~125 个氨基酸残基和 7 个二硫键，其既没有胰腺环，也不存在眼镜蛇环，但有与二硫键不同的 C 端延伸结构，这是Ⅰ与Ⅱ PLA_2 区别的关键标志，为蝰科毒蛇所独有。就某些特定毒蛇个体而言，其可能有几种不同亚型的分泌型 PLA_2，且其活性水平不同，毒性程度也不一样。如澳洲虎蛇毒液中主要含有 ⅠA 型 PLA_2，还有一种结构与 ⅠA 非常相似的异构体且有催化活性的毒性 PLA_2，以及一种无活性的 PLA_2 异构体亚型。

蛇毒 PLA_2 是一组小分子蛋白质，分子量为 13~15 kDa，为脂解酯酶家族的一种酶，能催化磷脂水解，可专门催化甘油磷脂中酯键的水解，水解过程中需要 Ca^{2+} 作为催化剂辅助。甘油磷脂水解后会产生或释放花生四烯酸盐、游离脂肪酸和溶血磷脂，后者是各种生物进程中的重要介质。蛇毒 PLA_2 具有突触前或突触后神经毒性、全身或局限性的肌肉毒性、心脏毒性、血小板聚集抑制效应、抗凝和诱导水肿等活性。一般认为，蛇毒诱导的神经毒性源于 β 神经毒素，而其就是一种 PLA_2 酶，可抑制突触前神经肌肉接头的神经递质传递。PLA_2 的神经毒性作用，可能是由于其与神经元细胞膜上的电压门控离子通道结合，导致细胞毒性钙离子的内流所致。另外，PLA_2 可通过水解磷脂导致呼吸肌的线粒体膜破坏，进而产生呼吸肌无力，继之出现呼吸肌弛缓性麻痹。眼镜蛇科毒蛇的 PLA_2 可作为单体酶存在，且有神经毒性，而蝰蛇科毒蛇中的 PLA_2 能以单体和二聚体形式存在。其中单体 PLA_2 表现为细胞毒性作用，低剂量二聚体 PLA_2 也有细胞毒性作用，但较高剂量的二聚体 PLA_2 则可产生神经毒性。蛇毒 PLA_2 可改变肌肉细胞中质膜的完整性进而导致肌坏死。大多数生物膜由磷脂组成，PLA_2 会改变膜的流动性并使膜透性增加，最终导致细胞死亡。PLA_2 在眼镜蛇科和蝰蛇科毒蛇中分布最广泛，在眼镜蛇科巴布亚黑伊澳蛇中的含量达 90%，在铜头蝮蛇（一种响尾蛇）中含量为 51%，在尼古拉基蝰蛇中含量约为 65%。

3. 丝氨酸蛋白酶

蛇毒蛋白酶被广义地分为蛇毒丝氨酸蛋白酶（snake venom serine proteases，SVSP）和蛇毒金属蛋白酶。SVSP 是一组蛋白水解酶，分子量为 26～27 kDa，基本架构高度相似，对大分子底物特异性非常高，被认为是胰蛋白酶样酶。与之形成鲜明对比的是，胰蛋白酶对大分子底物的特异性很低，因此，SVSP 被当作蛋白酶结构与功能关系研究的理想模型，长期以来一直是蛇毒酶研究领域令人关注的靶标之一。

SVSP 是最大的肽酶家族——胰蛋白酶家族，是蛇毒中对凝血 - 纤溶系统产生作用的蛋白水解酶。人们早就认识到 SVSP 会影响各种生理功能，其生物活性包括凝血、纤维蛋白溶解、影响血压和血小板聚集等，以对凝血系统的作用最为突出。SVSP 几乎在所有蝰蛇科毒蛇中均有分布，含量最高的是冲绳烙铁头蛇（含量达 93%），其次是极北蝰（含量为 31%）；仅约 29% 的眼镜蛇科毒蛇中含 SVSP，其中含量最高的是虎蛇（约 6%），其在某些澳大利亚眼镜蛇中含量可达 15%（如东部拟眼镜蛇），主要表现为促凝效应。游蛇科毒蛇的毒液中也有 SVSP 的存在，但其在海蛇科毒蛇中甚为罕见。SVSP 主要作用于凝血级联反应、纤维蛋白溶解、激肽释放酶 - 激肽系统及导致凝血系统失衡。典型代表巴曲酶是从南美矛头蝮蛇中提取的一种具有促凝功能的丝氨酸蛋白酶。SVSP 对哺乳期凝血系统的功能非常多，主要表现为Ⅷ因子激活剂、Ⅴ因子激活剂、蛋白 C 激活剂、凝血酶原激活剂、凝血酶激活剂、纤溶酶原激活剂、血小板活化酶和激肽释放酶样酶等作用，对内源性凝血通路和共同凝血通路的多个环节产生严重影响，既有促凝功能，又有抗凝功能，其对凝血途径不同位点都产生作用。

毒蛇咬伤后 SVSP 究竟产生促凝还是抗凝功能，取决于每种毒蛇毒液中促凝型 SVSP 和抗凝型 SVSP 的含量和功能强弱。当促凝型 SVSP 含量或强度超过抗凝型 SVSP 时，就会表现出促凝作用，易产生微血栓；反之，当抗凝型 SVSP 含量或强度超过促凝型 SVSP 时，抗凝效应就会突显，此时表现为出血。有研究对比了中国南方、越南北部、马来西亚西部和日本冲绳四地的烙铁头蛇，发现 SVSP 占烙铁头蛇蛋白总量的 40%～60%，并有促凝活性，其在柠檬酸化的人血浆中诱导出中到强效的凝血作用。蝮蛇蛋白酶 A 是从巴西矛头蝮蛇分离得到的一种酸性、耐热型 SVSP，体外研究发现，其能裂解纤维蛋白原。当 SVSP 作为凝血酶原激活剂时，只存在于一些澳大利亚眼镜蛇的毒液中。矛头蝮蛇毒的生物活性研究发现，其含有两种不同的 SVSP，它们虽有相似的凝血酶活性，但各自仅发挥其很小部分的活性。其中一种是巴曲酶，可将纤维蛋白原转化为纤维蛋白，但无ⅩⅢ因子活性，也不被肝素抗凝复合物抑制；另一种酶是血栓素，其是一种血小板活化剂，对纤维蛋白原几乎没有凝血活性。与去整合素、C 型凝集素、PLA_2、SVMP 一样，血小板也是 SVSP 的重要作用靶点。血小板活化酶（为一种 SVSP）通过促进血小板聚集和血小板释放反应，可使富含血小板的血浆或洗涤血小板悬浮液的血小板聚集，而这种作用仅需纳摩尔水平的极低浓度，即通过有限的蛋白水解效应就可发挥血小板聚集活性。因此，SVSP 是一组具有多种生物活性蛋白组成的蛋白酶家族。

4. 三指毒素

蛇毒三指毒素（3FTx）是一种非常重要的非酶类蛇毒蛋白家族，也是蛇毒毒素中最大的家族之一。UniProt 数据库中登记确认的不同氨基酸序列 3FTx 成员超过 700 个，还不断有新的成员加入。其常见于眼镜蛇科（如眼镜蛇、环蛇、曼巴蛇等）、海蛇科（海蛇）和游蛇科毒蛇的毒液中，是眼镜蛇科毒蛇主要的也是最剧烈的毒液成分，而其在蝰科毒蛇和响尾蛇毒液转录分析中也被发现。结构上，3FTx 包含 57～82 个氨基酸残基，并折叠成 3 个由紧凑、疏水核心延伸的 β 绞合环，其核心是由 4 个保守的二硫键组成稳定的架构，从核心投射的 3 个环类似于由手掌伸出的 3 个手指，因此得名"三指毒素"。其 3FTx 的功能多样性是通过氨基酸序列变化和其他结构变化来实现的，简而言之，是通过包括环Ⅰ或环Ⅱ中的其他二硫键桥、非共价二聚化、共价二聚化、二硫化物配对模式偏差、糖基化以及环内氨基或羧基末端的扩展主序列等变化而来。图 6－5 描绘了 3FTx 的代表性构件，其结构特征有不同的变化。

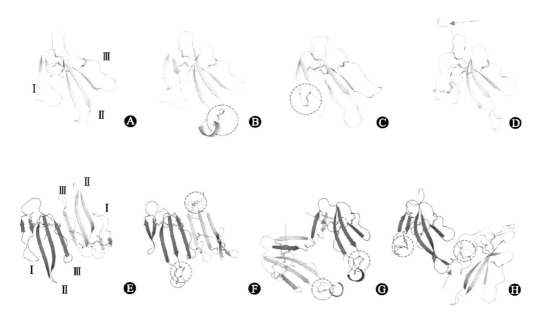

A. 海蛇毒素是一种典型的单体短链 α-神经毒素，具有 4 个二硫键桥（黄色），可稳定疏水核心及其伸出的 3 个手指状环；B. 单体、长链 α-神经毒素 α-elapitoxin 环Ⅱ中（红圈）有第 5 个二硫键桥（黄色）；C. 单体、非常规神经毒素 candoxin（马来环的毒素）环Ⅰ中（红圈）具有第 5 个二硫桥（黄色）；D. 单体、非常规神经毒素 denmotoxin（黄环林蛇的毒素）在 N 末端具有扩展序列和焦谷氨酸修饰（箭头）；E. Haditoxin（眼镜王蛇的一种新型神经毒素）是非共价同源二聚体，在两个短链 3FTx 之间形成 4 个二硫键桥（黄棒）；F. κ-银环蛇毒素是非共价同源二聚体，在环Ⅱ中（圆圈）两个长链神经毒素之间形成第 5 个二硫键桥（黄棒）；G. α-眼镜蛇毒素是长链神经毒素的共价连接同源二聚体，环Ⅱ中（红圈）有第 5 个二硫键桥（黄色棒），环Ⅰ中两个原聚体和两个二硫化物桥之间（红色箭头）的 β 链交换稳定了二聚体结构；H. Irditoxin（棕色树蛇的毒素）是一种非常规神经毒素的共价连接异源二聚体，通过每个原聚体中额外存在的半胱氨酸残基形成二硫键桥。

图 6－5　三指毒素代表性结构改变

［资料来源：KINI R M, KOH C Y. Snake venom three-finger toxins and their potential in drug development targeting cardiovascular diseases. Biochem Pharmacol, 2020, 181：114105.］

3FTx 是眼镜蛇家族含量最丰富、功能最具多样性的毒素之一，是眼镜蛇科毒蛇的主要成分，存在于约98%的眼镜蛇科毒液中。最典型的是，沙漠珊瑚蛇或朱地珊瑚蛇的毒液中，95% 的毒素是 3FTx。仅少数几种蝰蛇科毒蛇含有微量的 3FTx，如墨西哥跳蝮（含量 <0.1%）、亚马孙巨蝮、北美侏儒响尾蛇、原矛头蝮蛇和圆斑蝰蛇等。3FTx 也存在于游蛇科毒蛇的毒液中。有趣的是，在某些动物体内发现了 3FTx 的无毒性结构对应物，即淋巴细胞抗原6（Ly6）蛋白。3FTx 表现出广泛的生物活性，其毒性效应从与某些受体类型的选择性相互作用，到非选择性细胞裂解都有。目前已确定了至少 33 个单系 3FTx 亚群，其中 13 个已经根据生物活性确定了功能特征，并被命名。这些亚组功能包括乙酰胆碱酯酶抑制剂、抗血小板毒素（或血小板聚集抑制因子）、L 型钙阻滞剂、细胞毒素（ⅠA 型和ⅠB 型）、α-神经毒素（Ⅰ型、Ⅱ型和Ⅲ型）、κ-神经毒素、毒蕈碱毒素（A 型、B 型和 C 型），以及协同毒素（A 型毒蕈碱和协同毒素亚群胺能毒素）等。其他毒素包括一些功能未确定的成员，被称为孤毒素（orphan toxins），其中多种已在蛇毒中被确认为 3FTx，已有命名但其具体功能尚未确定，包括短链和长链 3FTx，还有Ⅰ-XX 号成员等。

银环蛇是眼镜蛇科分布最广泛、最具代表性的蛇种，其毒液是由高致死性的强效神经毒素组成。目前已确认了 118 种银环蛇毒素，主要包括突触后 3FTx、由Ⅰ型磷脂酶 A_2（即 PLA$_2$）构成的突触前 β-银环蛇毒素（A 链）、kunitz 型丝氨酸蛋白酶抑制剂（KSPI）（B 链）。这几种毒素是银环蛇毒素中占比最高的成分，其他还有 5'-核苷酸酶、磷脂酶 B 样酶毒素、血管内皮生长因子（VEGF）家族等。银环蛇的 3FTx 可分为Ⅱ型 a-神经毒素（即 α-银环蛇毒素）、κ-神经毒素（即 κ-银环蛇毒素）和几组孤毒素，这些构成银环蛇毒液的最主要成分。α-银环蛇毒素是从银环蛇毒液中提取的第 1 个 3FTx 毒素家族成员，其与烟碱型乙酰胆碱受体具有高度亲和力。

毒蛇咬伤引起的弛缓性麻痹和呼吸衰竭，正是由 3FTx 最出名的神经毒性所致，该功能被毒蛇巧妙地利用，以限制猎物逃跑。3FTx 通过与神经肌肉接头突触后的乙酰胆碱受体（AChRs）结合或通过抑制乙酰胆碱的降解，引起神经递质传递障碍，阻断神经冲动；还可通过影响乙酰胆碱合成（胆碱乙酰转移酶作用）、乙酰胆碱降解（胆碱酯酶作用）、控制乙酰胆碱浓度和转运蛋白等而产生毒性效应。3TFx 可以引起心搏骤停（通过静电和疏水效应与细胞膜相互作用而引起膜扰动）、细胞溶解、镇痛、抽搐或胰岛素分泌；还可诱导记忆、血压、心率或精子活力的变化、抑制血小板聚集、促进血液凝固和细胞黏附。这些作用均有利于毒蛇快速、有效地捕获猎物。3FTx 的心脏毒性可引起心肌损伤和心律失常；细胞毒性作用可产生细胞和组织溶解，进而帮助其消化食物；其抑制血小板聚集和促进凝血可引起出血、血液凝固或血栓形成，如与金属蛋白酶、丝氨酸蛋白和磷脂酶 A_2 等共同作用，这些效应可被进一步增强。

5. L-氨基酸氧化酶

蛇毒 L-氨基酸氧化酶（L-amino acid oxidases，LAAO）是一种同源二聚体结构的黄素蛋白，具有共价连接的黄素腺嘌呤二核苷酸（flavin adenine dinucleotide，FAD）辅助因子。黄素蛋白的颜色是毒液特征性黄色外观的主要原因，天然状态下分子量为110～159 kDa。三维结构显示其有三个主要域结构（亚基），每个亚基分子量为50～70 kDa。这三个域结构分别是底物结合域、FAD结合域和螺旋结构域。底物结合域由7股混合的β褶皱片形成用于底物结合的口袋；FAD结合结构域由两个保守基序组成，包括FAD结合基序和GG基序，具有3个甘氨酸残基的共识序列，它们相互作用可促使FAD辅助因子与LAAO稳固结合；螺旋结构域形成一个漏斗形入口，突入黄素辅因子附近的蛋白质核心中，而其活性位点恰好位于黄素辅因子附近，这种漏斗形螺旋结构域通过与底物氨基酸羧基的静电相互作用，以利于氨基酸底物进入并产生结合。另外，其活性部位还有两个氨基酸残基与LAAO的催化机制相关。由于存在一个特殊的螺旋结构域，LAAO对L-氨基酸的氧化脱氨作用表现出高立体特异性和对映选择性。LAAO的催化反应包括还原半反应和氧化半反应，而FAD在还原反应前半部分起着重要的辅助因子作用。产生细胞毒或凋亡效应的LAAO包括巨蝮蛇的LmLAAO、矛头蝮蛇的Bl-LAAO、金环蛇的BF-LAAO、马来亚蝮蛇（红口蝮）的CR-LAAO、粗鳞矛头蝮蛇的LAAO、巴西矛头蝮蛇的BmooLAAO-Ⅰ、尖吻蝮蛇的ACTX-8、巴伊亚矛头蝮蛇的BpirLAAO-Ⅰ、极北蝰蛇的LAAO、黄绿竹叶青蛇的OHAP-1、扁鼻蝮蛇的LNV-LAO和宽斑铜头蝮蛇的ACL-LAO等。

LAAO可催化多数L-氨基酸脱氨，产生或释放过氧化氢（H_2O_2）和α-酮酸，而过氧化氢引起的氧化应激是蛇毒毒性的重要原因。酶促反应过程中产生的H_2O_2在细胞外形成，通过氧化应激改变细胞膜通透性，从而影响或损伤核酸、蛋白质和质膜，致细胞死亡或凋亡，而凋亡或程序性细胞死亡的特征正是细胞核DNA断裂。这证明H_2O_2是LAAO诱导凋亡的主要因子，诱导凋亡是LAAO在蛇毒中最有效的细胞毒性效应，但相对其他蛇毒而言，其致命性并不强。LAAO广泛分布于许多不同种类的生物如昆虫、真菌、细菌、植物和蛇毒中；在蛇毒中，LAAO的浓度较高，但在不同蛇种中浓度有显著差异。最多见于响尾蛇科毒蛇，约91%的响尾蛇含有LAAO，在阿根廷矛头蝮蛇中含量最高、约为20%，在50%的眼镜蛇科和蝰蛇亚科中也有分布、含量约为6%。LAAO在不同蛇毒中展现出不同的病理和生理活性，包括诱导细胞凋亡、自噬和坏死作用、产生水肿、血小板聚集/抑制、引起出血及抗凝活性等，甚至有抗菌、抗病毒、杀伤利什曼原虫等作用。

蛇毒诱导出血过程的经典途径涉及血管内皮细胞外基质蛋白的降解，可导致血管破裂出血。蛇毒LAAO引发血管内皮细胞凋亡，导致血管内皮破裂，从而产生血液外渗，表现为出血。在宽斑铜头蝮蛇、矛头蝮蛇、白眉蝮蛇、粗鳞矛头蝮蛇等中分离到的LAAO均有诱发出血效应。而LAAO致水肿与出血机制一致，可使血管通透性增加，导致液体从血管内渗漏到组织间质或间隙，产生水肿。研究发现，日本蝮蛇中分离到的LAAO可产生高抗凝效应，而这可能由抑制Ⅸ因子所致，且可能存在时间和剂量依赖性关系。红口蝮蛇的 LAAO 研究显示，其有炎症活性，表现为白细胞内流、中性粒细胞趋化性、吞噬作用、产生自由基（O_2^- 和 H_2O_2）和细胞因子（IL-1β、IL-6、IL-8 和 TNF-α）、脂质介质（LTB4 和 PGE2）释放、信号传导等。

6. 去整合素

蛇毒去整合素（disintegrins，DIS）又称解离素、分解素、裂合素家族等。其是蛇毒中高度同源的可溶性多肽家族，是一组低分子量的非酶类蛋白，主要分布在蝰蛇科毒蛇毒液中（88% 的蝰蛇和 68% 的响尾蛇均有此成分，含量分别达到 18% 和 17%），可干扰细胞间相互作用和信号转导，而在眼镜蛇科毒蛇中完全没有分布。DIS 通常源自其前体蛇毒金属蛋白酶（SVMP）的蛋白水解作用，即其是 SVMP 的水解产物单体和同源或异质二聚肽。单体 DIS 来自 II A 型 SVMP 的蛋白水解，分子量为 5~8 kDa；二聚体 DIS 源于 I 和 II 型 SVMP；而富含半胱氨酸结构域蛋白的 DIS 则是 III 型 SVMP 的蛋白水解产物，分子量约为 30 kDa。DIS 根据功能和氨基酸认知序列差异又可分为 RGD、KGD、MGD、VGD、WGD、MLD 型和 R/KTS 型等。RGD（精氨酸 - 甘氨酸 - 天冬氨酸序列）型具有抑制整合素 a5b1、avb3、a II bb3 和 avb5 的生理功能，是最主要的 DIS 类型；KTS 型罕有在蝰科毒蛇中表达。基于二硫键结合模式和长度，DIS 又可分为 4 组（G I ~ G IV），G I 多肽链上有 84 个氨基酸残基和 7 个二硫键交链；G II 含 70 个氨基酸残基和 6 个分子内胱氨酸键；G III 含 67 个残基的异质和同源二聚体结构，其中 10 个半胱氨酸参与形成 4 个链间胱氨酸键；G IV 含 41~51 个氨基酸残基和 4 个二硫键。目前已发现的 DIS 超过 100 种，虽它们无酶活性，但均显示出一定的生物活性。

整合素是一组细胞表面受体蛋白，可介导细胞间相互作用、细胞与细胞外基质蛋白和其他配体（如纤连蛋白、玻连蛋白、层粘连蛋白和胶原蛋白）的黏附，是非共价相关的 α 和 β 链（或亚基）形成的异源二聚体复合物，由大的细胞外结构域和短的细胞质尾部组成。它们在许多生物过程中起重要作用，如血小板聚集、组织修复、血管新生、骨破坏、肿瘤侵袭及炎症和免疫反应等，还可通过质膜在胞外基质和细胞骨架之间传输双向信号。血小板可表达含整合素的 β1 和 β3 受体，如 α2β1（胶原受体）、α5β1（纤连蛋白受体）、α6β1（层粘连蛋白受体）、α II bβ3（纤维蛋白原受体，即 GP II b III a）和 αVβ3（玻连蛋白受体）。血小板膜上的主要整合素为 α II bβ3。

去整合素与血小板和其他细胞（如血管内皮细胞）上表达的整合素特异性结合，可产生抑制血小板聚集及抑制细胞黏附、迁移和血管生成等效应。此外，整合素与 DIS 结合可激活细胞内信号传导，其通过与内皮细胞整合素 αvβ3 结合，从而发挥内皮细胞和胞外间质之间的抗黏附功能，这可能是抑制血管生成的关键因素。大多数 DIS 都是高效的血小板聚集抑制剂，其通过与 ADP 活化的血小板上表面 α II bβ3 整合素结合，竞争性抑制血小板与纤维蛋白原结合。DIS 与整合素结合，还可抑制细胞黏附和信号传导，产生血液凝固和凝块溶解、白细胞结合和滚动以及细胞凋亡信号等效应。

7. C 型凝集素和 C 型凝集素样蛋白

蛇毒 C 型凝集素（C-type lectins，CTL）是 Ca^{2+} 依赖性的碳水化合物识别蛋白家族，其以非酶促方式与单糖和寡糖结合，由链间二硫键连接成同源二聚体，也可多聚化为低聚物。CTL 由 7 个亚基组成，其碳水化合物结合特性是其多种生物学功能的基础，可产生黏附、内吞和病原体中和作用，有的通过干扰血小板功能而诱发凝血障碍（如南美巨蝮蛇的凝集素），有的可通过识别肿瘤细胞膜上的异常碳水化合物序列而具有潜在抗癌作用。

C 型凝集素样蛋白是含 α 亚基（分子量为 14 ~ 15 kDa）和 β 亚基（分子量为 13 ~ 14 kDa）的异二聚体结构，以寡聚体形成蛋白质多聚体，可与哺乳动物血小板上的 GPIb、GPVI 和整合素等蛋白质结合而产生多种生物活性。其在蛇毒中分布更广，氨基酸序列相似，虽缺乏碳水化合物结合特性，但有多种生物活性，如抗凝、通过与凝血所必需的不同受体相互作用来干扰血小板等。蛇毒中已分离到超过 80 种不同的 C 型凝集素样蛋白或序列，有的通过与凝血因子Ⅸ（FⅨ）和（或）Ⅹ（FⅩ）形成复合物并干扰凝血级联反应而产生抗凝效应（如黄绿竹叶青蛇毒液中的 habu FⅨ/FⅩ-结合蛋白）；有的与血小板膜糖蛋白Ⅰb（GPⅠb）结合，并抑制由 GPⅠbα（GPⅠb-Ⅸ-Ⅴ复合物的 α 链）黏附到血管性血友病因子（vWF）引发血栓形成的启动，进而诱导血小板的活化和聚集，如源自尖吻蝮蛇的蛇毒抗血小板溶栓素特异性地与 GPⅠb 结合，通过竞争性拮抗 vWF 而抑制血小板黏附，并延长凝血时间。C 型凝集素样蛋白主要在蝰蛇科和游蛇科毒蛇中表达，在眼镜蛇科毒蛇含量普遍较低（最多约 2%）。C 型凝集素样蛋白在所有蝰亚科毒蛇毒液中均有分布，在圆斑蝰蛇中含量可达 22%；在 88% 蝮亚科蛇中分布，金矛头蝮含量最多（约 31%），其是这些毒蛇毒液中含量最丰富的一种非酶蛋白。C 型凝集素样蛋白主要产生钙离子依赖性抗凝活性，如黄绿竹叶青蛇 C 型凝集素样蛋白 habu Ⅸ/Ⅹ-BP（分子量为 27 kDa），可抑制 Ⅹa 和Ⅸa，阻断凝血酶原酶复合物中因子 Ⅹa 与其辅因子之间的相互作用，以显示钙离子依赖性抗凝作用；Ⅸ-BP（分子量为 27.5 kDa）可抑制Ⅸa，产生钙离子依赖性抗凝活性。美洲矛头蝮蛇 C 型凝集素样蛋白 bothrojaracin（BJC）通过与表位点Ⅰ和Ⅱ的阴离子结合而抑制凝血酶，产生钙离子依赖性抗凝活性；美丽矛头蝮蛇 C 型凝集素样蛋白 bothroalternin 可抑制凝血酶，产生抑制凝血酶诱导的血小板聚集和钙离子依赖性抗凝血活性；圆斑蝰蛇泰国亚种 C 型凝集素样蛋白 RVsnaclec 可抑制 Ⅹa 因子，产生多聚体和钙离子依赖性抗凝血活性等。

8. 富半胱氨酸分泌蛋白

富含半胱氨酸的分泌蛋白（cysteine-rich secretory proteins，CRISP）属非酶类蛋白，是一个高度保守的富含半胱氨酸的分泌蛋白家庭，主要包括 CRISP-1、CRISP-2、CRISP-3 三大类。CRISP-1 和 CRISP-2 的生物学功能包括阻断离子通道、参与生育，CRISP-3 则参与先天免疫。蛇毒 CRISP（snake venom CRISP，svCRISP）是分子量为 20 ~ 30 kDa 的一大类单链分泌型蛋白，具有 16 个半胱氨酸残基的高度保守特异性模式。svCRISP 有两个主要结构域，一个是位于 N 端的 CAP/PR-1 结构域，另一个是位于 C 端的富半胱氨酸（CRD）/离子通道调节（ICR）结构域，二者由铰链区域连接。svCRISP 是包含多种成员的大家族，广泛发布于蛇毒毒液中，几乎在不同地区的各种毒蛇中均有分布，以蝰蛇科毒蛇中最常见（88% 蝰蛇均有此成分），眼镜蛇科毒蛇次之（在约 56% 眼镜蛇类中均有分布）。其在蝰蛇科毒蛇中含量最多，平均占毒素成分的 16%，而眼镜蛇毒素成分含量约为 10%。蛇毒 CRISP 主要影响离子通道，能阻断环核苷酸门控通道、抑制电压门控通道和钙激活钾通道、抑制 Ryanodine 受体，从而抑制新血管的生长（血管生成）、增加血管通透性、促进炎症反应（多形核白细胞和中性粒细胞浸润），实验证明其还可引起小鼠腓肠肌坏死等。不同蛇种 CRISP 成员作用及生物学活性见表 6 - 5。

表 6 - 5　蛇毒腺或毒液富 CRISP 作用靶点及生物活性

蛇种	CRISP 亚型	毒蛇	作用靶点	生物学活性
蝰科毒蛇	Albomin	日本蝮蛇	N. D.	钙通道阻滞剂样活性
	Piscivorinc	食鱼蝮蛇	N. D.	钙通道阻滞剂样活性
	Catrin	西部菱斑响尾蛇	N. D.	钙通道阻滞剂样活性
	Triflin	黄绿矛头蝮蛇	N. D.	钙通道阻滞剂样活性
	Stecrisp	福建竹叶青蛇	N. D.	无蛋白水解活性
	Bj-CRP	美洲矛头蝮蛇	补体 C3、补体 C4	结合并切割补体 C3、补体 C4，缺乏钾通道阻滞活性
	Hellerin	南太平洋响尾蛇	N. D.	增加经上皮通透性，对 HUVEC 的细胞毒性
	EC-CRISP	锯鳞蝰蛇	N. D.	与 HUVEC 结合，抗血管新生活性
	Crovirin	大草原响尾蛇	N. D.	抗原生动物对克氏锥虫和亚马孙利什曼原虫的活性
眼镜蛇科毒蛇	Pseudechetoxin（PsTX）	棕伊澳蛇	CNGA	抑制 CNGA1 亚基、抑制 CNGA2 亚基
	Pseudecin	红腹伊澳蛇	CNGA	钙离子通道样活性
	Latisemin	半环扁尾海蛇	N. D.	钙离子通道样活性
	Ophanin	眼镜王蛇	N. D.	钙离子通道样活性
	Natrin	眼镜蛇	电压依赖性钾通道，大电导钙激活钾通，Ryanodine 受体，肝素	大电导钙激活钾通道，抑制电压依赖性钾通道，抑制 ryanodine 受体，炎症调节剂，非蛋白水解活性
游蛇科毒蛇	Tigrin	虎斑颈槽蛇	N. D.	非钙离子通道阻滞剂样活性
	Patagonin	巴塔哥尼亚栖林蛇	N. D.	非钙离子通道阻滞剂样活性，非纤溶活性，骨骼肌毒性活性

资料来源：TADOKORO T, MODAHL C M, MAENAKA K, et al. Cysteine-rich secretory proteins（CRISPs）from venomous snakes: an overview of the functional diversity in a large and underappreciated superfamily. Toxins（Basel），2020，12（3）：175.

注：N. D.，未确定；HUVEC，人脐静脉内皮细胞；CNGA，环核苷酸门控离子通道。

9. 钠尿肽

钠尿肽（natriuretic peptides，NPs）是哺乳动物的重要生理性激素，通过心脏、脉管和肾脏系统，调节血管张力和体液量，在血压 - 容量稳态中起关键作用。哺乳动物 NPs

70

分为 ANP、BNP 和 CNP，其中 ANP 和 BNP 是心脏激素，储存在心房中；CNP 由心室释放。心肌细胞拉伸可导致心内充盈压升高从而引起 NPs 的分泌。NPs 结构相似，都具有可变的 N 和 C 末端延伸的保守的 17 个残基环。蛇毒 NPs 主要存在眼镜蛇科和蝰蛇科毒蛇的毒液中，在蝰蛇科毒蛇的作用超过眼镜蛇科；60% 的蝮蛇含有 NPs，其在洪都拉斯棕榈蝮蛇中含量最多（约为 37%）；35% 的蝰亚科毒蛇有 NP，以极北蝰中含量最多（约为 11%）；约 20% 的眼镜蛇有 NPs，以曼巴蛇中含量最多（约为 3%）。NPs 毒性作用的发挥是通过血管松弛和心肌收缩力降低导致血压降低，使猎物迅速丧失意识，活动能力降低、瘫痪，随之发生死亡。不同毒蛇毒液 NPs 类型及其生物活性功能见表 6 – 6。

表 6 – 6 不同毒蛇毒液 NPs 类型及其生物活性功能

NPs	毒蛇	生物活性功能
DNP	绿曼巴蛇	扩张血管、利钠、利尿
KNP	红头环蛇	扩张血管
TNP-a、TNP-b、TNP-c	太攀蛇	扩张血管（TNP-c）
Pt-NP-a、Pt-NP-c	东部褐蛇、棕伊澳蛇	抑制血管紧张素转换酶
TcNP-a	粗鳞蛇	活化 NP 受体-A 和 NP 受体-B
LEBETIN 1 和 LEBETIN 2	钝鼻蝰	抗血小板、减轻炎症

资料来源：ANG W F, KOH C Y, KINI R M. From snake venoms to therapeutics：a focus on natriuretic peptides. Pharmaceuticals（Basel），2022，15（9）：1153.

10. Kunitz 型丝氨酸蛋白酶抑制剂

Kunitz 型丝氨酸蛋白酶抑制剂（kunitz-type serine protease inhibitor，KSPI）是在眼镜蛇科和蝰蛇科毒蛇中发现的丝氨酸蛋白酶抑制剂家族，主要通过干扰猎物凝血级联反应过程、扰乱猎物体内凝血功能而发挥重要作用。蛇毒 KSPI 的结构与抑肽酶相似，由大约 60 个氨基酸组成，有 3 个保守的二硫键（负责分子结构的稳定性）和两个反平行的 β 链，通过分子中心部分的 β 发夹相连接；有两个螺旋区域，一个在 N 端附近，一个靠近 C 末端，通过暴露环与某些丝氨酸蛋白酶产生作用。KSPI 主要存在于黑曼巴蛇的毒液中，含量达 61%，在东部绿曼巴蛇毒液中含量为 16%，在其他眼镜蛇科毒蛇中含量约为 13%。蝰蛇科毒蛇的毒液中也有 KSPI 分布，如巴基斯坦圆斑蝰蛇的毒液中 KSPI 约占毒液蛋白质总量的 28%，而响尾蛇科几乎不含此成分。同种蛇的毒液中有 2 种或以上 KSPI。KSPI 两为两大类，即非神经毒型（胰蛋白酶和糜蛋白酶抑制剂）和神经毒型（钾和钙通道阻滞剂）。神经毒型 KSPI 通常没有丝氨酸蛋白酶抑制剂活性，但可产生钾和钙通道抑制剂效应，一个典型例子是，具有 Kunitz 结构域的蛇毒钾通道阻滞剂是从曼巴蛇中分离出的树眼镜蛇毒素，而最近研究证实树眼镜蛇毒素可结合并稳定鳗鱼乙酰胆碱酯酶，并提高其活性。蛇毒中发现的 KSPI 分子量大多为 6.3 ~ 7.6 kDa。表 6 – 7 列出不同毒蛇 Kunitz 抑制剂及生物学活性。

表 6 – 7　蛇毒 Kunitz 型丝氨酸蛋白酶抑制剂及活性特征

蛇种	毒蛇	Kunitz 抑制剂	功能作用	生物活性
蝰蛇科	圆斑蝰蛇	RVV 抑制剂 Ⅱ	胰蛋白酶抑制剂	不明
	圆斑蝰蛇	BBPT-1	糜蛋白酶抑制剂	不明
	圆斑蝰泰国亚种	CBPTI- Ⅰ	胰蛋白酶抑制剂	不明
		CBPTI- Ⅱ	—	不明
		CBPTI-Ⅲ	糜蛋白酶抑制剂	不明
	圆斑蝰蛇	TI- Ⅰ	胰蛋白酶抑制剂	与 RVVX 协同作用，增强 RVV-X 在体内的毒性和诱导水肿活性
		TI- Ⅱ	胰蛋白酶抑制剂	
		DRG-75-U- Ⅲ	胰蛋白酶抑制剂	再生毒素复合物的成分，首次证实蛇毒毒素对生殖系统的毒性
	圆斑蝰泰国亚种	Rusvikunin	胰蛋白酶抑制剂	抑制纤溶酶和凝血酶产生抗凝作用
		Rusvikunin- Ⅱ	胰蛋白酶抑制剂	抑制纤溶酶和因子 Xa 诱导抗凝血效应；与 Rusvikunin- Ⅰ 形成复合物，协同增强实验动物的抗凝活性和毒性
	高鼻蝮蛇	胰蛋白酶抑制剂 Ⅰ（VamTi）	胰蛋白酶抑制剂，并抑制纤溶酶、人血浆激肽释放酶和猪胰腺激肽释放酶	不明
		胰蛋白酶抑制剂 Ⅱ		
		糜蛋白酶抑制剂（VamChi）	糜蛋白酶强抑制剂，人血浆激肽释放酶弱抑制剂	不明
	地中海蝰蛇	PIVL	胰蛋白酶抑制剂	损害人胶质母细胞瘤细胞的运动性，干扰 αvβ3 整合素致抗血管新生
眼镜蛇科	金环蛇	BF9	糜蛋白酶抑制剂	不明
		银环蛇毒素	胰蛋白酶/糜蛋白酶抑制剂	—
		Fasxiator	抑制胰蛋白酶和Ⅸa 因子	不明
	南非唾蛇	HHV 抑制剂 Ⅰ	胰蛋白酶抑制剂	不明
		HHV 抑制剂 Ⅱ	胰蛋白酶抑制剂	不明
	黄金眼镜蛇	NNV 抑制剂 Ⅰ	胰蛋白酶抑制剂	不明
		NNV 抑制剂 Ⅱ	胰蛋白酶抑制剂	不明
		NNV 抑制剂 Ⅲ	胰蛋白酶抑制剂	不明
	印度眼镜蛇	NN-TI	胰蛋白酶抑制剂	不明
		NACI	糜蛋白酶抑制剂	不明
	中华眼镜蛇	NA-CI	糜蛋白酶抑制剂	不明
	眼镜王蛇	OH-TCI	胰蛋白酶/糜蛋白酶抑制剂	不明

（续）

蛇种	毒蛇	Kunitz 抑制剂	功能作用	生物活性
眼镜蛇科	太攀蛇	TSPI	胰蛋白酶/糜蛋白酶抑制剂，抑制血浆和组织激肽释放酶、胰蛋白酶、弹性蛋白酶、Xa因子和α因子XIIa	抑制纤维蛋白溶解并延长内源凝血时间
	东部拟眼镜蛇（澳）	Textilinin-1	抑制胰蛋白酶和纤溶酶	抗出血活性
		Textilinin-2		
	棕伊澳蛇	Pr-mulgin 1	胰蛋白酶抑制剂	基质金属蛋白酶效应
		Pr-mulgin 2	胰蛋白酶/糜蛋白酶抑制剂，抑制纤溶酶	不明
		Pr-mulgin 3	胰蛋白酶和纤溶酶抑制剂	

资料来源：THAKUR R, MUKHERJEE A K. Pathophysiological significance and therapeutic applications of snake venom protease inhibitors. Toxicon, 2017, 131: 37−47.

二、其他蛇毒蛋白

除了前述含量丰富或起着重要毒性作用的毒素蛋白外，蛇毒中还有大量各种含量欠丰富蛋白或酶类毒素，常被称为次要蛋白（minor protein）。某些次要蛋白在蛇毒中仍然起着一定作用，对毒蛇咬伤后患者的病情严重程度有着不可忽略的影响。由于蛇毒种类非常繁多，本节简要介绍部分毒素及其主要生物活性。

1. 核酸酶和核苷酸酶 是普遍分布于蛇毒液中的水解酶。核酸酶是裂解核酸及其衍生物的水解酶；核苷酸酶（包括5'-核苷酸酶、ATP酶和ADP酶）是参与核酸衍生物和核酸相关底物（ATP、ADP和AMP）切割的酶，与腺苷生成有关，有助于毒素的生物分布，也有利于猎物的制动，还可增加血管透通性和抑制神经递质释放，促进血压降低、镇静、运动抑制和心动过缓等。核苷酸酶参与消化过程和内源性嘌呤释放，通过嘌呤受体增强毒液诱导的低血压和麻痹。蛇毒核苷酸酶多分布于蝰蛇科毒液中，含量为0.1%~4.8%，可抑制血小板聚集。核苷酸酶与ADP酶、磷脂酶和崩解素有协同作用，可增强毒液中的抗凝效应；尖吻蝮蛇毒液中的ADP酶主要可抑制血压小聚集。

2. 氨基肽酶 短尾蝮蛇、巴西矛头蝮蛇、冲绳矛头蝮蛇、黄绿矛头蝮、南美响尾蛇毒液中均分离到氨基肽酶。氨基肽酶有A、N两种亚型，主要生物活性是产生低血压，但二者的作用途径各异。氨基肽酶N通过血管紧张素Ⅲ中的N-末端精氨酸水解，催化血管紧张素Ⅲ转化为血管紧张素Ⅳ，使缩血管作用降低，从而诱导血压降低；相反，氨基肽酶A通过N-末端天冬氨酸的水解，将血管紧张素Ⅱ降解为血管紧张素Ⅲ来诱导低血压，原因在于血管紧张素Ⅲ在外周部位的升血压效应低于血管紧张素Ⅱ。另外，还鉴定出亮氨酸氨基肽酶，其可能与出血性蛇毒SVMP、其他毒液肽酶和LAAO活性作用有关。

3. 组织蛋白酶抑制剂和组织蛋白酶抑制剂相关肽 主要在金环蛇、中华眼镜蛇和眼镜王蛇毒液中被发现，具有抗微生物活性。

4. 眼镜蛇毒因子（cobra venom factor，CVF） 是一种蛋白，分子量约为 149 kDa，其与人类补体 C3 有高同一性（50% 同一性，69% 相似性），是补体 C3 样蛋白，主要在眼镜蛇科（如唾蛇、眼镜蛇、眼镜王蛇、铜头蛇等）毒液中分布，含量为 0.1%~2.8%；在中华眼镜蛇、印度眼镜蛇、孟加拉眼镜蛇中研究较多，含量很低。主要生物活性是活化补体导致补体消耗，还可产生溶血作用。

5. 半胱氨酸蛋白酶抑制剂 在蛇毒中含量为 1.7%，主要生物活性是抑制蛋白酶，可抑制肿瘤细胞转移。

6. 二肽基肽酶Ⅳ（dipeptidylpeptidase Ⅳ，DPP Ⅳ） 在蛇毒中广泛分布。研究发现，其在短尾蝮蛇、美丽矛头蝮蛇、黄绿矛头蝮蛇、冲绳矛头蝮蛇中活性差较大，主要生物活性是心血管、免疫和神经内分泌系统的改变和葡萄糖平衡调节。

7. 透明质酸酶 蛇毒透明质酸酶是一种分子量为 28~70 kDa 的糖蛋白，活性在 pH 5.5、37 ℃环境下最佳，是优先水解透明质酸的酶；而透明质酸是在细胞外基质中被发现的主要糖胺聚糖，其活性因蛇龄、蛇种和蛇的习性不同而异。透明质酸酶在蛇毒中含量为 0.1%~1.9%，主要生物活性是使细胞外基质中透明质酸的降解，利于毒液扩散（被称为"传播因子"），从而增强毒性效应。

8. Kazal 型抑制剂 在蛇毒中含量为 8.3%，主要生物活性是蛋白酶抑制剂作用。

9. 神经生长因子（nerve growth factors，NGFs） 在蛇毒中含量为 0.1%~5%，主要生物活性是周围和中枢神经系统的神经元分化、突触可塑性和神经保护，可增加血管通透性并促进毒液中的毒素在猎物体内扩散，并可作为促凋亡因子，这在中华眼镜蛇咬伤中表现明显，而印度眼镜蛇此作用不明显。

10. 磷酸二酯酶（phosphodiesterase，PDE） 在蛇毒中含量为 0.1%~3.2%（平均为 0.7%），主要生物活性是产生低血压、运动抑制和促血小板聚集。

11. 磷脂酶 B（PLB） 是催化磷脂裂解的酶，释放脂肪酸和溶血磷脂。PLB 可催化磷脂在 sn-1 和 sn-2 位置被水解，在蛇毒中的含量很低（0.1%~1.4%）。在澳洲黑蛇、棕伊澳蛇、印度眼镜蛇、圆斑蝰蛇、角蝰、响尾蛇、杜氏珊瑚蛇、金珊瑚蛇、东南草蛇、黄绿矛头蝮蛇等毒液有 PLB 活性，主要生物活性是裂解膜磷脂和溶血，即表现为溶血和细胞毒性作用。

12. 血管内皮生长因子（vascular endothelial growth factor，VEGF） 曾被称为血管通透性因子，可刺激血管或淋巴管生成，分为 A~F 共 7 个亚组和胎盘长生因子。蛇毒腺中至少存在 3 种不同的 VEGF（VEGF1~VEGF3），且各自具有独有的特征和不同的受体选择性。某些蛇毒中也发现了 VEGF-A 的转录样本，后者在正常和肿瘤相关性血管生成中均起重要作用。VEGF 在蝰蛇科毒蛇尤其蝮亚科毒蛇中多见，含量为 0.1%~3.2%，主要生物活性是血管内皮细胞增殖和产生低血压。

13. Vespryn 是一种新的蛋白质毒素，主要包括眼镜王蛇的 ohanin、孟加拉眼镜蛇的 cobrin 及中华眼镜蛇（或舟山眼镜蛇）、亚马孙巨蝮蛇和澳东蛇的 ohanin 样蛋白等。目前仅对 ohanin 研究较充分，其是分子量约为 12 kDa 的蛋白，在蛇毒中含量为 0.2%~14.4%，主要生物活性是运动减退、高伤害性感受（如严重疼痛），对限制猎物活动颇有帮助。

14. Waprins　主要是抗微生物活性，与乳清酸性蛋白的结构相似。

15. 细胞因子样分子　主要在尖吻蝮蛇、美丽矛头蝮蛇、加蓬咝蝰中分布，主要生物活性是血管系统的局部炎症和改变。

16. EF-hand 蛋白　在东部菱斑响尾蛇、金矛头蝮蛇中被发现，为保守的钙结合结构域，由两个 α 螺旋组成，螺旋 – 环 – 螺旋组成环连接，通常由 12 个氨基酸残基组成，该结构域对于钙依赖性过程很重要，如膜融合和囊泡运输。Calglandulin 是一种在金矛头蝮蛇毒腺中鉴定的 EF-hand 蛋白，与毒腺细胞毒素的分泌有关，具体作用尚不清楚。

17. 胰岛素样生长因子　在眼镜王蛇毒液中被发现，作用不清楚。

18. 溶酶体酸脂肪酶　在彩锯鳞蝰蛇毒液中被发现，作用不清楚。

19. 金属蛋白酶抑制因子　主要在矛头蝮蛇毒液中被发现，主要生物活性是抑制金属蛋白酶活性。

20. 神经保护蛋白　主要在尖吻蝮蛇毒液中被发现，作用不明。

21. 核苷　主要在黑曼巴毒液中被发现，主要生物活性是神经递质释放、镇静、运动抑制、心动过缓、影响毒素分布等。

22. 转化生长因子　主要在尖吻蝮蛇毒液中被发现，作用不明。

23. 肾素样天冬氨酸蛋白酶　主要在北美侏儒响尾蛇、非洲锯鳞蝰蛇毒液中被发现，可产生局限性高血压。

24. 转铁蛋白样蛋白　主要在棕伊澳蛇毒液中被发现，有抗微生物活性。

25. 肿瘤坏死因子　主要在尖吻蝮蛇和美丽矛头蝮蛇毒液中被发现，有产生局部炎症作用。

26. Veficolins　是一组类似于补体激活凝集素的蛋白质，主要在美丽珊瑚蛇、游蛇科的波加丹蛇（狗脸水蛇）和独角兽蛇（犀鼻蛇）毒液中被发现，主要生物活性是诱导血小板聚集和干扰纤维蛋白形成。

27. Sarafotoxins　来源于血管收缩性内皮素家庭，是神秘的穴蝰科毒蛇短剑蛇特有的毒素，最早在以色列穴蝰蛇中被获取，主要产生心脏毒性和缩血管效应，无神经毒性作用。

28. 响尾蛇胺　是响尾蛇毒液中的一种低分子阳离子多肽，主要通过影响电压门控性钠离子通道，使用骨骼肌去极化、骨骼肌收缩、内质网空泡化并产生肌毒性损伤和肌坏死。

29. β 防御素肽　是一种电压门控的钾通道抑制剂。对蛇毒 β-防御素肽的大部分研究都集中于响尾蛇毒液的响尾蛇胺和肌毒素-α 肽，其与肌毒性 α 肽作用相似。从草原响尾蛇中分离的肌毒性 α 肽主要可诱导局部骨骼肌挛缩，随后出现肌原纤维变性和类似于响尾蛇胺的空泡化样作用。

30. 抗胆碱酯酶　对乙酰胆碱酯酶活性的持久抑制，从而延长神经递质乙酰胆碱的作用，导致肌束颤动或肌颤。如与其他毒素共同作用（如曼巴蛇），可诱导神经肌肉接头处乙酰胆碱受体长时间激活导致的去极化型阻滞，从而导致肌肉麻痹等。

31. 树眼镜蛇毒素　是一种东部绿曼巴蛇的毒素，可增加运动神经末梢乙酰胆碱的释放，随后阻断某些神经元电压门控性钾离子通道，导致神经元放电和兴奋性增加，从而产生肌肉挛缩或抽搐甚至死亡。

32. Waglerins 是从韦氏竹叶青蛇中分离到的小分子肽类毒素，可与肌肉型含 ε 的烟碱乙酰胆碱受体结合，阻断神经肌肉连接处的乙酰胆碱受体，从而产生呼吸衰竭等。

33. 缓激肽增强肽 主要在矛头蝮蛇毒液、响尾蛇等毒蛇中被发现，可增加体内外缓激肽的作用。缓激肽增强肽与血管紧张素转换酶上的活性位点相互作用，部分可以激活精氨酸琥珀酸合酶，导致一氧化氮的产生增加。最近的研究表明，美洲矛头蝮蛇的缓激肽增强肽可以激活 M1 毒蕈碱受体和 β₂ 缓激肽受体，能增强缓激肽对平滑肌的收缩活性，其效力与抑制血管紧张素转换酶活性不一定相关。

34. 胱抑素（cystatin，CYS） 15% 的蝰亚科毒蛇和 12% 的眼镜蛇中含 CYS，但在蝮蛇中含量鲜有记录。有研究发现 CYS 有抑制肿瘤血管新生作用，毒性效应不确定。

蛇毒蛋白是蛇毒的主要构成毒素，其种类多样、含量丰富，起着各种各样的生物学活性，几乎对人体各种细胞、组织和器官均有作用。随着对蛇毒研究的深入，可能会发现更多新的毒素成分，对组织损害的机制会被阐述得更加透彻。结合文献及前述毒素蛋白的介绍，表 6-8 归纳了主要毒素蛋白、蛇种、主要生物学靶点及其活性，以及临床可能的应用前景等，供临床诊疗和研究参考。

表 6-8 蛇毒主要毒素家族的特征

毒素	蛇种	酶活性	主要生物学靶点	主要病理生理活性	最有前途的治疗应用
PLA₂	眼镜蛇科和蝰蛇科	有	肌细胞的质膜和轴索膜中的各种受体（分子靶点未确定）	急性骨骼肌坏死、弛缓性麻痹、局部炎症反应（水肿、白细胞侵入组织和疼痛）	对金黄色葡萄球菌、大肠杆菌、铜绿假单乳菌和产气肠杆菌的抗菌活性；抗寄生虫作用；对 HIV 和登革热的抗病毒活性
SVMP	眼镜蛇（PⅢ型），蝰蛇（PⅠ-Ⅲ型）	有	靶点繁多：最显著的是Ⅳ型胶原蛋白和凝血因子	主要是出血性活性，也可引起纤维蛋白原和纤维蛋白的水解，诱导细胞凋亡和抑制血小板聚集	止血，血液凝固、纤维蛋白溶解和血小板聚集
SVSP	眼镜蛇科和蝰蛇科	有	主要是凝血因子	通过纤溶和激肽释放酶-激肽系统的凝血级联效应，使凝血系统紊乱	通过纤维蛋白原消耗预防血栓形成，抗凝药，作为纤维蛋白胶用于神经外科和脊椎动物-脊柱手术
3FTx	眼镜蛇科	无	烟碱和毒蕈碱型乙酰胆碱受体、乙酰胆碱酯酶和心肌细胞（分子靶点未确定）	神经毒性作用导致瘫痪，肌颤，通过心肌细胞溶解诱发心搏骤停	调节血压，治疗凝血功能障碍，镇痛
LAAO	眼镜蛇科和蝰蛇科	有	L-氨基酸，种间底物差异	出血或抗凝、诱导细胞凋亡、水肿、血小板聚集或抑制	抗铜绿假单胞菌、白念珠菌、金黄色葡萄球菌，抗恰氏利什曼和亚马孙利什曼原虫，潜在抗 HIV-1

（续）

毒素	蛇种	酶活性	主要生物学靶点	主要病理生理活性	最有前途的治疗应用
CRISP	眼镜蛇科和蝰蛇科	无	Ca^{2+}通道、K^+通道，参与细胞黏附的信号级联	抑制血管新生，提高血管通透性，促进炎症反应（白细胞和中性粒细胞浸润）	抗利什曼原虫和锥虫，对革兰氏阴性菌和丝状真菌的抗菌作用
CTL/Snaclec	蝰蛇科	无	血小板和细胞受体，凝血因子如Ⅸ因子和Ⅹ因子	多种效应，包括血凝集、有丝分裂活性、血小板聚集、水肿、血管通透性增加、肾脏效应、降低血压、细胞毒性、对骨骼肌肌质网Ca^{2+}释放的调节	用于抗凝治疗
DIS	蝰蛇科	无	整合素	破坏细胞间的黏附和细胞–基质的黏附，抑制血管新生	慢性炎症过程的抗炎和抗血管新生，在开发的抗血小板上市药物依替非肽和替罗非班治疗血栓形成中起模板作用，抗肿瘤治疗
NPs	眼镜蛇科和蝰蛇科	无	钠尿肽受体 A、B、C	强效降压作用（血管舒张和心肌收缩力下降），导致意识迅速丧失	心肾疾病、心力衰竭
KSPI	眼镜蛇科和蝰蛇科	无	蛋白酶和K^+通道	对一系列丝氨酸蛋白酶的抑制作用，包括纤溶蛋白和胰蛋白酶导致抗凝、纤维蛋白溶解、炎症和离子通道阻塞	通过抑制血管升压素 2 型受体途径来减少多囊肾病中的囊肿发展
DEF	眼镜蛇科和蝰蛇科	无	骨骼肌 Na^+和K^+通道、脂质膜和肌膜	通过骨骼肌去极化产生肌毒性损伤和镇痛活性	抗增殖、抗伤害性、抗炎、抗真菌、抗疟原虫、抗利什曼原虫和驱虫剂

资料来源：OLIVEIRA A L, VIEGAS M F, DA SILVA S L, et al. The chemistry of snake venom and its medicinal potential. Nat Rev Chem, 2022, 6（7）：451 –469.

三、不同蛇种的重要毒素及含量

蛇毒是由一大类结构不同、功能各异的蛋白和非蛋白成分组成的混合液。有重要医学意义的毒蛇几乎都是前沟牙类毒蛇（眼镜蛇科、蝰蛇科和穴蝰亚科），游蛇科的蛇仅有少数含有毒素。不同毒蛇的蛇毒成分显然有差别，但即便同种毒蛇，其毒素成分也会因蛇龄、食谱、季节、地域和环境特征等的不同而异。Tasoulis 等总结 132 种不同毒蛇的主要蛇毒成分，将 42 种眼镜蛇科毒蛇（表 6 – 9）、20 种蝰亚科毒蛇（表 6 – 10）和 65 种蝮亚科毒蛇（表 6 – 11）的毒素含量进行比较，显示约 90% 眼镜蛇科毒蛇中毒素总含量超过 75% 的是 PLA₂ 和 3FTx；蝰科毒蛇最主要的三种毒素是 PLA₂、SVMP 和 SVSP。本文呈现这些毒蛇及其主要毒素含量，以利于我们进一步了解各种毒蛇的主要毒素及其含量，为临床研究和诊疗提供了重要参考。

表 6-9 42 种眼镜蛇科毒蛇中 8 种主要蛋白类毒素的对比

蛇种	PLA$_2$	SVSP	SVMP	LAAO	3FT	KUN	CRISP	NP	%WV	3FT+PLA$_2$
侏儒铜头蛇	33		3		45	9	8		98	78
东南草蛇					86.4	9.2	2.8		98.4	86.4
小伊蛇	80	<0.1	7.6	0.4	9.2	0.7	1.8		99.8	89.2
澳洲虎蛇	74.5	5.9			5.6	6.9	0.3	2	93.2	80.1
太攀蛇	68~80	<5	5~9		0~9	<10	<1	1	>90	68~89
巴布亚黑伊澳蛇	90.2	2.8	1.6		3.1		2.3		100	93.3
毒伊蛇	6.5	1.4			92.1				100	98.6
光滑剑尾海蛇	71.2				25.3		2.5		99	96.5
青海环蛇	18.9				81.1				100	100
长吻海蛇	32.9	0.9			49.9		9.1		92.8	82.8
裂颏海蛇	27.5	0.5	0.2		70.5		1.3		100	98
蓝灰扁尾海蛇	33.3				66.1		0.05		99.45	99.4
印度环蛇（斯里兰卡）	64.5	1.3			19	4.4	5.5		94.7	83.5
马来亚环蛇	25.2	3.9	4.9	5.8	30.1	12.6	3.9	1	86.4	55.6
越南金环蛇	66.8		3.5	7	1.3	1.8	0.4		80.8	68.1
马来亚金环蛇	44.2	5.8	4.7	5.8	17.4	9.3	1.2		88.4	61.6
东部绿曼巴蛇			6.7		69.2	16.3	2		94.2	69.2
黑曼巴蛇			3.2		31	61.1		2.9	95.3	31
埃及眼镜蛇	4		9	1	60	1.9		2.9	95.3	31
森林眼镜蛇	12.9		9.7		57.1	3.8	7.6		91.1	70
马里眼镜蛇	29		3.3		67.1		0.2		99.6	96.1
莫桑比克喷毒眼镜蛇	27.1		2.6		69.3				99	96.4
黑颈眼镜蛇	21.9		2.4		73.2		0.2		97.7	95.1
努比亚喷毒眼镜蛇	26.4		2.6		70.9				99.9	96.5
红颈喷毒眼镜蛇	30.1		1.6		67.7				99.4	97.8
中华眼镜蛇	12.2		1.6		84.3		1.8		99.9	96.5
中华眼镜蛇（中国台湾）	14~17		2~2.6	0.2	76~80		2.2~2.4		>93	90~97
孟加拉眼镜蛇中国亚种	26.9		1.1		56.6		5.4		90	83.5
孟加拉眼镜蛇马来亚来种	23.5		3.3	1.1	63.7	0.5	4.3		96.4	90.5
孟加拉眼镜蛇泰国亚种	12.2		2.6	1	78.3		2.3	0.2	96.4	90.5

（续）

蛇种	PLA$_2$	SVSP	SVMP	LAAO	3FT	KUN	CRISP	NP	%WV	3FT＋PLA$_2$
孟加拉眼镜蛇越南亚种	17.4		1.6	0.5	76.4		0.8		96.7	93.8
东印度眼镜蛇	11.4	0.3	1	0.8	63.8	0.4	2.1	2	79.8	75.2
印度西北方部眼镜蛇	21.4		0.9		74		2.5		98.8	95.4
斯里兰卡眼镜蛇	14		0.9		80.5		3.7		99.1	94.5
南洋眼镜蛇	31.2	0.4	1.3	0.1	64.2	0.2			97	95.4
眼镜王蛇	2.8		11.9	0.5	64.5	3.3	6.5	0.2	89.5	67.3
艾氏珊瑚蛇	10.9		1.2	3	77.3				92.4	88.2
乌拉圭珊瑚蛇	13.7		0.9	1.2	79.5	2.1	0.1		97.5	93.2
巴拉马珊瑚蛇	36.5	1	1.6	3.8	48.2	0.9			92	84.7
美丽珊瑚蛇	11.9	0.8	2.9	2.3	81.7				99.6	93.6
杜氏珊瑚蛇	52	1.9	1.8	3.1	28.1	9			95.9	80.1
黄金珊瑚蛇	64.9		2.9		25.1	2.2			95.1	90
哥伦比亚珊瑚蛇	29	1.3	1.6	4	61.1	1.9			98.9	90.1
利蒙珊瑚蛇	55.6	0.5	2.6	2.8	22.5	9.8			93.8	78.1
多斑珊瑚蛇	8.2		3.6	3.2	83	1.9			99.9	91.2
中美珊瑚蛇	48	0.7	4.3	2.3	38				93.3	86
沙漠珊瑚蛇	4.1			0.7	95.2	1.6			100	99.3

资料来源：TASOULIS T, ISBISTER G K. A review and database of snake venom proteomes. Toxins（Basel），2017，9（9）：290.

注：%WV，毒液百分比（percentage of venom）。

表6－10　20种蝰蛇蛇毒液中11种主要蛋白类毒素的对比

蛇种	PLA$_2$	SVSP	SVMP	LAAO	CRISP	CTL/SNACLEC	DIS	NP	KUN	VEGF	CYS	%WV
鼓腹咝蝰	4.3	19.5	38.5			13.2	17.8		4.2		1.7	99.2
砂膨蝰	59.8	15.1	11.5	1.7	1.2	4.9	2.3		3.2			99.7
加蓬咝蝰	11.4	26.4	22.9	1.3	2	14.3	3.4	2.8	3	1	9.8	98.3
犀咝蝰	20.1	21.9	40.9	3.2	1.3	4.2	3.5				4.2	99.3
犀角咝蝰	4.8	23.9	30.8	2.2	1.2	14.1	8.5	0.3	7.5		5.3	98.6
非洲角蝰（摩洛哥）	19.1	6.9	63.1		0.7	1.7	8.5					100
非洲角蝰（突尼斯）	16.6	13.2	55.9	6.2		3.2	4.9					100
圆斑蝰蛇（巴基斯坦）	32.8	3.2	21.8	0.6	2.6	6.4	0.4		28.4	1.5		97.7
山蝰（西印度）	32.5	8	24.8	0.3	6.8	1.8	4.9		12.5	1.8		93.4

（续）

蛇种	PLA$_2$	SVSP	SVMP	LAAO	CRISP	CTL/SNACLEC	DIS	NP	KUN	VEGF	CYS	%WV
山蝰（斯里兰卡）	35	16	6.9	5.2	2	22.4			4.6			92.1
苏氏锯鳞蝰	7.97	4.58	56.57	1.19	1.99	16.53	7.7			0.4		97
彩锯鳞蝰	5.7	3.58	61.41	3.91	5.69	9.45	5.8			0.32		96
非洲锯鳞蝰	8.5	1.71	72.43	1.36	0.34	6.46				2.72		93.5
肯尼亚锯鳞蝰	21.57	1.42	48.94	2.83		24.26				0.28		99.3
地中海蝰（突尼斯）	5	5.5	63.1			3.2	15.1		3.1	3.3		98.3
钝鼻蝰	14.6	14.9	32.1	1.7	2.6	14.8	11.3	5.3				97.3
毛里特尼亚蝰	5.5	8.3	45.4			8.1	13.8	4.5	2.5	4.9		93
安娜托利亚蝰	8.1	1.6	41.5		15.9	1.1	2		0.3			70.5
极北蝰	10	31	19	2	8	2	1	11				84
高加索蝰	41	11	16	4	10	12	0.53			4		94.5
尼古拉斯蝰	65	19	0.66	0.08	0.66	4				8		97.4
奥尔洛夫蝰	24	24	15	5	12	11	0.56		0.15	4		91.7
岩蝰	23.8	8.4	31.6	0.2	7.4	9.6	9.7	6	0.9	2.4		100
草原蝰	44	8	12	4	8	3	13		0.8	3		95.8

资料来源：TASOULIS T, ISBISTER G K. A review and database of snake venom proteomes. Toxins（Basel），2017，9（9）：290.

表6-11 65种蝮蛇毒液中11种毒素含量比较

蛇种	PLA$_2$	SVSP	SVMP	LAAO	CRISP	CTL	DIS	NP	DEF	MPI	%WV
红口蝮蛇	4.4	14.9	41.2	7	2.5	26.3					96.3
红眼绿蝮蛇	8	12	35	10	6	19		2			92
短尾蝮蛇	25	3.7	64.4	0.9	1.1	0.2	4.6				99.9
黑眉蝮蛇	9.9	36.2	2.6	13.1	6.2	0.8		25.3			94.1
冲绳烙铁头蛇	0.65	93.1	4.2	0.62		0.47					99
琉球原矛头蝮蛇	77.1	10.4	8	0.5	0.1	0.2					96.3
黄绿原矛头蝮蛇	55.5	11.8	17.3	3.1	2	0.9		2.6			93.2
原矛头蝮蛇	22.5	10.4	43	2	0.8	3.9	0.8	3.6			87
福建竹叶青蛇	24.5	11	43.1	3.3	6	1.5	2.2	1.2			92.8
墨西哥蝮（3亚种）	34.3~42	7.6~16.9	24.5~30.8	2.6~4.9	0~5.6	0.4~1.4	2.2~3.1	4.6~8.7			76.7^{+}
澳洲铜头蛇	50.7	5.85	25	4	2	0.8					88.35

（续）

蛇种	PLA$_2$	SVSP	SVMP	LAAO	CRISP	CTL	DIS	NP	DEF	MPI	%WV
食鱼蝮（3亚种）	33.6~46	10.1~13.9	21~33.1	0.8~4.5	2~3.5	0.8~3.2	2.2~4.9	5.7~5.9			76.2
墨西哥跳蝮	36.5	22	18.2	9.1	1.9	1.3	2.5	8.6			100
皮氏跳蝮	9.5	13.5	66.4	2.2	4.8	1.8	<0.1	1.8			100
黄斑棕榈蝮		7.3	35.1	9.5	10.7	16.4	1.4	13.4		3.2	97
双色矛头蝮	35.2	19.1	8.5	10.8	1	4.4	7.6	3.6		4.6	94.8
洪都拉斯棕榈蝮	14.3	10.1	34.2	1.1	2.8	4.2	6.5	10.6		8.5	83.8
侧带棕榈蝮	8.7	11.3	55.1	6.1	6.5			11.1			98.8
黑网棕榈蝮	38.3	18.4		0.5	2.1			37			96.3
睫角棕榈蝮	43.8	5.8	17.7	8.9	2.1			13.4			91.7
斑点棕榈蝮	13.4	15.2	6.8	5.9	4.3		1.6	21.9			69.1
梅伦东棕榈蝮		12.1	39.6	4.3	5.1	11.5	2	10.6		9.9	95.1
坎氏棕榈蝮	43.1	21.3	15.8	5.7	0.9	6.4	0.3	3.9			97.4
哥伦比亚蟾头蝮	44.3	<1	42.1	5.7	0.1		5.6	0.8			99.5
维尔梅约矛头蝮	24.1	7.2	34.2	7.4		2.9	1.4	15.9		2.6	95.7
红黑矛头蝮（5种）	10.1~15.1	4~9.7	32.5~59.9		0.4	8.4~21.6	3.4~8.9	9.3~14.5			68$^+$
金矛头蝮	10	12.5	30	1.3	1.3	31.3		11.3			97.7
巴西矛头蝮（东南）	3.7	13.7	35.6	7.2	2.4	9.6	7	16.4			95.6
巴西矛头蝮（南）	20.2	28.6	10.3	8	2.6	9.4	0.2	22.6			100
诺维特矛头蝮	8.4	8.8	49.9	16.7	2	8.6					94.4
莱米矛头蝮	31.9	10.5	38.1	2.8	2.2	0.6	1.3	12.4			99.8
三色矛头蝮（加勒比海岸）	28.8	18.2	41	9.2	0.1	0.5	2.1				99.9
三色矛头蝮（太平洋海岸）	45.5	4.4	44	4.6	0.1	0.5	1.4				100
矛头蝮（巴西）	5.7~7.5	9.7~14.1	46.5~54	8.7~9.4	3.7~4.3	10.2~13.1					84.5$^+$
矛头蝮（哥伦比亚）	24.1	10.9	48.5	4.7	2.6	7.1	1.7	0.3			99.9
矛头蝮（委内瑞拉）	7.7~8.5	2.3	85	1.2~1.5	2.8~3.8						99$^+$
矛头蝮（秘鲁）	11	11.1	58.2	10.5	2.4	3.6	3.2				100

（续）

蛇种	PLA$_2$	SVSP	SVMP	LAAO	CRISP	CTL	DIS	NP	DEF	MPI	%WV
阿氏矛头蝮	0.7	9.3	53.7	3.3	1.1	10.1	2.3	8.3			88.8
北秘矛头蝮	6.4	6.7	74.1	0.8	3.1	3.3	5.5				99.9
圣卢西亚矛头蝮	12.8	4.7	68.6	8.4	2.6		1.7				98.8
巴西矛头蝮	25.7	12.3	26.2	15	2.2	9.7					91.1
马提尼克矛头蝮	8.6	14.4	74.2	2.8		<0.1					100
图画矛头蝮	14.1	7.7	68			1.1	8.9				99.8
巴伊亚矛头蝮	40.2	7.1	20.7	5.2		9.2	1.4	5.6			89.4
点斑矛头蝮	9.3	5.4	41.5	3.1	1.2	16.7	3.8	10.7			91.7
葛氏山蝮	23.4	19.1	32.8	5	4.2	0.5	7.5	5.7			98.2
哥斯达黎加山蝮	23.4	19.1	32.8	5	4.2	0.5	7.5	5.7			98.2
东部菱斑响尾蛇	7.8	20	24.4	5.3	1.3	22.2			16.8		97.8
西部菱斑响尾蛇	7.3	19.8	49.7	8	4.3	3.4	6.2	3			100
西海岸响尾蛇	14	11	68					2		4	99
西北部响尾蛇	8.3	10.1	35.5	2.7	1.9	13		1.6	24.4		97.5
南美响尾蛇	90.9	1.2	<0.1	<0.1	0.9	<0.1	0.2				93.4
圭亚娜响尾蛇	72	1.9	0.4	0.5	1.8	<0.1	0.5		20.8		98
南美响尾蛇恐怖亚种	48.5	25.3	3.9								77.7
森林响尾蛇	22.8	58.2	0.1	1.1	0.8	0.22			0.2		82.3
史氏响尾蛇	22.4	30.4	27.4	5.7	1	0.6	1.5	6.5			95.5
虎斑响尾蛇		26.8	66.2		1.9		0.2				95.1
尤卡坦响尾蛇	11.1	5.4	18.5	0.5		35.2		4.2	23.5		98.4
草原响尾蛇	7.7~10.2	26.8	10.9~11.4	1.9~2.5	2.1~3.9	1.8~3.3	0.1	6.5~8.2	35.6~38	0.1	93.5$^+$
北美侏儒响尾蛇	31.3~31.9	18.2~24.4	40.6~48.6	1.6~4.2	0.8~10.7		0.9~4.2				93.4$^+$
侏儒响尾蛇	32.5	17.1	36.1	2.1	2.9		7.7				98.4
乔科巨蝮	2.3	35.1	23.2	9.6	0.9	6.9		21.5			99.5
黑头巨蝮	13.4	21	18.9	3.6		7.5		30.2			94.6
亚马孙巨蝮	8.7	31.2	31.9	2.7	1.8	7.9		14.7			98.9
大西洋巨蝮	10.8	26.5	29.5	0.5	1.4	2.7		28			99.4

（续）

蛇种	PLA$_2$	SVSP	SVMP	LAAO	CRISP	CTL	DIS	NP	DEF	MPI	%WV
中美巨蝮	14.1	21.2	30.6	2.7		3.6		27.1			99.3
图尔巴科猪鼻蝮	16.2	4.5	35.5	3.6	1.4	6.7	12.9	12.4			93.2
雨林猪鼻蝮	11.6	9.6	52.1	3	1.3	10.4	9.9	1.9			99.8
小猪鼻蝮	13.5	7.3	45	3.3	0.6	8	16.7	4.2			98.6
美丽矛头蝮	2	5.8	52.2	14.9	2.5	14.8					92.2
科蒂拉矛头蝮	0.6	13	51	19.6	2.9	4.7					91.8
丰氏矛头蝮	30.1	4.1	42.5	1.9	2.4	9.8	4.4				95.2

资料来源：TASOULIS T, ISBISTER G K. A review and database of snake venom proteomes. Toxins (Basel), 2017, 9 (9)：290.

传统认为游蛇是无毒蛇，但越来越多的临床和研究发现，少数游蛇也具毒性。由于其毒囊相对更小，毒液量更少，毒素成分较其他毒蛇更简单，因此，被其咬伤后多数中毒程度相对更低，但少数可产生剧毒的中毒效应，如虎斑颈槽蛇和红脖颈槽蛇（国内拟更名为海勒颈槽蛇）等，被其咬伤后如不及时治疗甚至可能致命。然而，对游蛇科毒蛇的毒素研究相对较少，随着杜氏毒腺和颈部毒腺的确认，对游蛇科毒素的研究也有所进展。红脖颈槽蛇和虎斑颈槽蛇可致人严重中毒，表现为头痛、腹痛、恶心、呕吐和血液系统紊乱，也可表现为明显的血尿、牙龈出血、血肿形成等蛇毒诱发消耗性凝血病及出血征象。研究发现红脖颈槽蛇毒有强效促凝血毒性，可激活凝血因子 X 和凝血酶原（凝血酶原是 F X 的 2 倍），进一步研究发现其还能够更有效地激活因子Ⅶ（强度是凝血酶原的 10 倍），还能促进 FⅫ和 FⅨ活化凝血酶原，而且 FⅪ也被激活，但水平要低得多。关于非前勾牙类毒蛇主要毒素成分，黄环林蛇（mangrove snake）主要是突触后型神经毒素 3FTx（denmotoxin），林蛇（褐树蛇）主要是突触后型神经毒素 3FTx（irditoxin）和肌毒素，三索颌腔蛇（radiated rat snake）是突触后型神经毒素 3FTx（colubritoxin），非洲树蛇主要是 P-Ⅲ/P-Ⅳ型 SVMP（dispholysin A），绿瘦蛇（或绿蔓蛇）主要是单体型 3FTx（fulgimotoxin），亚马孙的黄腹膨蛇（Spilotes sulphureus）主要是异二聚体 3-FTX（sulditoxins a 和 b）及单体 3FTx（sulmotoxins 1 和 2），非洲藤蛇或鞭蛇（thelotornis kirtlandii）主要是促凝成分，西部琴蛇主要是 PLA2（trimorphin），中美洲琴蛇则含 LAAO、CRISP、酸性 PLA2（Ⅰb）、3FTx、P-Ⅲ型 SVMP 等，波多黎各蛇主要是 PⅢ型 SVMP（alsophinase），史丹吉氏斜鳞蛇（mountain keelback）主要是 CRISP（helicopsin），澳洲绿蛇（philodryas olfersii）主要是肌毒素，巴塔哥尼亚栖林蛇（philodryas patagoniensis）主要是出血毒、a-纤溶性 SVMP（patagonfibrase）和 CRISP（patagonin），狗脸水蛇或波加丹蛇（cerberus rynchops）是 ryncolins（作用不明），虎斑颈槽蛇主要含 SVMP 和 CRISP，蒙彼利埃蛇（malpolon monspessulanus）主要是出血毒素 CM-6 片段，钩吻蛇（rhamphiophis oxyrhynchus）主要含突触后神经毒型 3FTx 等。Azevedo 等研究分析了文献中有关游蛇毒蛇毒素蛋白，对其主要和少见的蛋白毒素成分进行归纳（表 6－12，表 6－13），为临床诊疗提供参考。

表 6－12　游蛇科毒蛇的主要毒素成分

蛇种	酶类毒素				非酶类毒素						
	LAAO	PLA₂	SVMP	SVSP	3FTx	CNP	CRISP	CTL	DEFEN	KUN-1	KUN-2
黄环林蛇					B						
棕树蛇			TPB		TPB	T	TP	T			t
波多黎各蛇			B				BP				
波加丹蛇			TP				TP	TP			
三索锦蛇					B						
非洲树蛇			xP		x		x				
红光蛇属			T		t		T	T			
绿地蛇			x		x		x	x			
褐带水蛇							BP				
夜蛇属			TP		T	T	TP	TP			t
夜蛇							P				
巨型猪鼻蛇					x		x	x			
颈棱蛇			t								
糙鳞绿树蛇					x		t	t			t
绿蔓蛇					B						
丛林蛇属			T			t	T	T			t
Phalotris 蛇	TP		T	tP	t	t	t	T	TP	TP	
玉米锦蛇			t		x		t	t			t
阿根廷栖林蛇							P				
食蜗蛇亚科蛇			x	x		x	x	x			
奥氏栖林蛇			xTP	xTP		T	xTP	TP		x	
巴塔哥尼亚栖林蛇							P				
平滑水蛇			x		x		x	x			
虎斑颈槽蛇						x	x	t			
灰腹绿锦蛇			x		x		x				
沿海议院蛇（海岸屋蛇）			TP	t	t		TP	TP	T		
黑树蛇			x		x		x				
西部琴蛇		B			B		B				
Wagler's 蛇			T		T	T		T			

资料来源：AZEVEDO I L M J，CAMPOS P F，CHING A T C，et al. Colubrid venom composition：an-omics perspective. Toxins，2016，8（8）：230.

注：T，VG 转录组中高水平表达；t，VG 转录组中低水平表达；x，RT-PCR 非定量；P，通过 MS/MS 在蛋白质组中检测；B，从杜氏腺毒液中纯化和（或）测试活性的蛋白质。

表 6 – 13 游蛇科毒蛇的少见蛋白类毒素成分

蛇种	酶类							非酶类									
	5NUCL	AChE	DPP	Fact V	Fact X	HYAL	PDE	AVIT	$bPLA_2i$	CVF	CYST	$gPLA_2i$	KU-WA	NGF	OHA	VEGF-A	WAP
黄环林蛇																	
棕树蛇		T	t			t	t		t	t	t	t				t	t
波多黎各蛇		B					B										
波加丹蛇																	
三索锦蛇																	
非洲树蛇																	
红光蛇属		t				t				t		T				t	xt
绿地蛇																	x
褐带水蛇																	
夜蛇属			t										tP		t	t	t
夜蛇																	
巨型猪鼻蛇																	
颈棱蛇							t										
糙鳞绿树蛇		t	t							t	x		t	x	t	t	
绿蔓蛇		t	t							t						t	
丛林蛇属龟背		t	t							t		t				t	t

（续）

蛇种	酶类								非酶类								
	5NUCL	AChE	DPP	Fact V	Fact X	HYAL	PDE	AVIT	bPLA₂i	CVF	CYST	gPLA₂i	KU-WA	NGF	OHA	VEGF-A	WAP
巴西塞拉多蛇	tP	t							t			tP			tP	t	T
玉米锦蛇		t	t						t	t	t		t		t	t	t
阿根廷栖林蛇										t	t		x		t	t	
食螺蛇亚科蛇																	
奥氏栖林蛇						t						T					x
巴塔哥尼亚栖林蛇																	
平滑水蛇																	
虎斑颈槽蛇																	x
灰腹绿锦蛇																	
沿海议院蛇（海岸屋蛇）		t				t											
黑树蛇																	
西部琴蛇														x			t
Wagler's 蛇			t														

资料来源：AZEVEDO I L M J, CAMPOS P F, CHING A T C, et al. Colubrid venom composition: an-omics perspective. Toxins, 2016, 8 (8): 230.

注：5NUCL，5'核苷酸酶；AChE，乙酰胆碱酯酶；DPP，二肽基肽酶；Fact V，蛇毒凝血因子V；Fact X，蛇毒凝血因子X；HYAL，透明质酸酶；PDE，磷酸二酯酶；AVIT，AVIT蛋白；bPLA₂i，β型磷脂酶A₂抑制剂；CVF，眼镜蛇毒因子；CYST，半胱氨酸蛋白酶抑制剂；gPLA₂i，γ型磷脂酶A₂抑制剂；KU-WA，KU-膜融合蛋白；NGF，神经生长因子；OHA，ohanin(vesprin)蛋白；VEGF-A，血管内皮生长因子A型；WAP，waprin样蛋白。T，VG转录组中高水平表达；t，VG转录组中低水平表达；x，RT-PCR非定量；P，通过MS/MS在蛋白质组中检测；B，从杜氏腺毒液中纯化和（或）测试活性的蛋白质。

四、神经毒素作用机制

生理情况下，人体神经末梢与肌肉接头处形成突触，通常包括突触前膜、突触间隙和突触后膜。经典的突触传递过程是，当突触前神经元的兴奋传到神经末梢时，突触前膜去极化，去极化达到一定程度时，膜上的电压门控性钙通道开放，Ca^{2+} 内流入神经末梢，轴浆内 Ca^{2+} 浓度迅速升高，触发突触胶膜与囊泡融合，发挥出胞或胞吐作用，释放神经递质（如乙酰胆碱、生物活性胺类、肽类和腺苷等），神经递质释放入突触间隙后，扩散到突触后膜，与后膜上的受体（如乙酰胆碱受体 nAChR，是一种具有中心孔的非选择性离子通道的五聚体跨膜蛋白）结合，允许钠离子内流，随后开放电压门控性钙离子通道，诱发突触后膜去极化或超极化突触后电位，后者使突触后神经元兴奋性发生变化，产生兴奋性突触后电位或抑制性突触后电位，从而出现肌肉收缩或麻痹。乙酰胆碱-nAChR 发挥作用以后，二者会自动解离，乙酰胆碱重新释放到突触间隙，被突触间隙的胆碱酯酶降解。

蛇毒神经毒素可作用于骨骼肌的神经-肌肉接头不同部位，与运动神经末梢（突触前膜）和运动终板（突触后膜）的 nAChR 结合是主要作用靶位，如与运动神经末梢突触前膜结合，可阻止或减少乙酰胆碱等神经递质的释放、合成、存储、运输；或与突触后膜的乙酰胆碱等受体结合而拮抗受体功能，从而阻断或激发神经冲动的传导。由于蛇毒阻断了神经肌肉接头处的神经传递，被这种神经性毒蛇咬伤中毒几乎完全导致弛缓性麻痹。引起神经肌肉麻痹的主要是眼镜蛇科毒蛇，如金环蛇和银环蛇、眼镜蛇和眼镜王蛇、珊瑚蛇、海蛇、太攀蛇、澳洲虎蛇和南棘蛇（死亡蛇）及海蛇等，蝰蛇科蝮蛇、少数响尾蛇（南太平洋响尾蛇、森林响尾蛇和莫哈韦响尾蛇）、部分蝰蛇（斯里兰卡圆斑蝰蛇、部分咝蝰等）等血液毒类蛇也含有神经毒素（表 6-14 为血液毒类蛇的神经毒性）。大多数毒蛇仅含单一神经毒素，仅与突触前膜结合（如斯里兰卡圆斑蝰蛇、金/银环蛇、太攀蛇、虎蛇）或仅与突触后膜结合（如眼镜王蛇、眼镜蛇）；而银环蛇毒液中含有 α-银环蛇毒素、β-银环蛇毒素、κ-银环蛇毒素、γ-银环蛇毒素等，对突触前、后膜都有作用；东部绿曼巴蛇和黑曼巴蛇毒素含树眼镜蛇毒素-α、δ、I、K，也有突触前后膜作用；其他如死亡蛇（南棘蛇）、澳大利亚铜头蛇、环蛇、曼巴蛇、澳大利亚虎蛇、太攀蛇和澳洲褐蛇等也有突触前和突触后毒素。银环蛇的 β-银环蛇毒素及太攀蛇的太攀蛇毒、破伤风毒素和肉毒毒素等可作用于突触囊泡蛋白，银环蛇的 β-银环蛇毒素、曼巴蛇的钙抑蛋白毒素可作用于电压门控性钙通道，眼镜蛇科的环蛇毒素 candoxin 可作用于突触前膜乙酰胆碱受体，树眼镜蛇毒素可作用于电压门控性钾通道，眼镜蛇的外源性乙酰胆碱酯酶毒素可裂解乙酰胆碱，曼巴蛇的 fasiculins 是内源性乙酰胆碱酯酶抑制剂，α-银环蛇毒素、马来环蛇的 candoxin、白头蝰蛇 azemiopsin、韦氏竹叶青蛇的 waglerin 可作用于突触后膜乙酰胆碱受体，响尾蛇的响尾蛇胺可作用于电压门控性钠通道。图 6-6 为蛇毒与神经肌肉接头作用示意图。

表 6-14 血液毒类蛇的神经毒素

毒素	蛇种	生物活性	蛋白家族	结构	分子量
Ablomin	日本蝮蛇	钾离子阻滞剂	CRISP	—	24.9 kDa
α-蝮蛇神经毒素	中介蝮蛇	突触后神经毒性	拟 3FTx	拟长链 α-神经毒素	8.0 kDa
β-蝮蛇神经毒素	中介蝮蛇	β 神经毒素	PLA$_2$	PLA$_2$-ⅡA	—
沙蝰毒素 A	沙蝰蛇	β 神经毒素、磷脂分解、抗凝	PLA$_2$	PLA$_2$-ⅡA	13.8 kDa
沙蝰毒素 C	沙蝰蛇	磷脂水解、抗凝	PLA$_2$	PLA$_2$-ⅡA	13.8 kDa
BaltCRP	美丽矛头蝮蛇	钾通道阻滞剂、免疫刺激	CRISP	—	24.4 kDa
Baptides 1、2 和 3	鼓腹咝蝰蛇	突触后神经毒素	—	肽	7 或 10 氨基酸残基
Bitanarin	鼓腹咝蝰蛇	磷脂水解、突触后神经毒素	PLA$_2$	PLA$_2$-ⅡA	27.4 kDa
BomoTx	茂基蝮/巴西蝮蛇	肌毒性、诱导疼痛、无脂解作用	PLA$_2$	PLA$_2$-ⅡA	13.84 kDa
α-银环蛇毒素	银环蛇	α 神经毒素	3FTx	长链 α 神经毒	8.2 kDa
Bothropstoxin-Ⅰ	巴西矛头蝮蛇	肌毒性、钙通道阻滞剂?	PLA$_2$	PLA$_2$-ⅡA	13.72 kDa
β-银环蛇毒素	金环蛇	β 神经毒素	PLA$_2$	银环蛇毒素	约 20 kDa
Catrin-1 和 Catrin-2	西部菱斑响尾蛇	钾通道阻滞剂	CRISP	—	24.7 kDa
α-colubritoxin	三索锦蛇	α 神经毒素	3FTx	—	8.5 kDa
响尾蛇胺	南美响尾蛇	镇痛、钾通道阻滞剂	β-防御素	小分子碱性肌毒素	4.9 kDa
响尾蛇毒素	南美响尾蛇	β 神经毒素、磷脂分解、抗伤害作用	PLA$_2$	PLA$_2$-ⅡA	88 或 122 氨基酸残基
DNTx-Ⅰ和Ⅲ	圆斑蝰蛇	α 神经毒素	3FTx	短链 3FTx	6.67 kDa 和 6.84 kDa

（续）

毒素	蛇种	生物活性	蛋白家族	结构	分子量
Emumarecins EM1 和 EM2	锯鳞蝰蛇	抗凝、突触前神经毒性	Snaclecs	—	70~160 kDa
Helicopsin	褐带水蛇	—	CRISP	—	约20 kDa
HDP-2	高加索蝰蛇	磷脂分解、β神经毒素?	PLA_2	PLA_2-ⅡA	13.7 kDa
Lys49 sPLA2s	蝮蛇	肌毒素、诱导疼痛、β神经毒素、不水解磷脂	PLA_2	PLA_2-ⅡA	27~28 kDa
Piscivorin	食鱼蝮蛇	钾离子阻滞剂	CRISP	—	24.8 kDa
Rusvikunin	圆斑蝰蛇	抗凝、可能神经毒性	KSPI	—	7.1 kDa
Sarafotoxins, S6a-d	穴蝰蛇	活化内皮细胞素 A 和 B 型受体	内皮素	肽	约2.5 kDa
TFT-AF TFT-VN	高加索蝰蛇	α神经毒性	3FTx	非传统α神经毒素	68~70 氨基酸残基
Triflin	黄绿烙铁头蛇	钾离子阻滞剂	CRISP	—	24.8 kDa
Trimucrotoxin	原矛头蝮蛇	突触前神经毒素	PLA_2	PLA_2-ⅡA	122 氨基酸残基
U1-viperitoxin-Dr1a	圆斑蝰蛇	磷脂分解、突触前神经毒素	PLA_2	PLA_2-ⅡA	13.6 kDa
VaaChi	沙蝰蛇	拟似钾离子阻滞剂	KSPI	PLA_2-ⅡA	7.5~7.6 kDa
Vipoxin	沙蝰蛇	β神经毒素、突触前神经毒素	PLA_2	PLA_2-ⅡA	
VRV-PL-Ⅲc、Ⅷ和Ⅸ	圆斑蝰蛇	磷脂分解、突触前和突触后神经毒素	PLA_2	PLA_2-ⅡA	12.5~13.1 kDa
Vurtoxin、Vur-PL	草原蝰蛇	磷脂分解、抗凝、突触后神经毒素	PLA_2	PLA_2-ⅡA	13.9 kDa
Vur-S49	草原蝰蛇	突触后神经毒素、不能分解磷脂	PLA_2	PLA_2-ⅡA	13.9 kDa
Waglerins	瓦氏蝮蛇	α神经毒素、GABAα受体调节	Waglerins	C 型利钠肽前区肽	2.7~2.8 kDa

资料来源：OSIPOV A, UTKIN Y. What are the neurotoxins in hemotoxic snake venoms? Int J Mol Sci, 2023, 24（3）：2919.

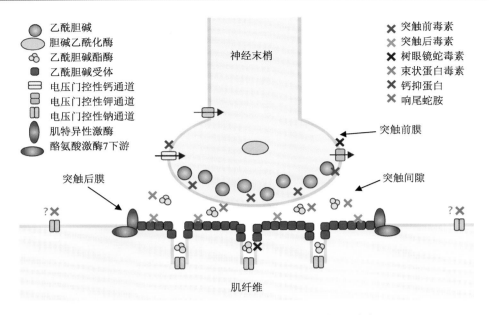

树状毒素、束状蛋白毒素和钙抑蛋白是曼巴蛇特有的毒素。

图6-6　蛇毒神经毒素对神经肌肉接头突触前后的作用部位及离子通道

［资料来源：WARRELL D A. Snake bite. Lancet, 2010, 375 (9708): 77-88.］

　　突触前毒素主要是Ⅰ型PLA_2（眼镜蛇科）和Ⅱ型PLA_2（蝰蛇科）。蛇毒突触前毒素如何进入运动神经末梢并启动其作用的确切机制尚不清楚，运动神经中膜磷脂的水解可能是突触前PLA_2神经毒素的主要作用方式。中国银环蛇毒液中的β-银环蛇毒素实验发现，运动神经末梢中发生关键毒素介导的作用是末梢的坏死变性。在孤立的神经-肌肉实验中，突触前毒素引起的神经肌肉传递衰竭是三相的，初始阶段是立即产生乙酰胆碱释放的弱抑制，第二个延长阶段是促进乙酰胆碱的释放，第三阶段由于突触前膜坏死性变性导致神经传递进行性下降从而产生完全抑制效应。坏死变性的过程包括通过囊泡循环损伤、线粒体变性和神经末梢的神经膜破碎，从而消耗突触囊泡，这种病理生理过程出现在眼镜蛇科突触前神经毒素的作用过程中。坏死变性过程通常在中毒20~60分钟逐渐开始出现，12小时内已较典型，此时肌麻痹症状也完全显现。神经支配功能的恢复在暴露于毒素后3~5天，甚至7天或更长，原因在于突触前毒素与神经末梢的结合是不可逆的，临床缓慢恢复有赖于神经末梢和新神经肌肉接头的形成，约3天后神经末梢再生，神经再支配逐渐开始，某些肌肉的神经肌肉功能得以恢复。这种突触前神经毒性主要见于中国银环蛇、印度环蛇、马来亚环蛇、澳大利亚海岸太攀蛇和虎蛇等毒液中。

　　大多数具有突触后效应的蛇毒毒素属于3FTx，其箭毒样活性大致分为两类，即具有60~62个氨基酸及4个二硫键的短链α神经毒素和具有66~74个氨基酸及5个二硫键的长链α神经毒素，二者均与烟碱型乙酰胆碱受体（nAChR）有高度亲和力，短链的结合和解离速度分别是长链的6~7倍和5~9倍。α-神经毒素与nAChR的结合包括可逆性结合、假不可逆性结合和不可逆性结合三种效应，长链α-神经毒素比短链型相对更不可逆。乙酰胆碱受体的两个激动结合位点需要都被乙酰胆碱（或激动剂）占据，才引起构象变化和离子通道的开放，因此，只要有一个结合位点被α-神经毒素占据，即可产生通道的功能障碍。α-神经毒素含量相对丰富的蛇是眼镜蛇，包括泰国眼镜蛇、眼镜王蛇、印度眼镜蛇、中华眼镜蛇等；长链α-神经毒素典型代表是银环蛇的α-银环蛇毒素和眼镜蛇的α-眼镜蛇毒素；短链α-神经毒素典型代表是黑颈喷毒眼镜蛇的毒素α。表6－15展现部分神经素类蛇的毒素及其作用机制。

表6－15　部分神经毒类蛇的毒素及其作用机制

蛇种	毒蛇	毒素	毒素类型	神经毒性效应
眼镜蛇	孟加拉眼镜蛇 泰国眼镜蛇	α 眼镜蛇毒素	长链 α 神经毒素（3FTx）	与突触后肌肉 nAChR 结合，产生可逆的非去极化阻滞；与神经元 α7nAChR 结合
	中华眼镜蛇	眼镜蛇毒素	短链 α 神经毒素（3FTx）	突触后非去极化阻滞
	中华眼镜蛇	心脏毒素	3FTx	阻断轴突传导，细胞毒性
	黑颈喷毒眼镜蛇	毒素-α	短链 α 神经毒素（3FTx）	突触后非去极化阻滞
	孟加拉眼镜蛇	弱毒素 WTX	非传统的 α-神经毒素	与突触后肌肉 nAChR 结合，产生不可逆性的非去极化阻滞；与神经元 α7nAChR 结合
环蛇	银环蛇	α 银环蛇毒素	长链 α 神经毒素（3FTx）	与突触后肌肉 nAChR 结合，产生不可逆性的非去极化阻滞
	银环蛇	β 银环蛇毒素	PLA$_2$	突触前阻滞
	银环蛇	κ 银环蛇毒素	κ 神经毒素（3FTx）	阻断自主神经节的神经元 nAChR
	马来环蛇	心脏毒素	非传统的 α-神经毒素	与突触后肌肉 nAChR 结合，产生可逆性的非去极化阻滞；与神经元 α7 nAChR 结合
蝰蛇	山蝰蛇	PLA$_2$ 活性	PLA$_2$	突触前阻滞
	山蝰蛇	蝰蛇神经毒素-1（DNX-1）	短链神经毒素	突触后阻滞
	山蝰蛇	蝰蛇毒素-F	PLA$_2$	突触前阻滞
曼巴蛇	东部绿曼巴蛇 黑曼巴蛇	树眼镜蛇毒素-α、δ、I、K	3FTx	阻断神经元电压门控性钾通道（突触前和突触后阻滞）
	东部绿曼巴蛇 黑曼巴蛇	肌束蛋白毒素	3FTx	抑制胆碱酯酶致乙酰胆碱积聚，产生肌肉持续兴奋或痉挛
	东部绿曼巴蛇	毒蕈碱毒素	3FTx	通过与毒蕈碱 AChR 结合阻断毒蕈碱效应
	黑曼巴蛇	钙抑蛋白	肽蛋白	抑制电压门控性钙通道
响尾蛇	南美响尾蛇	响尾蛇毒素	PLA$_2$	突触前阻滞，nAChR 减敏的突触后效应
	小盾响尾蛇	mojave 毒素	PLA$_2$	突触前离子通道阻滞

资料来源：RANAWAKA U K, LALLOO D G, DE SILVA H J. Neurotoxicity in snakebite-the limits of our knowledge. PLoS Negl Trop Dis, 2013, 7（10）: e2302.

神经肌肉麻痹是一种典型的下行性麻痹，最初累及眼睑肌肉，临床表现为双侧上睑下垂，通常在咬伤后数小时内出现；其次是外眼肌麻痹、复视、瞳孔散大固定，面部肌无力伴言语不清和张口困难；接着累及上颚、下颌、舌、喉，随后麻痹症状发展并继续下降到颈部肌肉和延髓肌肉，延髓肌肉受累可导致吞咽困难，并损害气道保护功能，可能产生误吸甚至致命；进行性神经肌肉麻痹可累及呼吸肌，导致潮气量减少、通气不足甚至呼吸停止，这时就需要气管插管和机械通气维持呼吸；最终会累及所有四肢肌肉，四肢近端肌肉的受累早于远端肌肉，可出现四肢完全瘫痪或处于"闭锁"状态。神经肌肉功能的恢复通常遵循肌肉受累的相反顺序，远端肌力先恢复，然后近端肌力逐渐恢复，上睑下垂和眼肌麻痹是最后消失的神经系统体征，当然，并非绝对按照这个顺序恢复。这种独特的肌肉参与和恢复的下行性顺序，不太可能是蛇神经毒素的特性，而是肌肉和运动神经连接的大小和独特的生理学组合，包括神经肌肉接头的冗余。

关于毒蛇咬伤的中枢神经系统效应少有研究，很大可能是由出血或血栓性毒性产生间接性神经毒性所致，而这种毒性则是源于蛇毒的抗凝或促凝效应。银环蛇等环蛇中毒后产生的明显深度昏迷状态，提示可能存在毒素直接介导的中枢神经系统效应，但这可以解释为严重神经肌肉麻痹状态所产生的类似昏迷而不是实际昏迷，原因在于大脑功能尚存在，此即临床上的"脑死亡样状态"或"假性脑死亡"。大多数神经毒素与其受体亲和力非常高，但使用抗蛇毒血清后可产生可逆性的肌麻痹，尽快使用抗蛇毒血清，可快速改善突触后毒素产生的肌麻痹，以亚洲眼镜蛇和澳大利亚死亡蛇咬伤最为典型。

五、血液毒素作用机制

毒蛇血液方面的毒性作用，主要包括对凝血系统的促凝或抗凝两大作用，以及促血小板聚集和聚集抑制作用，当然，部分酶类可直接破坏血管或溶解血管内皮细胞（如SVMP）从而产生出血效应。血液毒性和出血是毒蛇咬伤中毒和死亡的重要原因，多种毒蛇和毒素均是诱发蛇毒相关性凝血病的因素，循环凝血因子是血液毒性的主要作用靶点。临床上血液毒性主要抗凝效应表现为出血，其抗凝机制颇多；某些毒蛇有促凝毒素，可促进血栓形成或栓塞，其机制主要是促进纤维蛋白聚集和凝结。

1. 蛇毒对凝血系统的作用

主要表现为对内源性凝血途径各环节的作用，如促进或抑制凝血因子活化（如Ⅱ、Ⅴ、Ⅷ、Ⅸ、Ⅹ、Ⅻ、ⅩⅢ等因子）、促进凝血酶原活化为凝血酶、促进或抑制凝血酶活性、促进纤维蛋白原活化为纤维蛋白、促进或抑制纤维蛋白铰链形成（凝固）或纤维蛋白降解或纤维蛋白溶酶原活化等各个环节。这些蛇毒有蛇毒蛋白酶C活化剂、蛇毒凝血酶原激活剂、蛇毒去纤酶以及纤溶酶等。促凝活性的蛇毒有Ⅴ因子活化剂、Ⅸ因子活化剂、X因子活化剂、凝血酶原活化剂和纤维蛋白原凝集素等；抗凝活性的蛇毒有蛋白C活化剂、IX/X因子活化蛋白、凝血酶抑制剂、PLA$_2$等；有纤维蛋白溶解效应的蛇毒包括纤维蛋白（原）降解因子、纤维蛋白溶酶原活化剂等；蛇毒出血毒素可以直接损伤或破坏血管壁（如SVMP可降低血管内皮细胞）；丝氨酸蛋白抑制剂可以活化血浆蛋白，抑制纤溶酶；影响血小板活性的有血小板聚集诱导剂、血管小聚集抑制剂，去整合素、PLA$_2$、SVMP、SVSP、CTL等对血小板活性也有抑制或促进作用。凝血途径的具体作用环节和重要蛇毒见图6-7。

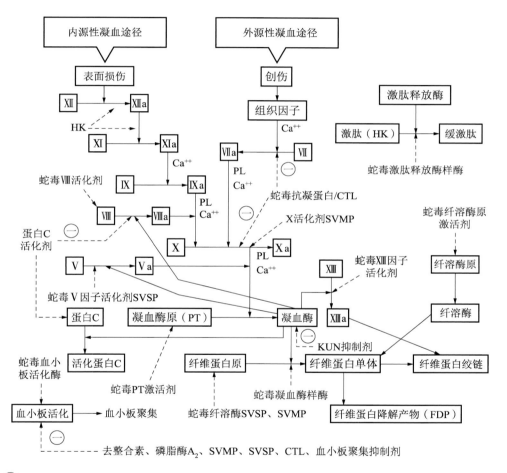

⊖为抑制，PL为血小板膜磷脂；蛇毒PT激活剂含SVMP、Va因子毒素和Xa因子毒素；凝血酶活化因子含CTL和KUN抑制剂。

图6-7　不同毒素对凝血途径的影响

2. 蛇毒相关的消耗性凝血病

蛇毒诱发消耗性凝血病（venom-induced consumption coagulopathy，VICC）曾被用多种名词表述，如弥散性血管内凝血、脱纤维蛋白综合征和促凝血性凝血病等，最近被普遍接受的是蛇毒诱导的消耗性凝血病。VICC是蛇毒相关性血液学异常的最常见、最重要毒性效应，其次是抗凝血性凝血障碍和血栓性微血管病，主要由蝰蛇科毒蛇、部分眼镜蛇科毒蛇和游蛇科毒蛇所致。VICC 通过蛇毒诱导的促凝毒素激活凝血通路，导致凝血因子消耗，产生凝血功能障碍。不同蛇种的促凝毒素各有差异，主要诱导活化凝血酶原、活化凝血因子（Ⅱ、Ⅴ、Ⅷ、Ⅹ）、纤维蛋白原消耗、活化类凝血酶等，最常用的监测指标是凝血酶原时间或国际标准化比值（international normalized ratio，INR），早期 D-二聚体可有一定的辅助作用。VICC 的主要并发症是出血，如伤口、全身组织甚至脑等重要脏器致命性出血，表现为出血、渗血、瘀点、瘀斑、紫癜或血肿形成、呕血、黑便、咯血及血尿等。

3. 蛇咬伤相关的血栓性微血管病

蛇咬伤相关的血栓性微血管病是毒蛇咬伤的少见并发症，为典型的蛇毒促凝相关性凝血病，属于 VICC 的一种，而部分 VICC 是因血栓性微血管病（thrombotic microangiopathy，TMA）所致。经典的 TMA 表现为急性肾损伤、微血管病性溶血性贫血和血小板减少症三联征。TMA 在临床病理学上被定义为微血管病性溶血性贫血（microangiopathic haemolytic anaemia，MAHA），表现为外周血涂片上的红细胞碎片或裂红细胞 >1% 和血小板减少症，贫血、溶血标志物乳酸脱氢酶（LDH）升高和血小板减少普遍存在，通常表现为中度贫血和血小板减少，血小板多在 $(20 \sim 100) \times 10^9/L$，常在蛇咬伤后 2~7 天降至最低。肾脏是蛇咬伤相关性 TMA 的主要受损器官，表现为急性肾损伤，发生率为 77%~94%；TMA 的其他脏器如心、脏、垂体和肺等受损则较少出现。蛇毒相关的 TMA 凝血障碍常见蛇种及其作用机制见表 6-16。

表 6-16　蛇毒相关的血栓性微血管病凝血障碍常见蛇种及其作用机制

凝血病	毒素作用机制	凝血因子	蛇种	分布
VICC	凝血酶原激活剂	纤维蛋白原，Ⅱ、Ⅴ、Ⅷ因子	锯鳞蝰蛇、非洲锯鳞蝰蛇、褐蛇、虎蛇、粗鳞蛇、宽头蛇、海岸太攀蛇	亚洲、中东、非洲、大洋洲（澳大利亚）
	X活化剂	纤维蛋白原	欧洲蝰蛇	欧洲
	Ⅴ、Ⅹ因子活化剂	纤维蛋白原，Ⅴ、Ⅹ因子	圆斑蝰蛇	亚洲
	类凝血酶	纤维蛋白原	瘤鼻蝮蛇、树蝰、非洲鼓腹巨蝰、竹叶青蛇、马来亚红口蝮、西部菱斑响尾蛇、撒哈拉沙蝰	亚洲、非洲、亚洲、北美、非洲、中东
	类凝血酶等	纤维蛋白原、Ⅴ因子	撒哈拉角蝰	非洲、中东
	类凝血酶、PTA、Ⅴ因子	纤维蛋白原、Ⅱ、Ⅴ、Ⅷ因子	矛头蝮蛇	南美
抗凝作用	抑制Ⅱ（凝血酶原）、Ⅴ因子和血小板	APTT 升高	伊澳蛇、其他黑蛇	澳大利亚
	蛋白C活化剂	不明	蝮蛇（铜头蛇）	北美、中美洲

资料来源：NOUTSOS T，CURRIE B J，WIJEWICKRAMA E S，et al. Snakebite associated thrombotic microangiopathy and recommendations for clinical practice. Toxins（Basel），2022，14（1）：57.

注：VICC，蛇毒诱发消耗性凝血病；PTA，凝血酶原激活剂；APTT，活化部分凝血活酶时间。

4. 蛇毒对血小板的影响

血小板膜表面有许多受体，如 GPIb-V-IX、GPVI、5HT2A、TP、α_{2A}、蛋白酶活化受体（PARs）、P_2Y_1、P_2Y_{12} 和整合素等，这些受体是血小板在凝血过程中发挥作用的基础。血小板中的颗粒含有丰富的炎症介质，其在炎症和凝血过程中起着非常复杂的相互作用。蛇毒对血小板的影响主要通过四个方面完成：①结合或降解血管性血友病因子（von willebrand factor，VWF）或血小板受体，如 $\alpha_2\beta_3$ 整合素；②蛇毒去纤酶/类凝血酶活化血小板蛋白酶激活受体（PAR）；③调节二磷酸腺苷（ADP）释放；④调节血栓素 A_2（TXA_2）的形成。蛇毒成分对血小板的抑制和活化都会产生毒液诱导的凝血功能障碍，而血小板的消耗，可导致明显的血小板减少症。许多凝血因子通过血小板表面糖蛋白受体或血浆磷脂与活化的血小板糖蛋白 IIb/IIIa 受体结合，调节血小板黏附和聚集，在凝血过程中发挥作用。很多蛇毒成分对血小板有影响，如 C 型凝集素、去整合素、蛋白酶类、5'-核苷酸酶、L-氨基酸氧化酶和 PLA_2 等，其通过抑制或活化作用，促进或抑制血小板聚集。表 6-17 为常见蛇毒蛋白对血小板功能的影响。

表 6-17 常见蛇毒蛋白对血小板功能的影响

蛋白家族	蛇毒蛋白	生物活性
磷脂酶 A_2	$BpPLA_2$-TXI、$BmooPLA_2$、BmooTX-I、BE-I-PLA$_2$、BthA-I-PLA$_2$、BJ-PLA$_2$	抑制聚集
	Bothropstoxin-II（BthTX-II）	促进聚集
丝氨酸蛋白酶	BpirSP27、BpirSP41、TLBm、PA-BJ、Bothrombin、血小板素、Cerastotin、Cerastocytin	促进聚集
金属蛋白酶	Bar-I、Blath1、BmooMPa-II、Atrolysin、Jararhagina	抑制聚集
	重组 Albocollagenase	促进聚集
去整合素	Insularin、Leucurogin、Leberagin-C、Jerdonin、Jerdonatin	抑制聚集
L-氨基酸氧化酶	CC-LAAO、Bp-LAAO、NA-LAAO、BmooLAAO-I、BpirLAAO-I、TM-LAO	促进聚集
	Bl-LAAO、ABU-LAO、M-LAO	抑制聚集
C 型凝集素样蛋白	Sochicetin-A、EMS16	抑制聚集
	Jerdonuxin、Mucetin、Bitiscetin、Botrocetin、Aggretin、Convulxin	促进聚集
5'-核苷酸酶	VI5'NT	抑制聚集

资料来源：DE QUEIROZ M R, DE SOUSA B B, DA CUNHA PEREIRA D F, et al. The role of platelets in hemostasis and the effects of snake venom toxins on platelet function. Toxicon, 2017, 133: 33-47.

C 型凝集素通过与 VWF 或血小板表面受体（如 GPIb、$\alpha_2\beta_1$ 和 GPVI）结合活化血小板，促进血小板聚集。如矛头蝮毒蛋白和鼓腹巨蝰毒蛋白与 VWF、GPIb 形成三分子复合物，进而活化血小板；alboaggregin-A、alboluxin 和 convulxin 与 GPIb 结合而活化血小板；echicetin 特异性地与血小板 PGIb 结合，阻断血小板与 VWF 和凝血酶相互作用；aggretin 和 bilinexin 通过与 $\alpha_2\beta_1$ 和 GPIb 结合活化血小板；convulxin、stejnulxin 和 ophioluxin 通过与 GPVI 结合活化血小板。

蛇毒蛋白酶是一组直接作用于血小板的类凝血酶，其活化血小板的效应是通过裂解血小板 PAR 受体或与血小板表面受体 GPIb 结合而起效；cerastocytin 就有类似凝血酶的作用。这种活性可被抗体（抗蛇毒血清）抑制，抗体通过与血小板表面的凝血酶结合部位 GPIb 竞争性结合，进而抑制蛋白酶活性使血小板聚集。某些金属蛋白酶与血小板表面胶原或胶原受体结合，可抑制血小板聚集，如 jararhagin 与 α_2 结合、catrocollastatin 和 crovidisin 与胶原结合、kaouthiagin 裂解 VWF、mocarhagin 和 triflamp 裂解 GPIb、crotalin 同时裂解 VWF 和 GPIb；也有蛇毒金属蛋白酶与受体结合而活化血小板，如白唇竹叶青毒素 alborhagin 通过与 GPVI 结合而活化血小板。

PLA_2 通过 3 种机制影响血小板功能，一是通过裂解血小板膜磷脂，释放花生四烯酸及其代谢产物如血栓素 A_2，诱导血小板聚集；二是通过裂解产物抑制血小板聚集，某些磷脂酶对血小板有双相作用，第一相是逆转血小板聚集，第二相是通过花生四烯酸、ADP 或胶原抑制血小板聚集。眼镜王蛇的 PLA_2 有较强的血小板抑制活性，但这种作用仅部分利用 PLA_2 的酶活性，另一部分是利用细胞形态架构的急剧变化，其抗血小板部位发生在 PLA_2 的胰环；伊澳蛇也是通过诱导血小板形态改变而发挥抗血小板活性。巴西矛头蝮蛇和铜头蝮蛇毒素 bothropstoxin-II（BthTX-II）主要促进血小板聚集，巴西矛头蝮蛇的 BthA-I-PLA_2、红黑矛头蝮的 BE-I-PLA_2 等主要抑制血小板聚集。

5'-核苷酸酶活性主要存在于蝰蛇科毒液中，竹叶青蛇毒液中含分子量为 74 kDa 的热稳定型单链 5'-核苷酸酶。在兔富血小板血浆中，5'-核苷酸酶可通过 ADP、花生四烯酸钠或胶原诱导血小板聚集抑制效应，这很大可能是由产生 ADP 和腺苷所致。这种活性可被 Zn^{2+} 或 Co^{2+} 增强，但也可被乙二胺四乙酸（EDTA）抑制，典型的是山蝰毒素 VL5'NT，其通过胶原或 ADP 诱导作用抑制血小板聚集。

L-氨基酸氧化酶（LAAO）是同源二聚体黄素酶，催化 L-氨基酸底物氧化脱氨转化为 α-酮酸、氨和过氧化氢，产生活性的主要是其代谢产物 H_2O_2。原矛头蝮蛇 LAAO 通过抑制 ADP 诱导血小板聚集，白眉蝮蛇和孟加拉眼镜蛇 LAAO 可抑制活化剂或剪应力诱导的血小板聚集，白眉蝮蛇、眼镜王蛇、矛头蝮蛇、菜花烙铁头蛇等的 LAAO 通过产生 H_2O_2 诱导人血小板聚集。蛇毒成分复杂多样，对血小板的促进或抑制作用也纷繁复杂，图 6-8 为常见蛇毒蛋白对血小板的影响机制。

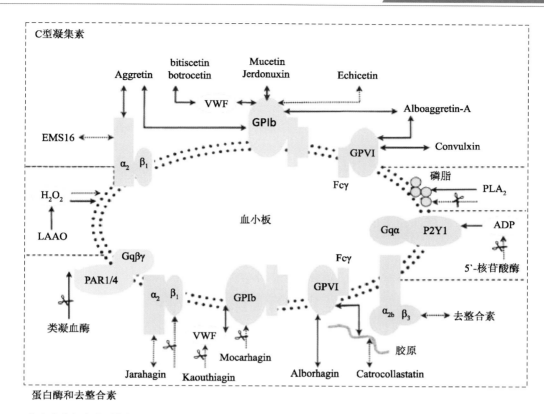

每个虚线框内分别代表 C 型凝集素、LAAO、蛋白酶和去整合素、5'-核苷酸酶、PLA₂ 等的毒素成分及作用；双前头为结合，单前头为酶裂解，直线为活化，虚线为抑制。

图 6-8　蛇毒蛋白对血小板的影响

六、心血管毒性机制

1. 蛇毒对心脏毒性机制

对人体有害的毒蛇主要有三大类，即眼镜蛇科、蝰蛇科和游蛇科的部分蛇种。每种毒蛇的毒液均含有数十种不同的毒素成分，各种毒液注入机体后会产生不同的中毒综合征，其中一些成分可专门调节特定的生物学过程，如凝血、血压调节、炎症、神经功能和肌电活动。蛇毒主要成分是磷脂酶 A₂、三指毒素、蛇毒金属蛋白酶和蛇毒丝氨酸蛋白酶等，其中磷脂酶 A₂ 几乎在所有毒蛇的毒液中存在，其有心脏毒性作用、血管松弛或舒张血管效应，并可与其他毒素成分（如钠尿肽、缓激肽增强肽、血管内皮生长因子、蛇毒金属蛋白酶和蛇毒丝氨酸蛋白酶等）一起诱发低血压。三指毒素是非酶蛋白，主要存在于眼镜蛇科毒液中，黑曼巴蛇毒液中的 3FTx 毒素成分钙化肽和 FS2 可阻滞 L 型钙通通道，导致血管平滑肌松弛，产生低血压、血管松弛或舒张效应；另一种 3FTx 成分毒蕈碱毒素 α 是 α2B 肾上腺素受体的有效拮抗剂，可产生降压作用；孟加拉眼镜蛇母液中纯化的低分子量 3FTx 成分 KT-6.9 可抑制血小板聚集，主要由活化血小板表面 ADP 受体所致。蛇毒丝氨酸蛋白酶和蛇毒金属蛋白酶则主要影响出血和凝血功能，导致凝血功能障碍即 VICC 和血栓性微血管病（TMA），后者反过来又可能加重三指毒素的低血容量效应。VICC 是毒液成分引起凝血功能障碍的主要形式，可下调凝血途径，并可能导致血管收缩、微血栓形成、微血管病性溶血性贫血和血小板减少症等。TMA 通常由 VICC 引起，也可独立存在，可能是由毒液暴露引起的内皮损伤所致。纤溶酶具有纤溶活性和抑制血小板聚集作用。钠尿肽可松弛血管，产生低血压，具有增加一氧化氮产生和心血管保护作用等。其他如缓激肽增强肽主要产生低血压效应，美洲矛头蝮毒的缓激肽增强肽已被开发成药物（卡托普利/依那普利），其通过抑制血管紧张素产生降压作用；富含半胱氨酸的分泌蛋白有抑制高钾诱导的心脏收缩作用；去整合素是非酶小分子蛇毒肽成分，是高效和选择性的 GPⅡb-Ⅲa 拮抗剂，可抑制血小板聚集等。锯磷蝰蛇的蛇毒内皮生长抑制因子已被开发成抗栓药替罗非班，斑背响尾蛇毒素 Barbourin 被开发成抗栓药依替巴肽；巴西矛头蝮蛇毒类凝血酶可裂解纤维蛋白原 A-α 亚单位，已被开发成降纤药巴曲酶等。

总之，蛇毒对心脏的特殊电生理改变、冠状动脉和心肌损害机制研究相对较少，可能有以下 6 种机制（图 6-9）：①毒素对心肌细胞膜的直接损伤作用；②毒素介导的心律失常；③继发于高凝状态的冠状动脉综合征；④毒素诱发的冠状动脉痉挛；⑤急性肾衰竭后的高钾血症；⑥对毒液过敏引起的炎症过程等。

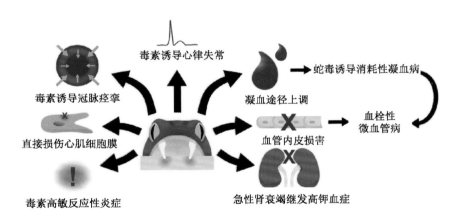

图 6-9 蛇毒相关性心血管损害的病理生理机制

［资料来源：LIBLIK K, BYUN J, SALDARRIAGA C, et al. Neglected tropical diseases and other infectious diseases affecting the heart（the NET-Heart project）. Snakebite envenomation and heart：systematic review. Curr Probl Cardiol, 2022, 47（9）：100861.］

2. 蛇毒致低血压机制

蛇毒中含有种类非常丰富的毒素成分，如蛇毒缓激肽增强肽（富含脯氨酸的寡肽）、利钠肽、磷脂酶 A_2、丝氨酸蛋白酶和血管内皮生长因子等，均有心血管相关活性，还有一些肝素结合降压因子、三指毒素和 5' 核苷酸酶也能发挥降血压活性。这些蛇毒成分通过多种途径促进血管舒张、抑制收缩，产生降压效应（图 6-10）。蛇毒缓激肽增强肽可

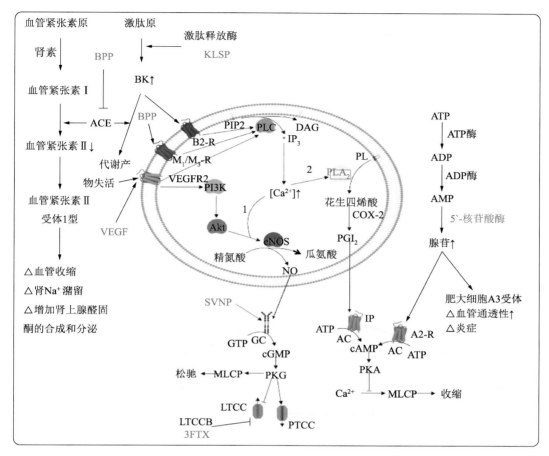

BPP，蛇毒缓激肽增强肽；KLSP，蛇毒激肽释放酶样蛋白；BK，缓激肽；ACE，血管紧张素转换酶；ATP，三磷酸腺苷；ADP，二磷酸腺苷；AMP，单磷酸腺苷；PIP2，磷脂酰肌醇；B2-R，缓激肽受体 B2；M_1/M_3-R，毒蕈碱 M_1/M_3 受体；VEGF，蛇毒血管内皮生长因子；VEGFR2，血管内皮生长因子受体 2；PLC，磷脂酶 C；DAG，甘油二酯；IP_3，三磷酸肌醇；PI3K，磷酸肌醇 3 激酶；A2-R，腺苷 A2 受体；AC，腺苷酸环化酶；Akt，蛋白激酶 B；eNOS，内皮型一氧化氮合酶；NO，一氧化氮；PLA_2，蛇毒磷脂酶 A_2；PL，磷脂；COX-2，环氧酶-2；PGI2，前列环素 I2；SVNP，蛇毒钠尿肽；GTP，鸟苷三磷酸；GC，鸟苷酸环化酶；cAMP，环磷酸腺苷；cGMP，环磷酸鸟苷；PKG，蛋白激酶 G；MLCP，肌球蛋白轻链磷酸酶；LTCC，L 型钙通道；LTCCB，L 型钙通道阻滞剂；PTCC，C 型钙通道；IP，前列环素受体；PKA，蛋白激酶 A；MLCP，肌球蛋白轻链激酶；3FTx，三指毒素。

图 6-10 蛇毒致低血压的机制

[资料来源：PÉTERFI O, BODA F, SZABÓ Z, et al. Hypotensive snake venom components-a mini-review. Molecules, 2019, 24 (15)：2778.]

抑制血管紧张素转换酶，一方面导致血管紧张素Ⅱ降低，产生血管舒张；另一方面导致激肽代谢失活减少。蛇毒激肽释放酶样蛋白活化释放酶，可促进激肽产生增加，进而产生舒张血管、降低血压、调节局部血流和增加血管通透性、促进体液渗出、参与局部的炎症反应并影响细胞增殖等作用。蛇毒 5'-核苷酸酶可作用于 ATP 代谢途径，导致腺苷产生增多；其与腺苷 A3 受体结合，可导致肥大细胞脱颗粒、血管透通性增加和局部炎症效应、血管外渗增加、有效容量相对减少；其与腺苷肌细胞表面的 A_2 受体结合，可促进蛋白激酶增加、肌收缩作用减弱；蛇毒 PLA_2 通过促进花生四烯酸代谢使前列环素 I2 增加，从而促进蛋白激酶增加；蛇毒缓激肽增强肽和血管皮内生长因子，可促进磷脂酶 C 和磷脂酰肌醇 3 激酶增加，并经蛋白激酶 B 促进内皮型一氧化氮合酶活化、一氧化氮增加，使血管松弛，同时可促进鸟苷三磷酸代谢、蛋白激酶 G 活化、肌肉松弛；三指毒素可活化 L 型钙离子通道，促进钙离子内流，产生肌内弛缓等。

七、肾毒性机制

肾损害是毒蛇咬伤重要并发症之一，蛇咬伤相关性肾损害的发生率为 1.4% ~ 28%，死亡率为 8% ~ 39%，蛇毒诱发的急性肾损伤是主要原因。急性肾损伤是毒蛇咬伤后全身致命性伤害之一，多继发于眼镜蛇科和蝰蛇科的毒蛇咬伤，15% ~ 55% 的患者需要肾替代治疗。蛇毒中酶类毒素会导致各种类型肾细胞的损伤，包括肾小球、肾小管间质和肾血管系统等的损害。这种肾损伤的发病机制是多因素的，包括：①蛇毒的直接肾细胞毒性作用；②继发于全身性出血和毛细血管渗漏综合征引起的肾血流量减少所产生的缺血效应（如低血容量或低血压）；③蛇毒金属蛋白酶等对肾小球基底膜蛋白的水解和降解；④肾微血管中微血栓的沉积（血栓性微血管病或弥散性血管内溶血）；⑤血管内溶血或全身性肌毒性（如横纹肌溶解）；⑥肾小管中大量肌红蛋白的积聚和补体活化等。这些损伤因素单独或联合作用，可造成肾功能损害（图 6 – 11）。

病理学可发现急性肾小管坏死、不同程度的肾皮质坏死等，血栓阻塞肾小血管是肾皮肤坏死的主要原因。一组 44 例蛇咬伤相关性急性肾损伤肾脏活检显示，急性肾小管坏死占 73%，急性肾皮质坏死占 27%。临床表现为血尿、蛋白尿、肌红蛋白尿（褐尿或黑尿）、少尿甚至无尿等，严重者可致不可逆性肾功能衰竭。引起急性肾损伤的主要是蝰蛇科蛇毒，血液毒性和肌毒性是主要致病毒素。泰国一项比较幼年、亚成年、成年圆斑蝰蛇实验兔肾脏病理生理学的研究发现，幼年圆斑蝰蛇毒液中 PLA_2、SVMP 和 SVSP 的浓度更高，亚成年和成年圆斑蝰蛇毒液中 LAAO、PDE、KSPI、DIS 和内皮生长因子的浓度更高，中毒后的肾功能改变取决于不同毒液成分的协同作用或不同蛇龄毒液中酶和非酶蛋白浓度之间的不成比例表达，即幼鱼毒液中酶毒素蛋白比例高、肾毒性更大。常见致伤毒蛇包括圆斑蝰蛇（或罗素蝰）、锯鳞蝰蛇、瘤鼻蝮蛇、矛头蝮蛇、鼓蝮蛇亚蝮、响尾蛇、虎蛇、褐蛇、眼镜蛇、太攀蛇、海蛇、棕伊澳蛇、澳东蛇和东部小眼蛇等，在我国引起急性肾损害的主要是泰国圆斑蝰蛇。

斯里兰卡一组 54 例毒蛇咬伤相关急性肾损伤患者，平均年龄 50 岁，男性占 72%（39 例），圆斑蝰蛇咬伤占 28%（15 例）、瘤鼻蝮蛇咬伤约 24%（13 例），37%（20 例）在 1 年内进展为慢性肾病，剩余 63% 的患者康复。印度一组 769 例毒蛇咬伤患者中，20.7%（159 例）发生急性肾损伤，其中 70.4% 为男性，病死率为 9.4%；回归分析发现休克（*OR* 51.949, 95% *CI* 4.297 ~ 628.072）和血小板减少（*OR* 27.248, 95% *CI* 3.276 ~ 226.609）可作为死亡的预测因子；43 例跟踪（30.4 ± 15.2）个月，48.8% 的患者发生

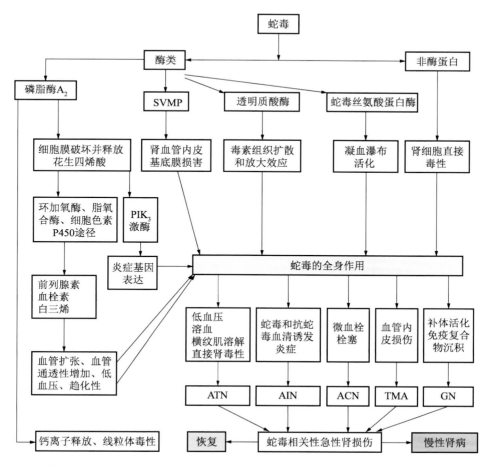

SVMP，蛇毒金属蛋白酶；ATN，急性肾小管坏死；AIN，急性间质性肾炎；ACN，急性肾皮质坏死；TMA，血栓性微血管病；GN，肾小球肾炎。

图 6-11 蛇毒诱发急性肾损伤的机制

[资料来源：SARKAR S, SINHA R, CHAUDHURY A R, et al. Snake bite associated with acute kidney injury. Pediatr Nephrol, 2021, 36（12）：3829-3840.]

不良肾脏预后，如肾小球滤过率 GFR <60 mL/（min·1.73 m²）或新发高血压或高血压前期或尿蛋白-肌酐比值 >0.3；老年和长期透析与不良肾脏预后有相关性。一组涉及缅甸 3 家医院共 300 例毒蛇咬伤患者，其中 174 例可确定致伤蛇种（147 例拉塞尔蝰蛇、20 例眼镜蛇、16 例竹叶青蛇和 1 例海蛇），中位年龄 31 岁，男性占 78.7%；140 例急性肾损伤，128 例尿量减少，112 例少尿（87.5%），16 例无尿（12.5%）；52 例（37.1%）住院过程中发展为急性肾损伤，其中 48 例在入院 48 小时内出现急性肾损伤，22 例死亡（占急性肾损伤总数的 19.3%），69 例需要透析治疗（占总急性肾损伤的 49.3）。我国致急性肾损伤的毒蛇主要是泰国圆斑蝰蛇，初步统计 61 例泰国圆斑蝰蛇咬伤患者，近 90% 有不同程度肾脏损害，其中 70.5%（43 例）发生典型急性肾损伤，41% 有肉眼血尿，86.9%（53 例）有镜下血尿，54 例（88.5%）蛋白尿，34

（55.7%）需要血液净化治疗。

蛇毒相关性急性肾损伤的预后包括完全康复、部分恢复（非透析的慢性肾病）、未恢复（进展为终末期肾病或肾衰竭需持续透析状态）和死亡。未恢复的主要原因是弥漫性肾皮质坏死和血栓性微血管病，部分恢复主要由肾皮质片状坏死所致。

八、细胞毒作用

细胞毒素（cytotoxins，CTX）是非酶促三指毒素（3FTx）家族中必不可少的一类，普遍存在于眼镜蛇毒液中。眼镜蛇细胞毒素是一大类含 60 ~ 62 个氨基酸残基的小分子（分子量 < 20 kDa）的酶和非酶毒素，占眼镜蛇毒素蛋白的 40% ~ 60%，在眼镜蛇毒液诱导的毒性中，发挥了非常重要的毒性效应，突出表现为皮肤坏死。亚洲和非洲不同地区眼镜蛇毒素蛋白中细胞毒素相对含量（%）的研究发现，相对含量最低的是中国台湾的孟加拉眼镜蛇毒（约 13%）（图 6 - 12A），相对含量最高的是尼日利亚的非洲黑颈喷毒眼镜蛇（约 73%）（图 6 - 12B），非洲地区眼镜蛇的细胞毒素相对含量［平均约为（61.1% ±12%）］超过亚洲地区眼镜蛇［平均为（38.8% ±17.2%）］，而中国本土中华眼镜蛇毒素蛋白中细胞毒素相对含量近 65%。

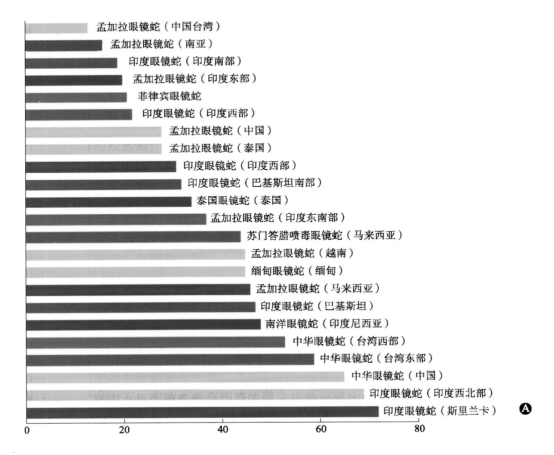

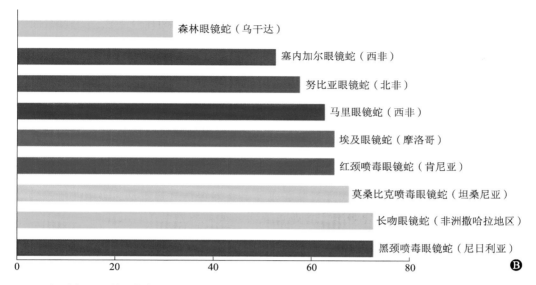

A. 亚洲不同地区眼镜蛇毒素蛋白中细胞毒素相对含量对比（％）；B. 非洲不同地区眼镜蛇毒蛋白中细胞毒素相对含量对比（％）。

图 6-12　亚洲和非洲不同地区眼镜蛇毒素蛋白中细胞毒素相对含量（％）

[资料来源：KALITA B, UTKIN Y N, MUKHERJEE A K. Current insights in the mechanisms of cobra venom cytotoxins and their complexes in inducing toxicity：implications in antivenom therapy. Toxins（Basel），2022, 14（12）：839.]

印度眼镜蛇毒 CTX1 通过 3FTx 环 Ⅱ 的"头沟"和"环沟"与红细胞膜相互作用；$CT_{13}Nn$ 插入脂质膜过程中环 Ⅱ 从"水"构象到"膜"构象的转变；CTX_2a 与 PLA_2 和神经毒素形成复合物，并通过 PLA_2 与波形（纤维）蛋白特异性结合进入细胞。中亚眼镜蛇毒 CT1 主要通过环 Ⅰ 的末端或环 Ⅰ 和 Ⅱ 的两端插入脂膜使肌肉收缩，在细胞膜中形成非选择性孔，促进 Ca^{2+} 流入和刺激心肌细胞挛缩，改变线粒体通透性和信号传导，最终导致线粒体断裂和刺激内在细胞凋亡。CT2 通过环 Ⅰ 的浸渍插入脂质膜使肌肉收缩，在细胞膜中形成非选择性孔，促进 Ca^{2+} 的流入和刺激心肌细胞挛缩，改变线粒体通透性和信号传导，最终导致线粒体断裂和刺激内在细胞凋亡、溶酶体膜通透性和组织蛋白酶 B 的酶活性增加和肌坏死。埃及眼镜蛇毒的 NHV-Ⅰc 改变线粒体通透性和信号传导，导致线粒体断裂并刺激内在细胞凋亡。苏门答腊眼镜蛇的 SumaCTX 改变线粒体通透性和信号传导，导致线粒体断裂并刺激内在细胞凋亡，同时肽基－脯氨酰异构酶和热休克蛋白的上调可导致坏死性凋亡。黑颈喷毒眼镜蛇毒中含有 CTX 和 PLA_2 的 RP-HPLC 碎片，可诱发皮肤坏死。孟加拉眼镜蛇毒的 NK-CT1 与寡核苷酸－人 DNA 拓扑异构酶 Ⅱα 复合物的相互作用可抑制细胞生长，促进细胞周期阻滞于亚 G1 期。

中华眼镜蛇（舟山眼镜蛇）的局部组织坏死是临床棘手的问题，缘于其毒液中的细胞毒性，如心脏毒素 1/CTX1 使 FasL 和 Fas 受体表达上调，可导致外源性细胞凋亡、溶酶体膜通透性和组织蛋白酶 B 的酶活性增加和肌坏死。CTX A_2 与细胞膜低硫酸化肝素结构域的相互作用可产生内化效应。CTX A_4/CTX_4 与细胞膜低硫酸化肝素结构域的相互作用可产生内化效应；L-型钙通道对 Ca^{2+} 内流的激活，随后可激活钙依赖性心肌细胞收缩，诱导线粒体通透性改变，产生活性氧自由基、细胞色素 C 释放从而激活内在细胞凋亡。心脏毒素Ⅲ/CTX3 可诱导细胞周期阻滞于亚 G1 期，细胞周期蛋白 A 和 B1、Cdc25C 和 Cdk1 表达下调，促凋亡蛋白（Bad、Bax、核酸内切酶 G）的上调和抗凋亡蛋白（Mcl-1、Bcl-2、Bcl-XL、凋亡抑制蛋白和 XIAP）下调，导致内在凋亡；诱导线粒体通透性改变，产生活性氧自由基、细胞色素 C 释放从而激活内在细胞凋亡；诱导 Ca^{2+} 内流、AMPK 磷酸化、线粒体断裂、细胞色素 C 释放和内在凋亡。含有 CTX 异构体的 RP-HPLC 碎片可促进皮肤坏死。

细胞毒性有利于毒蛇自身吞噬食物后促进消化，除了眼镜蛇毒素可产生细胞毒作用外，蝰蛇科毒蛇也有产生这种效应的毒素成分，主要包括严重的肌肉损伤和血管损伤，进而产生局部组织严重坏死，可深达肌层，部分可导致气性坏疽，这也是导致受害者截指或截肢的重要原因。现有研究表明，蛇毒金属蛋白酶、凝集素和磷脂酶在蛇的细胞毒性损伤中也起着重要作用。细胞毒性可能导致神经毒性症状、细胞形态变化或细胞死亡，其机制可能包括心肌细胞的去极化、血小板聚集的抑制、红细胞的裂解、对膜结合酶的干扰、细胞学变化和细胞凋亡（正常细胞的程序性死亡而无损伤）。如蛇毒金属蛋白酶（SVMP）可产生局部和全身性组织损伤，主要作用包括促进细胞凋亡、肌坏死、血管通透性增加（产生水肿）、水疱形成、凝血障碍和出血等。PLA_2 既有神经毒性，也有肌毒性（包括肌坏死作用），可产生血液毒性、溶血、出血和组织损毁等。分泌型 PLA_2 是水溶性酶类，能通过 Ca^{2+} 介导的途径水解磷脂，产生溶血磷脂和游离脂肪酸，细胞膜磷脂的脂解可影响细胞通透性，加上溶血磷脂和游离脂肪酸的炎症效应等，可促进组织坏死。L 氨基酸氧化酶（LAAO）是蛇毒（尤其蝰蛇毒）中含量丰富的黄素酶，能促进 L-氨基酸的氧化脱氨反应，产生 α-酮酸、氨和过氧化氢，促进氧化应激，进而改变细胞膜通透性，影响或损伤核酸、蛋白质和质膜，致细胞死亡或凋亡等。透明质酸酶被称为"传播因子"，其能通过降解血管周围的细胞外基质和结缔组织透明质酸（一种广泛分布于软组织细胞外基质中的高分子量糖胺聚糖），来促进毒液的传播，从而促进和加重组织坏死。因此，早期使用足量抗蛇毒血清有利于防止蛇毒的细胞毒坏死效应，避免严重截指或截肢等。

九、局部损害机制

蛇毒诱导的局部组织损害可见于眼镜蛇科和蝰蛇科毒蛇，主要是蝰蛇科毒蛇。人们对蛇毒诱导的局部组织损伤发病机制已有较全面的认识，虽然仍有许多细节未能完全被阐明，但已揭示了局部肌肉组织、脉管系统、神经和皮肤中发生的内外源性病理生理改变（图 6-13），其中 SVMP（图 6-14）和磷脂酶 A_2 发挥重要作用。

1. 急性肌损害（肌坏死） 骨骼肌局部降解或肌坏死是毒蛇咬伤后组织损伤最棘手的问题之一，也是造成永久性后遗症的重要原因。这种毒性效应主要由"肌毒素"在肌肉纤维中的直接作用所致，而这类肌毒素大多是 PLA_2 或 PLA_2 同系物，二者结构相同，

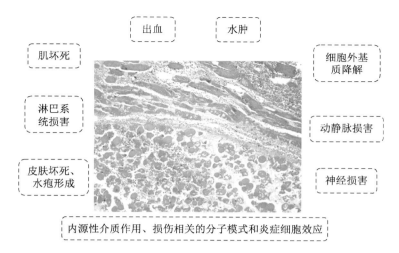

图片中显示矛头蝮蛇注射 3 小时后骨骼肌坏死和出血。

图 6-13 毒蛇注入后肌肉组织中发生的主要局部病理事件

[资料来源: GUTIÉRREZ J M, RUCAVADO A, ESCALANTE T, et al. Unresolved issues in the understanding of the pathogenesis of local tissue damage induced by snake venoms. Toxicon, 2018, 148: 123-131.]

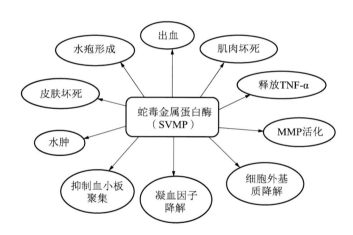

图 6-14 SVMP 在局部组织损害中的作用示意

[资料来源: GUTIÉRREZ J M, RUCAVADO A. Snake venom metalloproteinases: their role in the pathogenesis of local tissue damage. Biochimie, 2000, 82 (9/10): 841-850.]

但由于催化位点和钙结合环中关键氨基酸的取代而缺乏酶活性；其他类型的肌毒素包括眼镜蛇毒液中的三指毒素家族、响尾蛇毒液中的小分子肌毒素等。这些肌毒素通过破坏质膜的完整性来影响肌肉纤维，要么通过膜磷脂的酶水解（如 Asp49-PLA$_2$s），要么通过基于膜双层的渗透和破坏的独立催化机制，由位于 Lys-49-PLA$_2$ 的 C 末端区域和邻近分子区域的疏水性和阳离子残基簇渗透和分解同系物。一旦质膜被破坏，一系列快速的细胞内退行性病变接踵而至，其中大部分继发于钙内流，如线粒体损伤、肌丝过度收缩以及细胞内钙依赖性蛋白酶和 PLA$_2$ 的激活等。在过度收缩时，肌原纤维降解就开始了，先是内源性肌肉蛋白酶（钙蛋白酶）降解特定的细胞骨架蛋白，随后在中性粒细胞和巨噬细胞到达时，这些炎症细胞的蛋白酶导致肌动蛋白和肌球蛋白的广泛降解，从而导致肌坏死。当然，缺乏酶活性的 PLA_2 同系物中，肌毒性结构的决定因素还有待探讨，且肌毒素结合质膜中"受体"的性质还不确定。另外，肌毒素在内吞作用后或膜破裂后到达细胞质时，是否也会诱导细胞内细胞器的损伤也不明确。

2. 微血管破坏引起出血 局部出血是蝰蛇科毒蛇最常见的中毒表现。目前已经发现有几种原因：①微血管损伤的主要部位是毛细血管网，但小静脉也会受到影响；②在超微结构上，主要机制是出血，即内皮细胞被破坏，并通过受损细胞外渗发生；③SVMP 不会直接损害内皮细胞，而是通过削弱毛细血管壁来发挥作用，从而导致循环中正常运行的生物物理力（即静水压力和剪切应力）引起血管扩张或膨胀；④毛细管壁的机械稳定性减弱，可能是由于基底膜的关键成分被酶水解；⑤除了金属蛋白酶结构域外，P-Ⅱ 和 P-Ⅲ 型 SVMP 还具有结构域，能够与微血管中的靶位点结合，因此具有更高的诱导出血的能力。

基底膜中出血性 SVMP 关键底物可能是 Ⅳ 型胶原，其水解可导致血管壁弱化，当然其他成分的降解（如基底膜蛋白多糖）可能也牵涉其中。因此，推测基底膜机械相关成分的这种裂解，是微血管损伤和外渗发生的决定因素。研究也观察到，出血性 SVMP 切割内皮细胞中的低密度脂蛋白相关受体 5 和低密度脂蛋白相关受体 6（LRP 5/6），可导致 VE 钙黏蛋白和 g-连环蛋白重新定位，从而导致细胞间的连接开放和外渗，这也可能是出血机制，尚不确定是否两种机制共存。

3. 皮肤损害和水疱形成 水疱形成和溃疡也是蝰蛇科毒蛇咬伤中毒的常见表现。出血性 SVMP，特别是 P-Ⅰ 型 SVMP，在小鼠实验中被发现真皮和表皮的分离，以及临床病例中描述的溃疡；免疫组化显示层粘连蛋白在真皮－表皮之间部分丢失，在表皮中观察到 TUNEL 阳性角质形成细胞。前一种观察结果，以及在注射 P-Ⅰ 型 SVMP 的小鼠皮肤切片后收集的渗出物中，检测到基底膜蛋白片段的存在，说明真皮－表皮间蛋白质的水解是水疱形成的最可能原因。但决定真皮和表皮分离的关键基底膜成分仍然未知。此外，TUNEL 阳性角质形成细胞的丰度表明表皮细胞中存在细胞凋亡，提示细胞凋亡可能继发于角质形成细胞膜蛋白的裂解，其原因可能是整合素或是基质黏附位点的丧失等。

非洲喷毒眼镜蛇和莫桑比克射毒眼镜蛇等多种眼镜蛇毒素诱发的皮肤坏死，通常可演变为与挛缩或广泛纤维化相关的永久后遗症，三指毒素家族的细胞毒素可能是导致起疱和坏死的主要因素，但尚不清楚皮肤中的炎症反应是否也会导致这种病理，原因在于这些患者静脉中的 SVMP 含量非常低。

4. 细胞外基质降解 生物化学、组织学、超微结构和免疫组织化学证据表明，注射毒素后细胞外基质结构发生了广泛变化，这可能主要取决于 SVMP 的直接作用，原因在于 SVMP 能够切割许多细胞外基质（ECM）蛋白和透明质酸酶。然而，由于组织损伤会诱导强烈的炎症反应，内源性蛋白酶（如基质金属蛋白酶）是否有关仍然未知。

5. 淋巴管和动静脉损害 蛇毒对淋巴管的作用仍未被充分探明，从三色矛头蝮蛇毒液中提取的肌毒素，会导致小鼠肠系膜中收集淋巴管的管腔变小、淋巴流减慢或停止，这种作用可能是淋巴管壁平滑肌细胞收缩引起的，也是由肌毒素对这些细胞的作用所致。蛇毒诱导的组织损伤也会影响动静脉。蝰蛇科蛇毒的动物研究显示，蛇毒会引起动脉损害，包括破坏内皮细胞、血栓形成和膜平滑肌纤维坏死等，但目前对蛇毒致动静脉损害机制所知甚少，肌毒性 PLA$_2$ 在平滑肌细胞培养中有细胞毒性作用，提示其可能是动脉中层膜损伤的原因。当然，SVMP 也可能改变血管内膜；毒液对静脉的作用，如对内膜的损伤及血栓形成的研究很少。

6. 肌内神经损害 有人认为，由于大多数蝰毒毒液不含神经毒素，不会影响神经，但组织病理学观察发现，蝰科毒素注射后肌内神经有损伤，研究显示，这可能与 SVMP 和肌毒性 PLA$_2$ 共同作用有关，且毒素也会影响 Schwann 细胞。是否有蛇毒诱导血管损害从而导致组织缺血，进而影响神经，也不得而知。

7. 炎症和 DAMPs 在蛇毒诱导的病理改变中的作用 研究发现，蛇毒具有促炎活性。毒蛇毒液在肌肉组织中的作用，为复杂的炎症反应奠定了基础。这种炎症反应涉及大量炎性介质的合成和释放，以及固有免疫细胞的激活、白细胞和巨噬细胞的浸润，是由受损组织中释放趋化物质所致。由于各种介质的作用，血管通透性增加，促进水肿形成，而这种影响具有多种病理生理学意义，如低血容量和肌肉间质压力的增加等。同样，部分炎性介质与致痛效应有关。

正常的炎症反应为受损组织的修复和再生过程奠定了基础，但如果调节不当，也可能导致病理性改变。关于矛头蝮蛇毒素的研究表明，中性粒细胞、细胞因子和一氧化氮不会导致局部肌肉坏死和出血，但对其他蛇毒所知甚少。

损伤相关的分子模式分子（DAMPs）在组织损伤和炎症中可能发挥作用，对从注射矛头蝮蛇毒液的肌肉组织中收集的渗出物进行蛋白质组学分析发现，存在大量的 DAMPs。此外，矛头蝮蛇和南美响尾蛇毒液可从受损组织中释放"危险信号"，如细胞色素 C 和线粒体 DNA，这些内源性分子的释放在蛇毒相关的炎症过程中发挥重要作用，而且可能与组织损害有关。另外，肌毒性 PLA$_2$ 可诱导巨噬细胞活化，且矛头蝮蛇毒具有引起肥大细胞脱颗粒等作用。当然，炎症在蛇毒相关性组织损害中，是敌是友还有待进一步研究。

（赖荣德）

参考文献

1. KUNALAN S, OTHMAN I, SYED HASSAN S, et al. Proteomic characterization of two medically important malaysian snake venoms, calloselasma rhodostoma (Malayan Pit Viper) and ophiophagus hannah (King Cobra). Toxins (Basel), 2018, 10(11): 434.

2. GOPAL G, MURALIDAR S, PRAKASH D, et al. The concept of big four: road map from snakebite epidemiology to antivenom efficacy. Int J Biol Macromol, 2023, 242(Pt 1): 124771.

3. TASOULIS T, ISBISTER G K. A current perspective on snake venom composition and constituent protein families. Arch Toxicol, 2023, 97(1): 133-153.

4. OLIVEIRA A L, VIEGAS M F, DA SILVA S L, et al. The chemistry of snake venom and its medicinal potential. Nat Rev Chem, 2022, 6(7): 451 – 469.

5. CASEWELL N R, HUTTLEY G A, WÜSTER W. Dynamic evolution of venom proteins in squamate reptiles. Nat Commun, 2012, 3: 1066.

6. WAHEED H, MOIN S F, CHOUDHARY M I. Snake venom: from deadly toxins to life-saving therapeutics. Curr Med Chem, 2017, 24(17): 1874 – 1891.

7. MUNAWAR A, ALI S A, AKREM A, et al. Snake venom peptides: tools of biodiscovery. Toxins (Basel), 2018, 10(11): 474.

8. GUTIÉRREZ J M, ALBULESCU L O, CLARE R H, et al. The search for natural and synthetic inhibitors that would complement antivenoms as therapeutics for snakebite envenoming. Toxins (Basel), 2021, 13(7): 451.

9. OLAOBA O T, KARINA DOS SANTOS P, SELISTRE-DE-ARAUJO H S, et al. Snake venom metalloproteinases (SVMPs): a structure-function update. Toxicon X, 2020, 7: 100052.

10. MURAKAMI M, SATO H, TAKETOMI Y. Updating phospholipase A2 biology. Biomolecules, 2020, 10(10): 1457.

11. SURANSE V, JACKSON T N W, SUNAGAR K. Contextual constraints: dynamic evolution of snake venom phospholipase A2. Toxins (Basel), 2022, 14(6): 420.

12. HIU J J, YAP M K K. Cytotoxicity of snake venom enzymatic toxins: phospholipase A2 and l-amino acid oxidase. Biochem Soc Trans, 2020, 48(2): 719 – 731.

13. HARRIS J B, SCOTT-DAVEY T. Secreted phospholipases A2 of snake venoms: effects on the peripheral neuromuscular system with comments on the role of phospholipases A2 in disorders of the CNS and their uses in industry. Toxins (Basel), 2013, 5(12): 2533 – 2571.

14. SERRANO S M. The long road of research on snake venom serine proteinases. Toxicon, 2013, 62: 19 – 26.

15. TAN C H, PALASUBERNIAM P, TAN K Y. Snake venom proteomics, immunoreactivity and toxicity neutralization studies for the asiatic mountain pit vipers, ovophis convictus, ovophis tonkinensis, and hime habu, ovophis okinavensis. Toxins (Basel), 2021, 13(8): 514.

16. SLAGBOOM J, KOOL J, HARRISON R A, et al. Haemotoxic snake venoms: their functional activity, impact on snakebite victims and pharmaceutical promise. Br J Haematol, 2017, 177(6): 947 – 959.

17. KINI R M, KOH C Y. Snake venom three-finger toxins and their potential in drug development targeting cardiovascular diseases. Biochem Pharmacol, 2020, 181: 114105.

18. UTKIN Y N. Last decade update for three-finger toxins: Newly emerging structures and biological activities. World J Biol Chem, 2019, 10(1): 17 – 27.

19. ZHANG Z Y, LV Y, WU W, et al. The structural and functional divergence of a neglected three-finger toxin subfamily in lethal elapids. Cell Rep, 2022, 40(2): 111079.

20. IZIDORO L F, SOBRINHO J C, MENDES M M, et al. Snake venom L-amino acid oxidases: trends in pharmacology and biochemistry. Biomed Res Int, 2014, 2014: 196754.

21. ULLAH A. Structure-function studies and mechanism of action of snake venom L-amino acid oxidases. Front Pharmacol, 2020, 11: 110.

22. PALOSCHI M V, PONTES A S, SOARES A M, et al. An update on potential molecular mechanisms

underlying the actions of snake venom L-amino acid oxidases (LAAOs). Curr Med Chem, 2018, 25(21): 2520 - 2530.

23. KHAMESSI O, BEN MABROUK H, HKIMI C, et al. DisintegrinDB: the first integrated database resource of disintegrins from snake venoms. Biochem Biophys Res Commun, 2022, 597: 77 - 82.

24. CESAR P H S, BRAGA M A, TRENTO M V C, et al. Snake venom disintegrins: an overview of their interaction with integrins. Curr Drug Targets, 2019, 20(4): 465 - 477.

25. LAZAROVICI P, MARCINKIEWICZ C, LELKES P I. From snake venom's disintegrins and C-type lectins to anti-platelet drugs. Toxins (Basel), 2019, 11(5): 303.

26. NING W, YUANYUAN L, LIPENG Z, et al. Targeted identification of C-type lectins in snake venom by 2DE and Western blot. Toxicon, 2020, 185: 57 - 63.

27. TIAN H, LIU M, LI J, et al. Snake C-type lectins potentially contribute to the prey immobilization in protobothrops mucrosquamatus and trimeresurus stejnegeri venoms. Toxins (Basel), 2020, 12(2): 105.

28. ARLINGHAUS F T, EBLE J A. C-type lectin-like proteins from snake venoms. Toxicon, 2012, 60(4): 512 - 519.

29. THAKUR R, MUKHERJEE A K. Pathophysiological significance and therapeutic applications of snake venom protease inhibitors. Toxicon, 2017, 131: 37 - 47.

30. BERNARDES C P, MENALDO D L, ZOCCAL K F, et al. First report on BaltCRP, a cysteine-rich secretory protein (CRISP) from Bothrops alternatus venom: effects on potassium channels and inflammatory processes. Int J Biol Macromol, 2019, 140: 556 - 567.

31. TADOKORO T, MODAHL C M, MAENAKA K, et al. Cysteine-rich secretory proteins (CRISPs) from venomous snakes: an overview of the functional diversity in a large and underappreciated superfamily. Toxins (Basel), 2020, 12(3): 175.

32. SRIDHARAN S, KINI R M, RICHARDS A M. Venom natriuretic peptides guide the design of heart failure therapeutics. Pharmacol Res, 2020, 155: 104687.

33. ANG W F, KOH C Y, KINI R M. From snake venoms to therapeutics: a focus on natriuretic peptides. Pharmaceuticals (Basel), 2022, 15(9): 1153.

34. THAKUR R, MUKHERJEE A K. Pathophysiological significance and therapeutic applications of snake venom protease inhibitors. Toxicon, 2017, 131: 37 - 47.

35. BOLDRINI-FRANÇA J, COLOGNA C T, PUCCA M B, et al. Minor snake venom proteins: Structure, function and potential applications. Biochim Biophys Acta Gen Subj, 2017, 1861(4): 824 - 838.

36. RÁDIS-BAPTISTA G, KERKIS I. Crotamine, a small basic polypeptide myotoxin from rattlesnake venom with cell-penetrating properties. Curr Pharm Des, 2011, 17(38): 4351 - 4361.

37. ZHAO Y, CHEN Z, CAO Z, et al. Defensins, a novel type of animal toxin-like potassium channel inhibitor. Toxicon, 2019, 157: 101 - 105.

38. TASOULIS T, ISBISTER G K. A review and database of snake venom proteomes. Toxins (Basel), 2017, 9(9): 290.

39. CHOWDHURY A, LEWIN M R, CARTER R W, et al. Keel venom: Rhabdophis subminiatus (Red-Necked Keelback) venom pathophysiologically affects diverse blood clotting pathways. Toxicon, 2022, 218: 19 - 24.

40. WARRELL D A. Snake bite. Lancet, 2010, 375(9708): 77 - 88.

41. OSIPOV A, UTKIN Y. What are the neurotoxins in hemotoxic snake venoms? Int J Mol Sci, 2023, 24(3): 2919.

42. SILVA A, HODGSON W C, ISBISTER G K. Antivenom for neuromuscular paralysis resulting from snake envenoming. Toxins (Basel), 2017, 9(4): 143.

43. RANAWAKA U K, LALLOO D G, DE SILVA H J. Neurotoxicity in snakebite-the limits of our knowledge. PLoS Negl Trop Dis, 2013, 7(10): e2302.

44. LEVINE M, TASHMAN D, RECCHIO I, et al. Neurotoxicity associated with the southern pacific rattlesnake (Crotalushelleri). Ann Emerg Med, 2023, 81(3): 318 – 322.

45. AGARWAL R, SINGH N, GUPTA D. Is the patient brain-dead? Emerg Med J, 2006, 23(1): e5.

46. YOUNGMAN N J, HARRIS R J, HUYNH T M, et al. Widespread and differential neurotoxicity in venoms from the bitis genus of viperid snakes. Neurotox Res, 2021, 39(3): 697 – 704.

47. BERLING I, ISBISTER G K. Hematologic effects and complications of snake envenoming. Transfus Med Rev, 2015, 29(2): 82 – 89.

48. MADUWAGE K, ISBISTER G K. Current treatment for venom-induced consumption coagulopathy resulting from snakebite. PLoS Negl Trop Dis, 2014, 8(10): e3220.

49. NOUTSOS T, CURRIE B J, WIJEWICKRAMA E S, et al. Snakebite associated thrombotic microangiopathy and recommendations for clinical practice. Toxins (Basel), 2022, 14(1): 57.

50. LU Q, CLEMETSON J M, CLEMETSON K J. Snake venoms and hemostasis. J Thromb Haemost, 2005, 3(8): 1791 – 1799.

51. TEIXEIRA C, FERNANDES C M, LEIGUEZ E, et al. Inflammation induced by platelet-activating viperid snake venoms: perspectives on thromboinflammation. Front Immunol, 2019, 10: 2082.

52. DE QUEIROZ M R, DE SOUSA B B, DA CUNHA PEREIRA D F, et al. The role of platelets in hemostasis and the effects of snake venom toxins on platelet function. Toxicon, 2017, 133: 33 – 47.

53. MOORE G W. Snake venoms in diagnostic hemostasis and thrombosis. Semin Thromb Hemost, 2022, 48(2): 145 – 160.

54. LIBLIK K, BYUN J, SALDARRIAGA C, et al. Neglected tropical diseases and other infectious diseases affecting the heart (the NET-Heart project). Snakebite envenomation and heart: systematic review. Curr Probl Cardiol, 2022, 47(9): 100861.

55. FRANGIEH J, RIMA M, FAJLOUN Z, et al. Snake venom components: tools and cures to target cardiovascular diseases. Molecules, 2021, 26(8): 2223.

56. PÉTERFI O, BODA F, SZABÓ Z, et al. Hypotensive snake venom components-a mini-review. Molecules, 2019, 24(15): 2778.

57. SAMPLEY S, SAKHUJA V, BHASIN D, et al. Plasmapheresis for pulmonary hemorrhage following viperine snakebite: a case report with review of literature. Indian J Crit Care Med, 2020, 24(10): 986 – 990.

58. SARKAR S, SINHA R, CHAUDHURY A R, et al. Snake bite associated with acute kidney injury. Pediatr Nephrol, 2021, 36(12): 3829 – 3840.

59. GOPALAKRISHNAN N. Snake envenoming—an underreported cause of acute kidney injury. Kidney Int Rep, 2019, 4(5): 643 – 646.

60. CHAIYABUTR N, CHANHOME L, VASARUCHAPONG T, et al. Comparative compositional and functional venomic profiles among venom specimens from juvenile, subadult and adult Russell's viper

(Daboia siamensis): correlation with renal pathophysiology in experimental rabbits. J Venom Anim Toxins Incl Trop Dis, 2022, 28: 20210111.

61. HERATH H M, WAZIL A W, ABEYSEKARA D T, et al. Chronic kidney disease in snake envenomed patients with acute kidney injury in Sri Lanka: a descriptive study. Postgrad Med J, 2012, 88(1037): 138 – 142.

62. KUMAR M, ARCOT THANJAN M, GOPALAKRISHNAN N, et al. Snake envenomation-induced acute kidney injury: prognosis and long-term renal outcomes. Postgrad Med J, 2022, 98(1158): 264 – 268.

63. AYE K P, THANACHARTWET V, SOE C, et al. Clinical and laboratory parameters associated with acute kidney injury in patients with snakebite envenomation: a prospective observational study from Myanmar. BMC Nephrol, 2017, 18(1): 92.

64. KALITA B, UTKIN Y N, MUKHERJEE A K. Current insights in the mechanisms of cobra venom cytotoxins and their complexes in inducing toxicity: implications in antivenom therapy. Toxins (Basel), 2022, 14 (12): 839.

65. GUTIÉRREZ J M, RUCAVADO A, ESCALANTE T, et al. Unresolved issues in the understanding of the pathogenesis of local tissue damage induced by snake venoms. Toxicon, 2018, 148: 123 – 131.

66. GUTIÉRREZ J M, RUCAVADO A. Snake venom metalloproteinases: their role in the pathogenesis of local tissue damage. Biochimie, 2000, 82(9/10): 841 – 850.

67. ESCALANTE T, RUCAVADO A, FOX J W, et al. Key events in microvascular damage induced by snake venom hemorrhagic metalloproteinases. J Proteomics, 2011, 74(9): 1781 – 1794.

68. HERRERA C, MACÊDO J K, FEOLI A, et al. Muscle tissue damage induced by the venom of bothrops asper: identification of early and late pathological events through proteomic analysis. PLoS Negl Trop Dis, 2016, 10(4): e0004599.

第 7 章
毒蛇的"干咬"现象

毒蛇咬伤有各种不同程度的中毒表现，轻者仅伤口或局部有轻微症状，重者可产生严重的局部和全身性中毒表现，如严重凝血功能障碍或神经麻痹、多脏器功能障碍综合征、多器官衰竭、休克甚至死亡。临床蛇咬伤处理过程中，很重要的一环是判断是否由毒蛇所致，如果是毒蛇咬伤，需尽早使用足量抗蛇毒血清及行其他对症处理，否则随着时间延长伤者中毒症状可能进行性加重，甚至威胁生命。然而临床上也发现有些伤者未能目击致伤蛇种，给临床诊断和治疗产生一定影响，有时即便确定是毒蛇咬伤，如目击毒蛇和（或）有确定毒牙痕迹等，但就诊时并未发生局部或全身性的中毒症状，给临床医生的治疗决策造成困惑。实际上，毒蛇咬伤后有相当一部分患者没有出现中毒表现，分为两种情况，一种是被毒蛇咬伤的时间较短，中毒症状或体征尚未表现出来；另一种情况是发生咬伤事件的毒蛇并未向伤口注入毒液或毒素，这种情况称为"干咬（dry bites）"。人们对"干咬"的认知时间并不长，有研究发现，类似毒蛇咬伤但未发生中毒表现的文献最早可追溯到 1892 年，一个 30 岁男性被其宠物蛇（南美响尾蛇）咬伤，仅有牙痕但一直未出现中毒症状；到 20 世纪 50 年代末或 20 世纪 60 年代初，才有人将这种情况划为无症状或中毒 0 级，20 世纪 80 年代正式出现"干咬"这个名词。

一、"干咬"流行病学

各种毒蛇咬伤均可能发生"干咬"现象，其发生率为多少尚无一致结论。不同年代、不同国家或地区以及不同蛇种的"干咬"发生率差异较大，多数认为"干咬"发生率在 20%~60%。2003 年世界卫生组织（WHO）抗蛇毒血清标准化和控制工作报告显示，各种毒蛇咬伤的"干咬"发生率约为 50%，2016 年 WHO 蛇咬伤处理–东南亚指南（第 2 版）采纳的"干咬"率也是"约 50% 的毒蛇咬伤未发生中毒表现"。2010 年有资料显示澳大利亚褐蛇的"干咬"率为 70%~80%，笔者反复查证未发现这份数据，且其在 2021 年再版后未再采用这份资料。2020 年，Pucca 等（表 7–1）汇总了多个国家不同年代共 34 份文献,"干咬"发生率为 1.75% ~ 50% ,"干咬"率最高的是马来亚蝮蛇(红口蝮),最低的是锯磷蝰蛇和圆斑蝰蛇。笔者将其中 33 份有确切咬伤例数的资料做了简单统计,得到平均"干咬"率为 20.7%(1635/7898);有趣的是,以 2000 年为界,将这组文献资料分为两组统计发现,2000 年前和后的"干咬"率分别为 27%(1349/4993)和 9.8%(286/2905)。由于"干咬"临床很难准确判定,加上蛇种、地区、年代差异等因素,"干咬"率数据差异较大,结合文献查证,笔者认为 Pucca 等的数据较为可靠,即毒蛇的"干咬"率为 1.75 ~ 50%(平均约为 21%)。

表 7 - 1　毒蛇"干咬"的频率、蛇种和纳入标准

文献	数据年份	国家	蛇种	干咬发生率	干咬纳入标准
Russell, 1960	—	美国	太平洋响尾蛇	5/22 (22%)	无局部或全身症状、无实验室指标异常、有毒蛇牙痕
Campbell, 1963	1960—1962	巴新	太攀蛇、死亡蛇、伊澳蛇	29/152 (19%)	无局部或全身表现、有毒蛇牙痕、蛇种确定
Reid, 1963	1960—1961	马来西亚	马来亚蝮蛇	107/212 (50%)	轻微或无局部中毒症状或体征、蛇种确定
Parrish, 1966	1958—1959	美国	响尾蛇、食鱼蝮、铜头蝮、珊瑚蛇	335/1315 (25%)	无局部或全身症状和体征、有毒蛇牙痕、蛇种确定
Parrish, 1966	1958—1959	美国	响尾蛇、蝮蛇、侏儒响尾蛇、珊瑚蛇	667/2433 (27%)	无局部或全身症状和体征、有毒蛇牙痕
Myint-Lwin, 1985	1983—1985	缅甸	圆斑蝰蛇、棕尾竹叶青、孟加拉眼镜蛇	34/123 (27%)	无局部或全身症状和体征、蛇种确定
Kitchens, 1987	1975—1986	美国	珊瑚蛇	4/22 (20%)	无局部或全身症状和体征、有毒蛇牙痕、蛇种确定
Kouyoumdjian, 1989	1986—1987	巴西	茂基蝮蛇	1/22 (4%)	无局部或全身在症状和体征、无实验室指标异常、蛇种确定
Curry, 1989	1984—1986	美国	响尾蛇	15/146 (10%)	无局部或全身症状和体征、无实验室指标异常、蛇种确定
Tun-Pe, 1991	1984—1988	缅甸	圆斑蝰蛇	91/234 (38%)	无局部或全身症状和体征、蛇种确定
Tibballs, 1992	1979—1990	澳大利亚	东部拟眼镜蛇、虎蛇、澳洲铜头蛇、伊澳蛇	10/46 (22%)	无局部或全身症状和体征、无实验室指标异常、血尿或伤口未测到蛇毒
Silveira, 1995	1992—1994	巴西	金矛头蝮、响尾蛇	13/40 (32.5%)	无局部或全身症状和体征、无实验室指标证据
Mead, 1996	1984—1993	澳大利亚	拟眼镜蛇、东部虎蛇、伊澳蛇	32/156 (20%)	无局部或全身症状和体征、有毒蛇牙痕、无实验室指标异常、蛇种确定

（续）

文献	数据年份	国家	蛇种	干咬发生率	干咬纳入标准
Milani，1997	1975—1995	巴西	巴西矛头蝮蛇	1/29 (3%)	无局部或全身症状和体征、蛇种确定
de Rezende，1998	1994—1996	巴西	南美响尾蛇	5/41 (12%)	无局部或全身症状和体征、有毒蛇牙痕、无实验室指标异常、血浆未检出蛇毒、蛇种确定
Tanen，2001	1994—2000	美国	响尾蛇	7/236 (3%)	无局部或全身症状和体征、无实验室指标异常、蛇种确定
Kularatne，2002	1996—1998	斯里兰卡	印度环蛇或青环蛇	22/210 (10%)	无局部或全身症状和体征、有蛇毒牙痕、蛇种确定
Spiller，2003	2001	美国	铜头蝮蛇、森林响尾蛇、食鱼蝮蛇	31/128 (24%)	无局部或全身症状和体征、有毒蛇牙痕、无实验室指标异常
Bawaskar，2004	2001—2003	印度	印度环蛇、印度眼镜蛇	1/29 (3%)	无局部或全身症状和体征、蛇种确定
Bucaretchi，2006	1984—2004	巴西	南美珊瑚蛇	1/11 (9%)	无局部或全身症状和体征、蛇种确定
Köse，2007	2004—2005	土耳其	地中海蝰	4/21 (19%)	无局部或全身症状和体征、有毒蛇牙痕
Ariaratnam，2008	1993—1997	斯里兰卡	斯里兰卡环蛇	4/88 (4%)	无局部或全身症状和体征、蛇种确定
Kularatne，2009	1995—1998 2002—2007	斯里兰卡	印度眼镜蛇	5/20 (20%)	无局部或全身症状和体征、有毒蛇牙痕、蛇种确定
Walter，2010*	1983—2007	美国	珊瑚蛇	117/838 (13%)	无局部或全身症状和体征、蛇种确定
Warrell，2010	—	东南亚国家	马来亚蝮蛇、圆斑蝰蛇、锯磷蝰蛇	5%～50%	无局部或全身症状和体征
Nicoleti，2010	1990—2004	巴西	美洲矛头蝮蛇	19/792 (2%)	无局部或全身症状和体征、无实验室指标异常、蛇种确定
Kularatne，2011	2009—2010	斯里兰卡	锯磷蝰蛇	2/26 (8%)	无局部或全身症状和体征、无实验室指标异常、蛇种确定
Kularatne，2011	2006—2008	斯里兰卡	圆斑蝰蛇 瘤鼻蝮蛇	1/19 (5%) 2/36 (5%)	无局部或全身症状和体征、蛇种确定

（续）

文献	数据年份	国家	蛇种	干咬发生率	干咬纳入标准
Spano，2013	2000—2010	美国	响尾蛇	5/46（10%）	无局部或全身症状和体征、无实验室指标异常
Valenta，2014	1999—2013	捷克	极北蝰	51/191（26%）	无局部或全身症状和体征、有毒蛇牙痕、蛇种确定
Roth，2016	2009—2011	美国	棉口蝮蛇	5/104（4%）	无局部或全身症状和体征、有毒蛇牙痕、蛇种确定
Silva，2016	2014—	斯里兰卡	青环蛇或印度环蛇	8/33（24%）	无局部或全身症状和体征
Bawaskar，2019	—	印度	锯磷蝰、圆斑蝰蛇	1/77（1.75%）	无局部或全身症状和体征、有毒蛇牙痕、无实验室指标异常、蛇种确定

资料来源：PUCCA M B，KNUDSEN C，S OLIVEIRA I，et al. Current knowledge on snake dry bites. Toxins（Basel），2020，12（11）：668.

注：巴新，巴布亚新几内亚；* 笔者查证 Walter，2010 的原始数据，"干咬率"应该为 9.3%（117/1254）。

二、"干咬"的原因和机制

蛇毒的消耗有四方面假说，一是蛇可以控制毒液注射或排出量；二是如果一次攻击排出所有毒液对其自身有诸多不利，如遭遇天敌或捕猎者甚至竞争对手，因此蛇不会一次排尽，会留有一定数量的"备用"毒液；三是蛇能根据成长过程中的排毒经验锻炼或控制自身排毒的行为和能力；四是最重要也是最基础的功能，毒液可以作为其捕食工具。与人类相比，毒蛇的体型相对更小，虽古有"蛇吞象"的说法，但一般情况下，毒蛇不会将人类这种相对大型且强壮的动物视为潜在猎物，毒蛇咬人的主要原因是，它把叮咬当作人类对它产生威胁的一种防御警告手段。得益于其自身经验，毒液的产生和足量存储需要较长时间，一般毒液完全补足需要几周时间，而且毒液注入猎物体内也需要一定时间才能产生中毒效应，况且它自身可能无法阻止强壮的人类或捕食者，它用经济实惠的"干咬"作为对人类或捕食者的警告，这样就留有足够的毒液用于捕捉其他体型更小的猎物。因此，在许多与人的遭遇中，蛇咬人后，受害者可能只受到"干咬"。毒蛇的系列攻击研究发现，首次攻击排毒量更少，防御性攻击比进攻性（捕猎）排毒更少。

"干咬"的机制非常复杂，有时临床判断也相当困难，如前所述，早期很难判断的重要原因可能存在咬伤时间过短、中毒症状未能显现、的确未发生毒液或毒素注入、完全不产生任何局部、全身或实验室检查异常。产生"干咬"既有蛇自身的因素，也有人的因素，前者是主要原因。

1. 蛇相关性"干咬"

毒蛇的排毒系统结构相似，但有差异，在所有蝰蛇科和眼镜蛇科毒蛇中其均由毒牙、排毒管、一对辅助腺和毒腺组成（图7-1）；腺毒主要由基底细胞、圆锥形富含线粒体的细胞和分泌细胞三种细胞组成。整个排毒系统的任何环节出现异常，均可导致"干咬"。

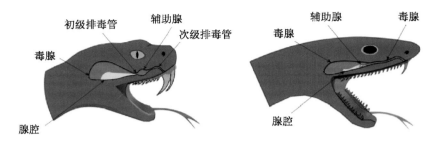

　　蝰蛇瞳孔扁，毒牙大且可折叠，毒腺较大且呈类三角形，腺腔容量大，毒液储量多，初级导管、辅助腺和次级导管结构分明，毒液经毒腺、初级导管、辅助腺、次级导管、毒牙泄泄；眼镜蛇瞳孔圆，毒牙相对较小且固定，毒腺相对较小呈椭圆形，腺腔小，毒液与辅助腺直接连接，初级导管不明显，大多数毒液存储在分泌细胞中而非腺腔中，辅助腺在毒腺远端，排毒管直接连接毒牙。

图 7 - 1　蝰蛇科（左）和眼镜蛇科（右）毒蛇排毒系统示意

[资料来源：PUCCA M B, KNUDSEN C, S OLIVEIRA I, et al. Current knowledge on snake dry bites. Toxins（Basel），2020, 12（11）: 668.]

　　干咬的本质是毒蛇攻击时完全没有排出毒液，或仅注射非常微量的毒液，不足以产生中毒的临床症状或实验室检查结果异常。毒蛇排毒系统的各个环节发生异常均有可能产生蛇相关性"干咬"现象（图 7 - 2），主要包括以下：

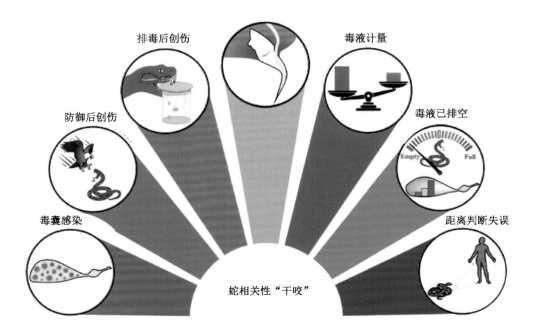

图 7 - 2　毒蛇自身原因相关性"干咬"

[资料来源：PUCCA M B, KNUDSEN C, S OLIVEIRA I, et al. Current knowledge on snake dry bites. Toxins（Basel），2020, 12（11）: 668.]

（1）毒腺或毒囊感染（尤其是病毒感染）或疾病造成毒液生成减少、毒囊中的毒液存储不足等，均会出现"干咬"。

（2）排毒系统损伤，包括毒腺、毒腺肌损伤、初级或次级排毒管损伤、毒牙损伤。毒蛇攻击咬合时间非常短暂，通常50毫秒内完成，人或猎物本能性逃避，很有可能会导致毒牙折断，无法注入毒液；人工收集毒液时动作粗暴，可能导致毒牙、毒腺肌和排毒管损伤；蛇与其天敌或捕食者如鹰、蛇鹫等斗争时，头部被撕咬损伤或可导致排毒系统创伤。

（3）排毒系统阻塞，如排毒管钙化、感染后组织炎症损伤，均可导致排毒管严重狭窄或阻塞，这种情况在蛇龄较大的毒蛇中更为多见。

（4）腺囊排空，如在攻击或取毒后不久，毒液已排空，如再攻击人，则有可能发生"干咬"。另外，毒蛇的行为与蛇龄相关，蛇龄越大，咬合经验和把控能力越好，而幼蛇或低龄毒蛇对挤压肌和毒液排出的控制能力差，可能一次进攻即排空毒液，当然也可能控制过度而咬合时未排出毒液。值得注意的是，多数毒蛇通常不会一次排尽所有毒液。有人认为，毒蛇的毒性永远不会降低，也不会清空毒囊，即便它们多次攻击甚至在吃了猎物之后，也不会出现毒囊空虚的情况，因此，发生"干咬"仅仅是因为毒蛇未排出毒液，并非毒囊空虚无毒液，二次甚至多次进攻后发生中毒的案例不胜枚举。

（5）先天或获得性蛇毒耐受或免疫，可能导致少量毒液注入机体而产生耐受，不出现中毒表现。

（6）穿透不完全，受害者的快速移动可能导致尖牙穿透不完全，发生无效咬合而出现"干咬"。

（7）毒蛇对距离的判断偏差，会影响咬合排毒效应。距离判断可能是毒蛇通过其持续高频的舌头伸缩探寻，即攻击诱发的化学传感器搜索或攻击引发的气味搜寻（strike-induced chemosensory searching，SICS）。SICS是指毒蛇攻击后的一段时间内，对猎物气味的反应提高并进行追踪的行为，其还可帮助蛇类重新寻获已经死亡的猎物，如部分响尾蛇、眼镜蛇科的眼镜蛇、太攀蛇、虎蛇、棘蛇和部分无毒蛇等都有攻击后提高化学搜寻并追踪的行为。SICS异常，则距离定位会产生偏差，会导致咬合力预期发生差异或毒液排出时间偏差，在牙齿刺入组织之前已排毒，进而发生"干咬"现象。

（8）毒液排出时间不当，当毒蛇咬人或猎物时，其毒牙刺透皮肤或组织，即注入毒液，这样才能成功完成咬伤中毒过程。但有研究发现，某些响尾蛇（如西部菱斑响尾蛇）攻击时会出现毒牙刺入和排毒不同步现象，通常在毒牙刺入未完成前已停止排毒，即排毒时机不当导致"干咬"的发生，其原因或许也与SICS相关。

（9）毒液计量 所有毒蛇都有咬人的能力，攻击状态下，其毒液的排出与否完全是自主可控的；它在捕猎吃掉猎物，或在防御中咬人，或受到刺激时，完全能够自主控制毒液的排出量，这种行为被称为毒液计量，毒蛇的"干咬"可以归因于此。一般情况下，防御时毒液排出量低于捕猎进攻时，但也有研究发现，某些种类的响尾蛇在防御中比掠食性时排出的毒液量更多。蛇的毒液计量是一种推测或假说，通常被描述为蛇根据能量相关或生态因素的优化决策，这方面有三种假说：第1种假说是毒液合成（无论它摄入何种化学形式的物质）需要足够的代谢能量，将毒液控制或分配到具体猎物中，会有一种生态意义的节能需求，以保证其自身的生存；第 2 个假说是毒蛇有较为精准的评估能力，自动评估其所攻击目标的抵御或反抗能力，以此预期所需毒液的排放量；第 3 个说是毒蛇的差异感觉评估，其根据对目标的感觉评估、决定或影响外源性毒腺肌肉的活动程度，即毒蛇通过控制毒腺肌的收缩力来把控所需注入（人或猎物）的毒液量，以达到警告或制服的目的。

（10）"干咬"与月球周期，很多观察发现在月亮盈亏周期中，毒蛇咬伤中毒有明显不同，即在月球盈亏周期中有几天毒蛇咬伤中毒更严重，其他时间中毒程度会更低，这种更低的现象也包括"干咬"。有研究发现在圆月期，动物咬伤发生率更高，而非圆月期动物咬伤发生率更低，提示圆月期动物咬人更多。当然，也有观察性研究在分析圆月日和其他日子致命蛇咬伤的关系时，没有发现这种月球盈亏现象。

2. 人相关性"干咬"

人相关性原因所致的"干咬"研究较少，但的确存在。大多数人对蛇有一种根深蒂固的恐惧，一旦突然被蛇咬到，其产生的本能性行为反应就是企图立即逃离，由于这个动作过程极其迅速、短暂，导致蛇在咬人时尖牙不完全穿透皮肤或者仅有牙尖划伤皮肤，未能注入毒液，这样就会发生"干咬"。此外，一些服装材料会阻碍毒蛇叮咬，有研究显示，牛仔服可以减少约 66% 的毒液释放量，穿鞋、靴子或任何其他防护鞋类（不是凉鞋），也可以防止毒液注入受害者体内，从而导致"干咬"。当然，也可能因为咬到皮肤较厚的部位如脚跟等处，仅刺入皮肤表皮，未能伤及深部组织，注入的毒液极少或未能注入。

极少数情况下，由于某些受害者的自然免疫力，毒蛇"湿咬"（此处用作与"干咬"相对应的名称，即蛇咬伤中毒）的症状或表现往往比较轻微，可能会被受伤者忽视，继而被误解为"干咬"。有研究表明，在亚马孙地区既往被毒蛇咬伤或反复暴露于蛇咬伤的个体中，存在高滴度的针对毒蛇毒素的特异性抗体，表明这些个体可能对发病率和死亡率有一定程度的保护作用，这也意味着在自然免疫的个体中可能出现无症状或轻微症状的蛇咬伤中毒病例，但这尚未得到精心设计的队列研究证实。也有研究显示，人类可以通过抗原呈递细胞（如树突状细胞和巨噬细胞）内吞蛇毒毒素，从而激活获得性免疫力。尼日利亚的一项研究发现，持续和高水平的 IgG 抗体对随后的毒蛇咬伤具有保护作用；澳大利亚报道过一例 60 岁男性，两次被澳洲死亡蛇（眼镜蛇科）咬伤，第 1 次是南方死亡蛇（南棘蛇），当时有非特异性全身症状，血清中测到死亡蛇毒素成分，但未使用抗蛇毒血清而自愈；第 2 次是 3 个月后被北方死亡蛇（澳洲尖头拟蝰，眼镜蛇科）咬伤，出现严重局部细胞毒性症状伴肌酶显著升高，55 小时后才使用抗蛇毒血清，几天后恢复，这次患者所做的针对死亡蛇的 IgG 抗体血清检测为阳性（第 1 次被咬未测）。因此，被毒蛇咬伤后发生再次咬伤事件，并不意味着就不会再次引起中毒，即使体内有可检测到的抗体，被同一种属毒蛇咬伤两次者仍然会出现症状。

三、"干咬"的诊断

"干咬"的诊断常常是回顾性的,"干咬"伤者会有局部疼痛,通常并不严重,伤口局部可有出血,伤口周围可伴或不伴红斑或充血,有一个或多个牙痕,通常无全身症状或体征,也无血液毒类蛇的凝血功能障碍或细胞毒类蛇的肌酶升高等实验室结果异常(神经毒类蛇往往无类似的实验室指标异常)。根据表 7 - 1 文献资料的纳入标准,大致包括以下几方面,即无局部或全身性症状和体征、蛇种确定、有蛇毒牙痕、无实验室指标异常。"干咬"伤者可有非特异性症状,如焦虑、心动过速甚至呼吸急促等表现,通常与应激有关。仅有这些,很难确定是否"干咬"。如果被咬伤的时间短,可能典型中毒症状和(或)实验室指标未能表现出来,因此,临床判断是否"干咬"需要一定的观察时间或仅做回顾性诊断,这对接诊医生造成非常大的困惑。诊断"干咬"至少需要注意以下几方面:

(1)蛇种:攻击的蛇确定是毒蛇。识别是否为毒蛇,通常可根据伤者提供罪犯蛇的照片、视频、杀死并在就诊时带来的蛇(不建议捕杀)、接诊医务人员提供当地常见毒蛇图谱给患者或目击者辨识,或经有丰富蛇类知识或经验的目击者辨认或确定某种特定的蛇种。当然,临床上碰到的蛇咬伤患者有时未能看到或看清具体致伤蛇的形态和体貌特征,无法根据这点确定毒蛇甚至具体蛇种。

(2)牙痕:咬伤部位存在明确的牙痕,牙痕可有一至数枚,一般毒牙较大,当然一些大型无毒蛇也有大牙痕,眼镜蛇科毒蛇(尤其银环蛇、海蛇等)牙痕往往小于蝰蛇科毒蛇的牙痕。

(3)留观:观察 12~24 小时后无局部或全身症状和体征,或原有局部伤口周围轻度充血逐渐减轻,或至少没有继续加重征象。

(4)实验室:无明显实验室异常的表现,当然与时间有关,需多次或 24 小时以上时间复查,部分毒蛇咬伤后出凝血时间需数小时或更长时间才表现出来。另外,神经毒类蛇(如银环蛇、海蛇)可能无明显的实验室结果异常。

(5)毒物检测:如果有条件,可通过标准 ELISA 方法检测伤者的体液或组织中没有毒液抗原,但由于可能存在假阳性或假阴性结果,所以还应结合毒蛇的临床和其他实验室特征来解释或判断测定结果。澳大利亚有蛇毒检测试剂盒,但其敏感度和特异性尚待提高;目前国内几乎没有这方面检测手段,随着技术的发展和进步,可能会有越来越多简便易用的检测试剂盒上市以供临床使用。

(6)伤口:入院或就诊前未在其他医疗机构使用抗蛇毒血清,局部伤口也未做切开、挤压、吸引、涂抹药液等特别处理,否则更难判断中毒与否。

四、"干咬"的处理

确定"干咬"者无需使用抗蛇毒血清,使用抗蛇毒血清也不会带来更多获益,反而可能增加潜在的不良反应，甚至增加不必要的费用。不用抗蛇毒血清并非无需处理，一旦确定"干咬"，主要是针对伤口的处理，常规给予破伤风预防、清洁伤口，通常使用清水和（或）肥皂水冲洗即可。如因毒牙造成皮肤软组织撕裂，应及时行伤口清创处理，根据伤口深浅，按外科清创即可；如疑有感染，应给予必要的抗生素治疗；对严重疼痛者，可给予必要的止痛等对症治疗。

对于所有诊断或疑似毒蛇"干咬"者，除按上述常规处理外，应留院观察12～24小时，观察伤口及其周围变化，是否有新发的全身性症状和体征，实验室检查结果（如血小板、肝肾功能、凝血功能和肌酶谱等）是否有动态变化，以及时发现潜在的中毒表现。对于有焦虑或全身不适、心动过缓、呼吸加快等非特异性症状，以及不明蛇种咬伤者，更应严密观察，避免将这些非特异性的中毒症状误认为应激反应综合征，导致延误治疗或发生严重不良事件。通常，因应激反应所致的非特异性表现，大多数会在数分钟至几小时内随着伤者情绪的平复而逐渐消失；如这种非特异性症状持续存在甚至越来越严重，应高度怀疑还有蛇毒中毒，密切观察和监测，以利于及时给予抗蛇毒血清等相应处置。简而言之，只要无法排除中毒，就应继续留观，必要时给予抗蛇毒血清，以免挂一漏万，产生严重不良预后。

（赖荣德）

参考文献

1. THEAKSTON R D, WARRELL D A, GRIFFITHS E. Report of a WHO workshop on the standardization and control of antivenoms. Toxicon, 2003, 41(5): 541－557.

2. NAIK B S. "Dry bite" in venomous snakes: a review. Toxicon, 2017, 133: 63－67.

3. COOPER W E J R. Foraging mode and evolution of strike-induced chemosensory searching in lizards. J Chem Ecol, 2003, 29(4): 1013－1026.

4. PUCCA M B, KNUDSEN C, S OLIVEIRA I, et al. Current knowledge on snake dry bites. Toxins (Basel), 2020, 12(11): 668.

5. BHATTACHARJEE C, BRADLEY P, SMITH M, et al. Do animals bite more during a full moon? Retrospective observational analysis. BMJ, 2000, 321(7276): 1559－1561.

6. ISBISTER G K, HALKIDIS L, O'LEARY M A, et al. Human anti-snake venom IgG antibodies in a previously bitten snake-handler, but no protection against local envenoming. Toxicon, 2010, 55(2/3): 646－649.

第8章
蛇咬伤中毒临床表现

蛇咬伤中毒的临床表现主要包括局部伤口和全身表现两个方面，具体包括：①即时和持续性局部组织损害，如牙痕、出血、疼痛、肿胀或水肿、皮肤水疱、皮肤和组织坏死等；②凝血异常，如蛇毒相关性消耗性凝血病及自发性全身性出血如皮肤瘀斑、紫癜、活动性皮肤和脏器出血等；③心血管改变，表现为低血压、低血容量性休克和心肌损害、心动过速或过缓等；④肾脏变化，主要是急性肾损伤或肾衰竭，如血尿、少尿、无尿甚至水肿、血红蛋白尿或肌红蛋白尿等；⑤神经损害，如乏力、头晕、进行性下行性麻痹、进行性眼睑下垂、外眼肌麻痹、呼吸肌麻痹和全身性弛缓性麻痹；⑥其他，如恶心呕吐、发热、全身疼痛或不适、血管内溶血或横纹肌溶解等。部分患者伴局部或全身性肌损伤，大多是全身性，在咬伤后1小时即可出现。但肌损伤也会有延后现象，如肌肉疼痛、压痛和肌无力，后者可类似于肌麻痹样表现，还可出现不同程度的肌红蛋白尿等。此外，蛇咬伤对心理也有不可忽略的影响，如惊恐、焦虑、出汗、肢端感觉异常等，还可发生手足痉挛（如手足抽搐引起手、腕和脚疼痛性痉挛）、呼吸急促和过度通气，甚至导致晕厥和功能性神经系统疾病等。图8-1为蛇毒对人体各脏器功能的常见简要机制及表现，不同科/属的毒蛇如蝰蛇科、眼镜蛇科和游蛇科毒蛇咬伤后产生的临床中毒表现有明显差异。

蛇毒可引起各种潜在的临床综合征，影响神经系统（神经毒性）、骨骼肌系统（肌毒性）、心血管（心脏毒性）和凝血系统（血液毒性）等，因此，毒蛇咬伤可能累及全身多个器官系统。三种不同蛇毒的毒性即神经毒性、血液毒性和细胞毒性所产生的直接损害表现可简单概括为3个临床三联征（图8-2）：①神经毒性三联征，表现为双侧眼睑下垂、下行性麻痹和呼吸困难。②血液毒性三联征，表现为凝血障碍、局部出血和全身性出血。③细胞毒性三联征，表现为严重疼痛、进行性肿胀和组织损坏等。

结合文献将不同类型毒素产生的相应脏器损害的表现和3个临床三联征细化为以下几个临床综合征：①局部反应综合征，表现为牙痕、出血、渗血、红斑、疼痛/压痛、水肿、水疱/血疱、坏死、脓性分泌物和骨-筋膜室综合征等。②神经毒性综合征，表现为肌束震颤、意识改变或丧失、感觉异常、呼吸肌麻痹、神经肌肉麻痹、眼睑下垂、复

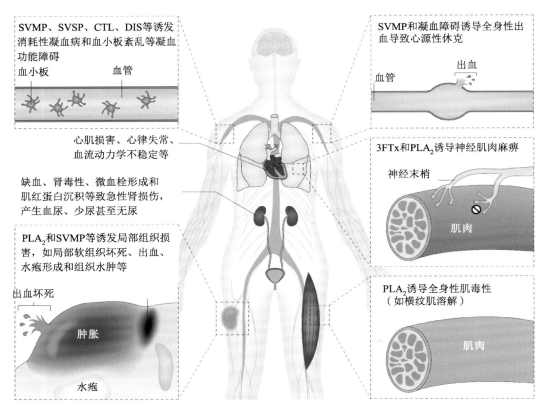

SVMP，蛇毒金属蛋白酶；SVSP，蛇毒丝氨酸蛋白酶；CTL，C 型凝集素样蛋白；DIS，去整合素；PLA₂，磷酸二酯酶 A₂；3FTx，三指毒素。

图 8 - 1　蛇毒对人体不同脏器或组织的作用及主要表现

［资料来源：GUTIÉRREZ J M, CALVETE J J, HABIB A G, et al. Snakebite envenoming, Nat Rev Dis Primers, 2017, 3（17063）：1 - 20.］

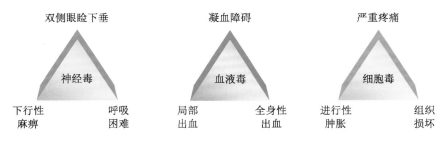

图 8 - 2　3 种蛇毒产生的临床三联征

视或视力模糊、瞳孔散大固定、味觉异常等。③血液毒性综合征，表现为全身性出血（包括黏膜出血、呕血、黑便、血尿等）、瘀点、瘀斑、眼底出血（可致视力模糊）等。④心脏损害综合征，主要原因为心肌功能障碍和心律失常，表现为胸痛（可放射到颈或下颌）、气短/气促、心动过速或心动过缓、出汗、高血压、意识改变或丧失等。⑤低血容量综合征，或低血容量性休克，表现为发绀、尿量减少、出汗、低血压、心动过速、意识改变或丧失等。⑥蛇毒高敏反应，表现为血管性水肿、荨麻疹、红斑、瘙痒、气道炎症（如气促或喘鸣）、出汗、低血压性心动过速、意识改变或丧失等。⑦横纹肌溶解综合征，表现为恶心、呕吐、褐色或黑尿（肌红蛋白尿）、尿量减少、肌痛或肌无力等。⑧急性骨-筋膜室综合征，是蛇咬伤或组织损害的严重表现，典型的可出现"7P"，分别是皮肤苍白（pallor）、触诊明显肌张力增加（palpable tenseness compartment）、疼痛/牵张性肌痛（pain/pain on passive stretch）、皮肤感觉异常（paraesthesia）、肌无力或麻痹（paresis）、皮温异常/降低（poikilothermia）、脉搏消失（pulselessness），这些表现提示可能有肌肉或神经损害。但蛇毒相关性骨-筋膜室综合征不仅包含临床表现，还应以远端血管或神经功能受损、筋膜室压力显著升高为标志，当然，临床上很少出现典型"7P"表现。

一、牙痕

毒蛇与无毒蛇咬伤都会有牙痕。前沟牙类毒蛇咬伤通常有两个大牙痕、呈"∵"样，少数可有三或四个大牙痕、呈"∷"样，伴或不伴细牙痕（图8-3A，图8-3B）；少数情况下，由于毒牙咬到边缘部分，临床上可能只看到一个牙痕。相比较而言，蝰蛇毒牙更大更长，致伤后牙痕大，伤口更深；眼镜蛇毒牙相对短小，牙痕相对较小，伤口较浅。后沟牙类毒蛇牙痕往往类似锯齿状，伴有微大牙痕。无毒蛇牙痕是一排弧形锯齿状，左右各一条，牙印小而均匀，伴或不伴轻微充血和肿胀（图8-3C，图8-4）；蟒蛇类无毒蛇咬伤也有一对大牙痕。因此，要结合临床表现和所见致伤蛇综合判断，不能只根据大毒牙就认定毒蛇咬伤。

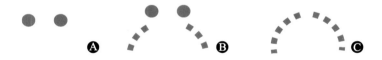

A、B. 毒蛇牙痕；C. 无毒蛇牙痕。

图8-3 毒蛇与无毒蛇牙痕

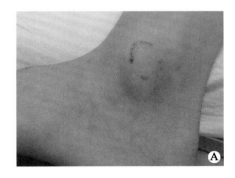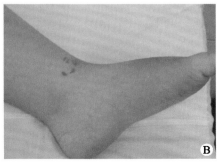

A. 左脚外踝关节；B. 左侧脚踝内侧。

图8-4 无毒蛇咬伤牙痕

二、蝰蛇科毒蛇中毒表现

蝰蛇科包括蝰亚科（也称真蝰蛇，如圆斑蝰蛇、极北蝰、角蝰、锯磷蝰等）、白头蝰亚科（白头蝰蛇）、蝮亚科（如蝮蛇、竹叶青蛇、五步蛇、原矛头蝮蛇）或响尾蛇亚科（各种响尾蛇）等，主要属于血液毒类蛇。主要包括局部和全身中毒表现，约2小时左右症状逐渐明显，水疱或血疱一般在2~12小时出现，24小时左右即可出现组织坏死表现，症状在第2、第3天才达峰，持续时间数天甚至几周。局部主要表现为伤口出血、疼痛和伤周肿胀，伤肢的局部表现如伤口疼痛会快速向周围辐射，伤口出血或渗血不易自止，局部快速肿胀并向肢体蔓延、进行性加重，伴伤口周围发热感和炎性红斑，多在咬伤后2小时内变得明显可见；部分患者可伴淋巴管炎征象，表现为皮肤上出现红线、淋巴结肿痛。随着肿胀加重，皮肤可产生大疱（水疱），多见于一些组织比较紧的部位，如手或足部，特别是手指或脚趾易因严重肿胀导致压力升高而产生骨-筋膜室综合征，使肢体远端血管受压而产生供血不足，神经受到压迫产生麻木或感觉异常，严重者甚至出现肢端坏死。一些富含毒素磷脂酶 A_2 等的毒蛇如尖吻蝮蛇、红口蝮蛇和少数竹叶青蛇等的毒素或细胞毒素可造成局部皮肤、皮下组织和肌肉坏死。

凝血功能障碍可伴皮肤出血点和（或）瘀斑（瘀血）、压痛区域淋巴结肿大、浅表软组织和肌肉坏死和继发感染（蜂窝织炎或脓肿）等。部分蝰蛇如圆斑蝰蛇咬伤，局部症状可不严重而发生全身性严重中毒表现，中国地区的泰国圆斑蝰就是如此（图8-5）。

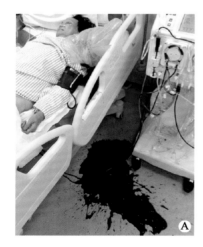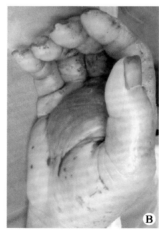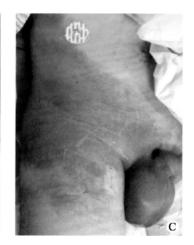

A. 肾衰并呕血；B. 手掌皮下血肿；C. 胯部及会阴部大面积瘀斑。

图8-5　圆斑蝰蛇咬伤

中国地区的蝰蛇咬伤以泰国圆斑蝰蛇咬伤为主且最为严重，少数白头蝰蛇咬伤（该类蛇南方均有分布，数量少，其主要在云贵地区的喀斯特洞穴和裂缝生存，致伤较少），以血液毒素为主；极北蝰是全球分布最广的蛇种之一，在中国北方地区也有分布，但其致伤者鲜有报道。圆斑蝰蛇咬伤的特点是除伤口出血、疼痛、伤周肿胀等外，早期易出现急性肾损伤，在伤后 1 ~ 2 小时即可出现肉眼血尿，迅速进展为少尿甚至无尿等肾衰竭表现。长时间低血压或低血容量、弥散性血管内凝血、微血管病性溶血、蛇毒对肾小管和间质的直接毒性效应、血红蛋白尿、肌红蛋白尿、横纹肌溶解引起高血钾等是肾衰竭的主要原因。少尿或无尿等肾衰竭、毛细血管渗漏等快速进展可诱发休克、心力衰竭，容量过负荷和渗出可致肺水肿、急性呼吸窘迫综合征、胸腔积液、快速型心律失常、心功能不全甚至心力衰竭、低血压、休克、转氨酶升高或功能衰竭。凝血功能严重障碍及全身出血、瘀斑、注射或穿刺处渗血不易控制、血小板下降、贫血等，可进一步导致血容量减少。组织或肌肉损伤，肌酶严重升高，部分患者伴有胰酶显著异常但几乎没有胰腺损害的影像改变，可伴有腹痛等。

蝮蛇有 20 余种，不仅含血液毒液，也含有一定的神经毒素，是中国分布最广、数量最多毒蛇。致伤最多的也是蝮蛇，主要是短尾蝮蛇（也称白眉蝮蛇）。短尾蝮蛇咬伤后表现为伤口进行性肿胀、疼痛、出血或渗血、皮肤或皮下瘀斑等。全身中毒表现主要是神经毒性效应，多在一至数小时后出现，表现为乏力、头晕目眩、视物模糊或复视、眼睑下垂、肢体活动功能障碍（多数较轻），严重者出现张口困难、呼吸困难等，部分患者可有肌痛、肌损以及由此所致的肾损表现，如血尿、少尿甚至无尿等。原矛头蝮蛇（即烙铁头）咬伤后肿胀、疼痛进展快（图 8 - 6），疼痛剧烈，伤口出血少，局部可产生坏死（局部组织坏死、创面愈合困难是主要不良预后）。尖吻蝮蛇（即五步蛇）咬伤牙痕大而深，牙间距较宽，局部除严重疼痛或剧痛、伤口出血不易自止、严重肿胀外，易产生水疱或血疱，水疱多较大，并可出现局部皮肤、皮下组织甚至肌肉坏死，且这些表现进展较快（图 8 - 7），严重者可伴有胸闷、心悸、皮肤或皮下出血及瘀斑，部分患者还可出现视力模糊及因渗血渗液所致的低血容量表现。

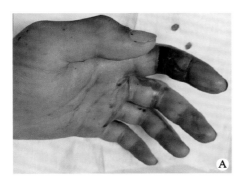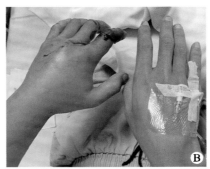

24 岁男性，近距离拍照被咬伤，伤肢严重肿胀疼痛伴皮下瘀斑。

图 8 - 6 原矛头蝮蛇咬伤

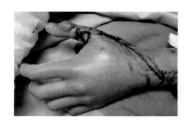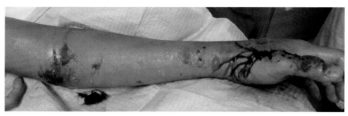

图 8-7 尖吻蝮蛇咬伤（伤口出血、上肢严重肿胀并水疱形成）

竹叶青蛇是我国南方最多的致伤蝰蛇科（蝮亚科）毒蛇之一，被其咬伤主要表现为局部快速进行性肿胀（图 8-8）、水疱（少数可有血疱）、严重疼痛、皮温升高，可有皮下出血瘀斑，少数有牙痕渗血和水疱形成，严重者可产生内脏出血，主要缘于凝血功能严重障碍，部分伴有血小板下降，但鲜有局部组织坏死。

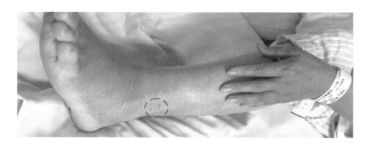

女性，54 岁，踩到路边草丛被咬，用手拨开草丛（发现致伤蛇）拇指又被咬，左拇指及左小腿红色圈标示处为两处牙痕。

图 8-8 竹叶青蛇咬伤

蝰蛇科毒蛇咬伤的全身表现主要是全身性出血和失血相关表现。毛细血管外渗可引起血容量不足，易产生虚脱、低血压或休克、晕厥甚至意识丧失等，还可诱发快速或缓慢性心律失常。非伤口的全身性出血表现为鼻、牙龈自发性出血等，以及呼吸道、胃肠道和泌尿生殖道出血，近期创伤或愈合伤口部位也有可能再出血，严重者可发生蛛网膜下腔、脑出血，还可发生产前或产后出血从而导致流产甚至胎儿死亡等。

蛇毒相关性脏器损伤，如心肌受毒素损伤可产生各种类型心律失常、心包积血等，神经肌肉毒性如肌肉或肌束震颤等。肾毒性表现为急性肾损伤，如血尿、少尿、无尿等。毛细血管通透性增加如低血容量、全身性水肿等。毒素过敏性表现如荨麻疹、血管性水肿、大汗、恶心呕吐甚至休克等。

研究发现，蝰蛇科毒蛇咬伤后 48 小时发生死亡者，主要原因是去纤维蛋白相关性出血、血管渗漏继发休克或某些可产生呼吸肌麻痹毒素所致；72 小时后发生死亡者，更多原因是内脏（尤其颅内）出血、肾功能衰竭、肾上腺功能不全或坏死组织继发严重感染所致。

三、眼镜蛇科毒蛇中毒表现

眼镜蛇科毒蛇是临床上最常见的致伤蛇种，主要包括眼镜蛇、眼镜王蛇、金环蛇、银环蛇、曼巴蛇、珊瑚蛇和海蛇等，其致伤以神经毒性为主，短者 3 ~ 15 分钟即发作，一般 30 分钟至数小时出现明显症状，多数在 1 小时出现典型肌无力表现，未经积极治疗，症状可持续数天至几周，甚至有达 10 周才完全恢复呼吸功能。蛇毒主要作用于神经肌肉接头的突触前或后膜，影响神经冲动的传导，从而产生弛缓性麻痹，表现为双侧上睑下垂和外眼肌麻痹甚至瞳孔散大，部分患者发生意识障碍甚至昏迷表现。由于蛇毒几乎不通过血脑屏障，对神经组织本身无明显损害，因此，意识改变很大可能是随意肌发生障碍，伤者无法运动，而脑电基本完好。需要注意的是，某些患者会出现短暂或永久性味觉或嗅觉改变，个别患者会有永久性部分或完全性嗅觉丧失。

神经毒类蛇咬伤以银环蛇咬伤的下行性麻痹为典型代表（图 8 - 9）。银环蛇牙齿较短小，咬伤后牙痕小呈针尖样，数小时后就不易看清，伤口通常不红不肿、不痛（可有轻微疼痛或麻木感），会逐渐影响颅神经支配的肌肉以及颈屈肌和延髓、呼吸、躯干和肢体肌肉等。颈肌麻痹表现可为颈部柔软似折断，被称为"断颈"征（"broken neck" sign）。典型的下行性神经毒性最先累及眼睑肌，表现为双侧上眼睑下垂，多在咬伤后数小时内出现；其次是外眼肌麻痹、复视、瞳孔散大固定、面瘫伴言语不清和张口困难；继之累及上颚、下颌、舌、喉，致咽部分泌物淤积、咽反射丧失；最后麻痹症状发展并继续下降到颈部肌肉和延髓肌肉，而延髓肌肉受累可导致吞咽困难，丧失气道保护功能，极易产生误吸或窒息。随着呼吸肌受累，出现呼吸浅快、通气能力下降、腹部反常呼吸、动用辅助肌肉和发绀，这是即将发生延髓和呼吸麻痹的不祥预兆，需要密切观察，早期预警，一旦出现严重呼吸困难就应考虑到很快会产生呼吸停止，应及时给予气管插管和机械通气。完全呼吸衰竭时间差异较大，短者 30 分钟，长者超过 24 小时，平均为 6 ~ 12 小时。四肢肌肉是最后受累的，先影响四肢近端肌肉，继而远端出现肌无力，严重者表现为四肢完全瘫痪或"闭锁"状态，深部腱反射会减弱甚至消失。神经功能的恢复通常遵循肌肉受累的相反顺序，即远端肌力先恢复，再有近端肌力逐渐恢复，上睑下垂和眼肌麻痹最后才恢复，不过，并非绝对按照这个顺序恢复。

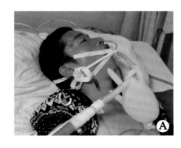 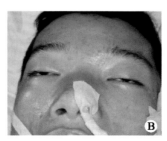 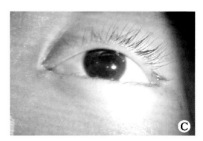

A. 呼吸停止需气管插管人工通气；B. 眼睑下垂；C. 瞳孔散大固定。

图 8 - 9 银环蛇咬伤

部分眼镜蛇科毒蛇咬伤患者会出现区域淋巴结肿痛、自主神经过度活跃和肌束震颤，类似于肾绞痛或胆绞痛的严重腹痛（强度逐渐增加），极度疼痛可放射到被咬伤肢体，还会出现与横纹肌溶解相关的急性肾损伤、低钠血症、自发性出血和凝血功能障碍、微血管病性溶血等。

眼镜蛇科毒蛇咬伤的中毒综合征不只有神经症状，某些毒蛇可能神经毒性症状反而不明显。典型的是中华眼镜蛇（舟山眼镜蛇）咬伤，主要表现为局部损害或疼痛，牙痕不大，易出现伤口及周围瘀黑、局部肌肉和软组织损毁、组织肿胀、坏死，多为浅表、斑片状软组织坏死，而且发展速度非常快，数小时即可出现局部瘀黑（图8-10，图8-11），但典型坏死往往需要更长时间。局部损害另一特点是，常伴有"跳跃性病损"（skip lesions）或"潜行性"皮肤及软组织损害，即皮肤伤口远小于皮肤下的软组织坏死，易形成皮下空腔，很容易继发感染，部分患者出现严重肿胀伴有皮肤水疱等。

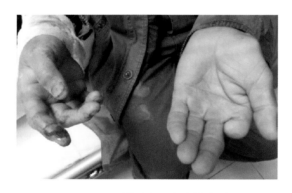 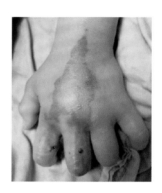

图8-10　捕蛇者，左食指曾被
眼镜蛇咬伤截指，本次右食指
再次被眼镜蛇咬伤

图8-11　眼镜蛇咬伤
（中食指各有一牙痕
及近端组织瘀黑）

眼镜王蛇是体型最大的毒蛇，马来西亚一项研究发现其毒液中有176种毒性蛋白成分，其中至少55种三指毒素蛋白（占毒素总量的31%）、44种蛇毒金属蛋白酶（占毒素的25%）、15种富含丝氨酸的蛋白（占毒素总量的9%），还有11种磷脂酶、9种磷脂酶A_2等。它既有强大的神经毒性，也有细胞和血液毒性。更重要的是其体型巨大，含毒液量多，排毒量大，被其咬伤者往往病情非常严重。被其咬伤后患者出现伤口疼痛，伤周肿胀、瘙痒或麻木感，进行性肢体肿胀，部分发生局部组织缺血、坏死、皮肤水疱。一般在咬伤后数分钟至4小时左右出现全身中毒反应，如头晕、头痛、乏力、恶心呕吐、吞咽困难、复视或视物模糊、眼睑下垂、弛缓性瘫痪（软瘫）、高血压、心动过缓或心动过速、胸闷、发音困难、呼吸困难甚至呼吸停止等神经毒性表现（图8-12），临床发现个别患者在救治过程中反复出现不易控制的抽搐，不排除脑功能受损，确切机制不明。严重致死者多继发多脏器功能衰竭。

海蛇游动相对缓慢，性格大多较温顺，不主动咬人（剑尾海蛇、钩鼻海蛇、棘鳞海蛇、淡灰海蛇等也有攻击性），由于蛇头较小，毒牙也短小，大多数无法完全穿透

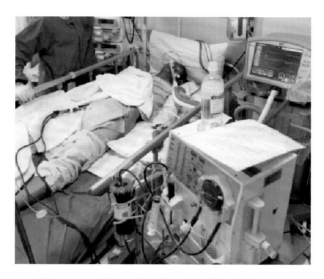

图8-12　眼镜王蛇咬伤（呼吸衰竭并肾衰竭）

橡胶潜水服。海蛇咬伤数量很少，主要是渔民捕捞过程中不慎被咬，被其咬伤后疼痛不明显或仅为一过性。除了龟头海蛇毒性较小外，其他所有海蛇毒性均很强。一般认为海蛇毒比陆生蛇更强，贝尔彻海蛇（belcher sea snake）被认为是世界上最毒的蛇。虽然海蛇毒性强，但因其排毒量相对较少，而且渔民多在捕捞捉拿时被意外咬伤，如得到及时救治，恢复良好，致命的并不多。海蛇咬伤有神经毒性（含突触前及突触后毒素成分）表现，如乏力、恶心、呕吐、吞咽困难、语言不清、视力模糊、呼吸困难等；其毒液含磷脂酶 A_2，可致肌毒性，产生骨骼肌坏死，发生肌酶升高、高钾血症和肌红蛋白血症、肌红蛋白尿、少尿、无尿等急性肾功能衰竭表现；其透明质酸酶成分易致毒液扩散。

喷毒眼镜蛇的毒液可喷射到人眼睛内导致眼炎，表现为剧烈疼痛的化学性眼结膜炎，伴眼睑流泪和肿胀、眼分泌物增加，严重者有角膜溃疡、前葡萄膜炎和继发感染的风险甚至可导致永久性失明等。蝰蛇科和眼镜蛇科主要中毒效应见表8-1中两者对比。

表8-1　蝰蛇科和眼镜蛇科产生的主要毒性效应对比

	蝰蛇科	眼镜蛇科
局部效应	PLA_2 和 SVMP 常引起水肿和水疱，LAAO、SVMP 致血管壁水解产生出血和毒素在肌肉中扩散（透明质酸酶加重）	除外中华眼镜蛇、喷毒眼镜蛇，较少引起蝰蛇科毒蛇的局部水肿和水疱；中华眼镜蛇易致局部皮下潜行性坏死
血液毒性	SVSP、SVMP 活化或抑制凝血因子、裂解纤维蛋白原，可防止或促进凝血，引起出血和不稳定性血凝块；去整合素、CRISP、snaclecs/CTL 和某些 3FTx 等可活化/抑制血小板聚集，诱导血小板减少症和低血容量性休克；NP 可促进血管扩张	因缺乏 SVSP、去整合素、CTL 和较低浓度 SVMP，较少影响血液系统；部分蛇种如喷毒眼镜蛇和澳洲眼镜蛇含较高浓度 PLA_2，可引起溶血

（续）

	蝰蛇科	眼镜蛇科
神经毒性	很多可影响神经系统，少数蛇种如圆斑蝰蛇、响尾蛇和部分蝮蛇可产生一定的神经毒性	突触前毒素 1 型 PLA_2（β-神经毒素）和 KSPI（树眼镜蛇毒素）可阻断电压门控性钾通道；乙酰胆碱酯酶可水解神经递质乙酰胆碱；CRISP 阻断钙和钾通道；突触后毒素 3FTx（α-神经毒素）作用于烟碱型乙酰胆碱受体和树眼镜蛇毒素抑制乙酰胆碱酯酶，最终引起弛缓性麻痹和呼吸衰竭
细胞毒性	SVMP 可裂解胶原和其他基底膜成分，2 型 PLA_2 通过破坏质膜引起肌坏死/横纹肌溶解；小分子细胞毒肽可诱导骨骼肌痉挛（如响尾蛇）	少量 SVMP 裂解胶原及其他基底膜成分，3FTx 心脏毒素破坏质膜也产生肌毒性效应
心肾毒性	NP 的心肌作用；PLA_2/SVMP 诱导肾毒性、缺血和蛋白超负荷（肌红蛋白）影响肾脏，且产生细胞毒性效应和酶的蛋白水解活性，引起急性肾损伤，这也是蝰蛇科毒蛇致死的常见原因	眼镜蛇科毒蛇的心脏毒素（眼镜蛇、眼镜王蛇和唾蛇）NP 可产生一定心肌效应；少数可影响肾脏，但罕有引起急性肾损伤

资料来源：WILLIAMS H F, LAYFIELD H J, VALLANCE T, et al. The urgent need to develop novel strategies for the diagnosis and treatment of snakebites. Toxins（Basel），2019，11（6）：363.

注：PLA_2，磷脂酶 A_2；SVMP，金属蛋白酶；SVSP，丝氨酸蛋白酶；LAAO，L 氨基酸氧化酶；CRISP，富含半胱氨酸分泌蛋白；CTL，C 型凝集素；snaclecs，CTL 样蛋白；KSPI，Kunitz 型丝氨酸蛋白酶抑制剂；NP，钠尿肽；3FTx，三指毒素。

四、游蛇科毒蛇中毒表现

游蛇科毒蛇通常被称为非前勾牙游蛇或后勾牙毒蛇，包括颈槽蛇（如红脖颈槽蛇和虎斑颈槽蛇）、非洲树蛇、藤蛇、林蛇、南美巴伦游蛇（犀鼻蛇或独角兽蛇）等，以血液毒素为主。多数中毒进展相对略缓慢些，表现为伤口肿痛、出血、伤口周围或全身瘀斑和出血、凝血功能障碍，严重者可出现急性肾损伤等。游蛇科毒液总体中毒程度相对较轻，但亚洲和非洲已有中毒死亡案例。中国地区较常见的严重游蛇咬伤主要是海勒颈槽蛇（或称红脖颈槽蛇，图 8 – 13）和虎斑颈槽蛇咬伤，国内已有红脖颈槽蛇致死报告。

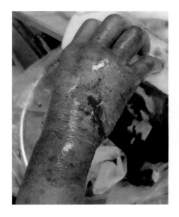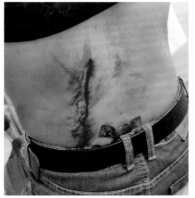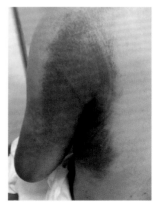

男性，55 岁，捕蛇时右手被咬伤，伤口出血、左背部原已结痂的旧创面再次出血、牙龈出血、全身多处大片瘀斑和凝血功能严重障碍等。

图 8 – 13　红脖颈槽蛇咬伤

五、无毒蛇咬伤表现

无毒蛇咬伤通常仅有局部轻度疼痛，多数无明显肿胀，伤口可见一或两排细锯齿状牙痕，牙周可有轻微红肿，通常症状会在数小时或 1~2 天逐渐消失。蟒蛇均无毒，被其咬伤者也会有大牙痕。被蟒蛇等大型无毒蛇缠绕者，可出现相应损伤表现，如勒痕或脏器挤压性伤害，逃脱过程中可能发生皮肤软组织撕裂伤等，临床应根据受伤史，重点排查相关的潜在损伤。全身性表现多为非特异性，如紧张、焦虑、恐惧、心动过速，极少数可伴有恶心呕吐等症状，这些表现大多与惊恐心理有关。

六、蛇咬伤相关性心理伤害

蛇与人类相伴而存，但大多数人对蛇有恐惧心理。沙特阿拉伯一项针对健康相关的高年级学生调查显示，40% 的人在野外面对蛇会感到非常害怕，35% 的人害怕，21% 的人既不害怕也不觉得安全，3% 的人感觉相对安全，1% 的人觉得非常安全。蛇咬伤相关性心理伤害往往被忽视。事实上，在我国广为流传的典故中早就有"一年被蛇咬，三年怕草索""一朝被蛇咬，十年怕井绳"等说法，虽说现代寓意已另有他指，但这种表现是典型的蛇咬伤相关性创伤后应激障碍（posttraumatic stress disorder，PTSD）。PTSD 是指当人们暴露于严重应激事件或具有特殊威胁或可怕性质的情况后发生的，尤其是个体经历、目睹或遭遇到一个或多个涉及自身或他人的实际死亡或受到死亡威胁或实际或严重伤害威胁或躯体完整性受到威胁后，所导致的延迟出现和持续存在的精神心理障碍；其特征是对事件的反复、痛苦回忆、睡眠障碍、失眠多梦、噩梦甚至幻觉，再次暴露于类似伤害性事件或线索时，极易出现强烈的心理或生理困扰，如兴趣丧失、负面情绪、疏远他人、易激惹、注意力不集中、过度警觉和夸张的惊吓反应等。多数人对蛇类（尤其毒蛇）有与生俱来的害怕或恐慌心理，在遭受蛇咬伤这种严重应激事件后，很容易产生强烈的情感应激或 PTSD。抑郁症和 PTSD 是蛇咬伤患者的主要心理健康或情感障碍表现，还可有歇斯底里（目前归为未指明的分离性和转换性障碍）、器质性妄想性（精神分裂症样）障碍、社会心理障碍和非特异性心理健康表现（如幻觉、急性精神病、心因性惊厥、注意力不集中和攻击行为）等。纳入 11 项研究的大型文献综述发现，蛇咬伤后 PTSD 发生率为 8%~43%，蛇咬伤相关性抑郁症发生率为 25%~54%。一项纳入 225 例蛇咬伤患者（男 168 例）、追踪 6 个月的单盲随机对照研究发现，26.5% 的受害者有抑郁和焦虑的心理症状，而对照组只有 13.8%；22% 的患者发生 PTSD，27% 的人声称蛇咬伤导致他们就业发生了负面变化，10% 的患者停止工作，17% 的患者报告了身体残疾。撒哈拉以南非洲 41 个国家有关蛇咬伤负担的一项研究显示，PTSD 发生率达 20.6%（55 332/268 471），当然，只有 4% 发展为慢性 PTSD。2023 年 5 月发布的由中华医学会急诊医学分会牵头的一项涉及 5 万多人的流行病学调查显示，中国蛇咬伤后 PTSD 的发病率高达 42.4%。因此，蛇咬伤后 PTSD 值得临床医生及护理人员高度重视，蛇咬伤急救知识的宣传和科学普及显得异常迫切。

七、其他

少部分毒蛇咬伤患者会发生神经内分泌损害，如急慢性垂体或肾上腺衰竭，可能由出血、低血糖相关性神经表现或难治性休克所致。印度报道一组 60 例圆斑蝰蛇咬伤患者追踪评估 6 个月，发现 6 例患者［年龄（37.6±14.9）岁］出现急性或慢性无症状性慢性垂体功能减退、希恩综合征。印度一组 126 血液毒性蛇咬伤并急性肾损伤的患者追踪研究发现，25 例疑似伴有垂体功能障碍，9 例确诊为垂体功能低下。斯里兰卡 1 例 21 岁平素健康的男性，被圆斑蝰蛇咬伤后出现低钾血症和急性垂体功能不全。垂体或肾上腺素衰竭的表现因激素水平不同而异，主要是低血压和低血糖等，部分仅表现为激素水平降低而无明显临床症状。

传统以来，世界各地区、各民族人民都在不断探索疾病诊疗措施，一些救治方法获得非常不错的疗效。中国几千年的历史沉淀，孕育出不计其数的治病良方，探寻出无数的灵丹妙药，蛇咬伤救治方面也如此。值得注意的是，临床上部分蛇咬伤者因得到不合理救治而出现相关表现，特别是某些得到广泛使用的传统蛇咬伤急救方法，如结扎或止血带、局部伤口大片切开、摄入某些催吐草药或局部应用草药，或在咬伤部位使用冰敷、负压吸引、烧灼或电击等，其中有些不仅疗效有待证实或已被证伪，而且即使没有中毒（"干咬"），也可能导致与不当急救措施相关的并发症，如疼痛、肿胀、缺血甚至肢体坏疽、出血或感染等。另外，应注意伤者在被咬之前已存在或潜在的基础病所致的症状体征，尤其在应激状态下所发生的临床表现改变。

总之，毒蛇咬伤对人的伤害是全身性的，不仅有身体组织器官损害，而且会直接或间接造成多脏器损害（图 8-14），特别是圆斑蝰蛇、眼镜王蛇等咬伤，还会给患者身心造成伤害，部分患者甚至会遗留终身性伤残，及时就诊并给予特异性抗蛇毒血清等治疗，有利于避免严重损害，获得良好预后，至少可以大幅度减少终身性伤残。

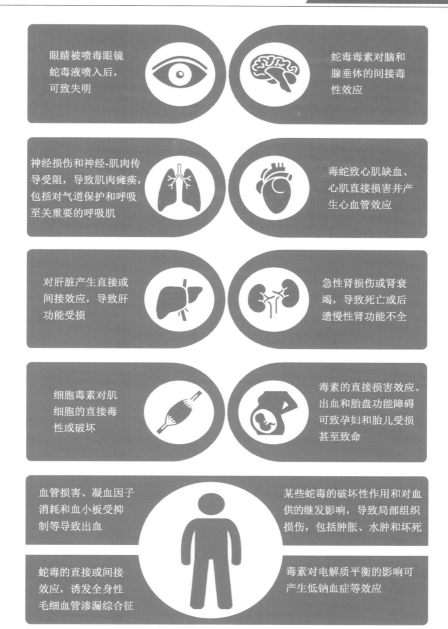

图 8-14　蛇毒咬伤所致的多脏器功能损害表现

（赖荣德）

参考文献

1. GUTIÉRREZ J M, CALVETE J J, HABIB A G, et al. Snakebite envenoming. Nat Rev Dis Primers, 2017, 3：17063.

2. ANONYMOUS A. Joint trauma system clinical practice guideline：Global snake envenomation management. J Spec Oper Med, 2020, 20(2)：43 - 74.

3. LIBLIK K, BYUN J, SALDARRIAGA C, et al. Neglected tropical diseases and other infectious diseases affecting the heart (the NET-Heart project). Snakebite envenomation and heart：Systematic review. Curr Probl Cardiol, 2022, 47(9)：100861.

4. CHEN J S, TEJWANI N C. Compartment syndrome of the foot. Orthop Clin North Am, 2022, 53(1)：83 - 93.

5. 盛赣华, 季冲, 胡先德, 等. 中西医结合治疗毒蛇咬伤 1376 例报告. 蛇志, 2013, 25(1)：26 - 28.

6. 杨匡, 何杨俊, 杨树青. 重庆地区 1167 例毒蛇咬伤的流行病学调查. 创伤外科杂志, 2021, 23(7)：539 - 541.

7. TAN C H, BOURGES A, TAN K Y. King Cobra and snakebite envenomation：on the natural history, human-snake relationship and medical importance of Ophiophagus hannah. J Venom Anim Toxins Incl Trop Dis, 2022, 27：e20210051.

8. TIEMENSMA M, BYARD R W. Fatal sea snake envenomation. Am J Forensic Med Pathol, 2021, 42(4)：401 - 404.

9. WILLIAMS H F, LAYFIELD H J, VALLANCE T, et al. The urgent need to develop novel strategies for the diagnosis and treatment of snakebites. Toxins (Basel), 2019, 11(6)：363.

10. Alqahtani S S, Banji D, Banji O J F, et al. Knowledge and attitude of first-aid treatments for snakebites, and the perception of snakes among the students of health sciences at jazan university, Saudi Arabia. Healthcare (Basel), 2022, 10(11)：2226.

11. BANDELOW B, ALLGULANDER C, BALDWIN D S, et al. World Federation of Societies of Biological Psychiatry (WFSBP) guidelines for treatment of anxiety, obsessive-compulsive and posttraumatic stress disorders-Version 3. Part II：OCD and PTSD. World J Biol Psychiatry, 2023, 24(2)：118 - 134.

12. BHAUMIK S, KALLAKURI S, KAUR A, et al. Mental health conditions after snakebite：a scoping review. BMJ Glob Health, 2020, 5(11)：e004131.

13. HALILU S, ILIYASU G, HAMZA M, et al. Snakebite burden in Sub-Saharan Africa：estimates from 41 countries. Toxicon, 2019, 159：1 - 4.

14. WIJESINGHE C A, WILLIAMS S S, KASTURIRATNE A, et al. A randomized controlled trial of a brief intervention for delayed psychological effects in snakebite victims. PLoS Negl Trop Dis, 2015, 9(8)：e0003989.

15. WARRELL D A, WILLIAMS D J. Clinical aspects of snakebite envenoming and its treatment in low-resource settings. Lancet, 2023, 401(10385)：1382 - 1398.

16. NAIK B N, BHALLA A, SHARMA N, et al. Pituitary dysfunction in survivors of Russell's viper snake bite envenomation：A prospective study. Neurol India, 2018, 66(5)：1351 - 1358.

17. GOLAY V, ROYCHOWDHARY A, DASGUPTA S, et al. Hypopituitarism in patients with vasculotoxic snake bite envenomation related acute kidney injury：a prospective study on the prevalence and outcomes of this complication. Pituitary, 2014, 17(2)：125 - 131.

18. JEEVAGAN V, KATULANDA P, GNANATHASAN C A, et al. Acute pituitary insufficiency and hypokalaemia following envenoming by Russell's viper (Daboia russelii) in Sri Lanka：Exploring the pathophysiological mechanisms. Toxicon, 2013, 63：78 - 82.

第 9 章
蛇咬伤诊断评估

    蛇咬伤是热带、亚热带国家和地区常见公共卫生问题，以东亚、东南亚、非洲、南美洲等发展中国家和地区尤为突出。全球已发现 4100 多种蛇，其中 80% 以上是无毒蛇，15%～20% 是毒蛇，真正致伤、致残或致命的毒蛇仅 300 余种。蛇咬伤后，如何快速确定何种毒蛇致伤不仅是临床医生的重大诊疗要务，更是伤者健康甚至生命安全的迫切需求，如此多种类的蛇或毒蛇，即便是蛇类专家也很难全部认识，而临床医生要在短时间内明确诊断更非易事。目前，临床上诊断毒蛇咬伤主要通过目击致伤蛇种、伤口局部和全身中毒表现，以及必要的实验室检查等综合确定（表 9-1）。澳大利亚部分地区使用免疫检测试验剂辅助诊断，中国鲜有使用 20 分钟全血凝集试验（20-minute whole blood clotting test，20 WBCT）。由于不少被蛇咬伤者，并未真正目击致伤蛇，给临床诊断造成更大的困惑，即便明确了致伤蛇种，现有抗蛇毒血清的品种极为有限，也给治疗带来了非常大的挑战。因此，临床上根据蛇毒对人体造成的伤害，将毒蛇划为血液毒类蛇、神经毒类蛇、细胞毒类蛇和混合毒类蛇四大类，这也大大改善了蛇咬伤后蛇种鉴别困难的烦恼。

表 9-1　全球不同地区蛇咬伤中毒临床常用诊断方法

地区	症状体征	目击确定蛇种（如可能）	咬伤史	20 WBCT	实验室	免疫检测
澳大利亚	√	√	√	√	√	√
非洲	√	√	√	√	√	×
亚洲	√	√	√	√	√	×
欧洲	√	√	√	×	√	×
北美洲	√	√	√	√	√	×
拉丁美洲	√	√	√	√	√	×

    资料来源：KNUDSEN C, JÜRGENSEN J A, FØNS S, et al. Snakebite envenoming diagnosis and diagnostics. Front Immunol, 2021, 12：661457.

    注：上述区域间和不同国家蛇咬伤诊断仍各有差异，20 WBCT 为 20 分钟全血凝集试验。

    某些特定蛇咬伤的表现有助于蛇类识别，如局部中毒表现（肿胀等）伴出血或凝血功能障碍，提示蝰蛇科毒蛇咬伤；局部中毒表现并出血、凝血功能障碍、休克或急性肾损伤（如少尿、血尿），提示圆斑蝰蛇科咬伤可能大；局部中毒表现伴弛缓性麻痹表现，提示眼镜蛇或眼镜王蛇咬伤；弛缓性麻痹但无或仅轻微局部中毒表现，提示为银/金环蛇咬伤；大海、出海口和某些淡水湖泊中被蛇咬伤，提示海蛇咬伤可能大；睡眠中被蛇咬伤多发生于泰国、缅甸、印度等地，主要是环蛇咬伤，如印度环蛇、马来环蛇或银环蛇等。

另外，蛇的地域分布与蛇咬伤的判断有一定关系，如中国长江以北绝大多数是蝮蛇咬伤，包括江西、浙江、湖南等省的蛇咬伤也以蝮蛇咬伤为主，重庆地区以烙铁头蛇咬伤为主，广东、广西、海南、福建等省区以竹叶青蛇咬伤最多。当然南方地区也有不少其他类型蛇咬伤，如眼镜蛇、眼镜王蛇、银环蛇、五步蛇、烙铁头蛇、蝰蛇等蛇种咬伤。我国蛇类资源丰富，毒蛇谱繁杂，尤其南方各省蛇种较多，蛇类分布还有明确的地域交叉重叠现象，应结合临床、毒蛇及相关效应综合判断，不能一以贯之，以免影响诊疗和预后。

一、临床表现评估

1. 病史询问

详细的病史询问是疾病或创伤诊断的基本方法，同样，这在蛇咬伤诊断评估中也是最简单直接、最便捷有效的必备方法。通过咬蛇伤史的询问，大多数情况下即可明确诊断，对判断严重程度也有重要帮助。绝大多数情况下伤者看到致伤蛇，比较容易判断，少数情况如睡眠期间、夜晚、草丛中或水中被蛇咬伤不易发现致伤蛇。被金/银环蛇、印度环蛇等神经毒类蛇咬伤后疼痛不严重或为一过性疼痛，有时不易察觉。蛇咬伤的病史询问主要有两个方面，最重要也是首当其冲的是蛇咬伤及相关病史，另一个不能忽略的是基础病或伴随疾病诊疗史。咬伤初始临床病史询问主要从以下五个方面着手，有助于快速评估或诊断。

（1）哪个部位被咬？明确咬伤部位，对伤口及伤口周围进行检查，了解或检查牙痕情况、伤口或伤周肿胀情况、水疱/血疱情况、出血情况，还可见到院前处理过的伤口及用药情况等。

（2）什么时间点被咬？被咬到就诊时有多长时间，或具体到哪个时间点被咬伤，既可了解咬伤时限，又有助于判断中毒进展情况等。如果咬伤到就诊时间很短，可能症状不明显；如果时间较长，往往症状比较明显甚至出现典型症状和体征。

（3）被咬伤后做了些什么处理？现场的有效处理可能有助于缓解毒素吸收，减轻中毒症状和体征。现场不合理的处置可能带来额外的伤害，加重损伤或中毒，如现场伤口切开、抽吸、烧灼、涂抹药液、饮用兴奋性饮料等。

（4）被咬伤的蛇在哪儿或致伤蛇是什么样的？致伤蛇的形态、大小、颜色、体纹等特征，对判断是否是毒蛇、推测蛇毒类型、指导抗蛇毒血清使用可能有决定性作用。有时致伤蛇被现场捕杀并携带到就诊现场，或带了致伤蛇的照片，均有助于判断蛇种，当然，就诊现场提供常见毒蛇供伤者辨认也是判断蛇种的重要方法。

（5）现在感觉如何？了解或确定患者就诊时的症状或体征，既有利于判断中毒情况，也有助于判断中毒进展情况，还有利于初步判断是神经毒类蛇、血液毒类蛇或细胞毒类蛇咬伤，尤其对那些未能看清具体致伤蛇的患者更有指导作用。

除了上述初始病史询问外，还应注意伤者原有的基础病，这些基础病及用药史，可能与蛇咬伤严重程度有关，如服用抗凝或抗血小板药会加重出血现象，而原有血液病、脑出血或消化性溃疡史者被血液毒类蛇咬伤后可能诱发或加重消化道出血的风险；基础病还可能与蛇咬伤治疗相关，如被神经毒类蛇咬伤并既有肺功能不全者，可能需要考虑提早使用呼吸辅助技术或辅助通气治疗等。当然，应常规了解大小便性状，特别是尿量、尿色等情况。

2. 体格检查

体格检查是疾病或创伤诊疗最重要的基础性措施之一。对蛇咬伤者行体格检查时关注伤口、伤肢的肿胀（程度和范围）、疼痛、出血等非常重要，但更重要的是，应该优先注意生命体征检查，尤其呼吸、血压等，以及各重要脏器功能检查和评估。如神经系统应注意神经定位征或病理反射、瞳孔、动眼情况；呼吸系统应关注呼吸频率、节律、呼吸深浅度、发绀、呼吸音、经皮血氧饱和度等；循环系统注意心率、心律、心音强弱、末梢血供等；皮肤有无出血点、瘀斑、紫癜、水疱/血疱、荨麻疹、黄染、皮肤冷暖、干燥或潮湿等。

对于查体中发现的各种异常体征，还应按照病史询问要求，详细询问相关体征的出现时间，以利于鉴别与蛇咬伤的相关性。蛇咬伤前出现的征象与蛇咬伤中毒无关，蛇咬伤后出现的征象也不一定全是蛇咬伤中毒所致，要仔细甄别。初始评估后，还应动态观察、反复询问或检查，通常 15 ~ 30 分钟询问或复查 1 次，以利于及时发现新发的症状和体征。

二、实验室评估

实验室检查对全身性蛇咬伤中毒者有辅助诊断作用。不少被毒蛇咬伤的受害人在受伤前可能患有基础性疾病，如高血压、糖尿病、冠心病或肝肾疾病等，适当的影像学检查，有助于及时发现这些基础病，也有利于鉴别基础病效应抑或毒蛇毒性。

1. 血常规 是最简便易行的检查，通常血白细胞/中性粒细胞升高提示全身炎症反应，早期升高大多数是应急反应，一两天或更长时间以后升高可能提示合并感染；红细胞/血红蛋白或红细胞压积降低，提示失血或合并较严重的出血，多数情况是伤口失血、皮下瘀斑，少数伴有内脏出血，尤其胃肠道等出血；红细胞压积升高要注意毛细血管渗漏增加，血浆渗入组织增多；血小板减少可能是由出血或渗血所致，但要注意血栓性血小板减少症或微血管病性溶血，发生溶血微血管病性溶血时可做血涂片检查是否有红细胞溶解碎片等，更应注意由此所产生的急性肾损伤。

2. 尿便常规 尿常规可及时发现某些蛇咬伤相关异常，如尿颜色、尿糖、尿酮体、尿比重等，是否伴有血尿、蛋白尿甚至血蛋白尿、肌红蛋白尿或管型尿等，以及尿细胞学检查等，有利于及时发现原发或蛇咬伤相关性肾损征象。粪便分析及潜血试验，对血液毒类蛇咬伤可早期发现少量胃肠道出血征象等。

3. 20 WBCT 凝血功能异常是血液毒类蛇咬伤的最常见表现，也是蛇咬伤全身性中毒的体现，以蝰蛇科毒蛇、游蛇科毒蛇咬伤最常见，少数眼镜科毒蛇（如太平洋眼镜蛇）咬伤等也可引起凝血功能障碍。最简单的检查方法之一是 20 WBCT。

20 WBCT 是 1977 年由 Warrell 等首先提出并使用的一种凝血功能判定方法。操作方法是：取新鲜静脉血 2 mL 注入容量 5 mL 的清洁干燥玻璃试管中，室温静置 20 分钟，然后倾斜试管观察凝固性（图 9 - 1）。正常情况下全血静置 20 分钟会发生凝固，因为玻璃会活化血液中 VII 因子诱发凝血反应，即血液凝固提示阴性；如果试管倾斜血标本仍呈液态或无凝固、易倒出来，提示不凝血，结果为阳性，原因是蛇毒致纤维蛋白原显著降低，有蛇毒诱导消耗性凝血病表现。

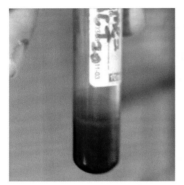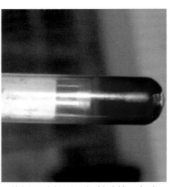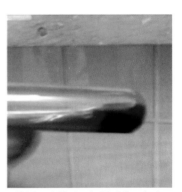

取静脉血2 mL加入干燥玻璃　　静置20分钟后，倾斜试管，如血　　静置20分钟后，倾斜试管，如血
试管，室温静置20分钟　　　　液凝固，提示凝血功能正常　　　　液不凝固，提示凝血功能障碍

图 9 - 1　20 分钟全血凝集试验

［资料来源：ANONYMOUS A. Joint trauma system clinical practice guideline：Global snake envenomation management. J Spec Oper Med，2020，20（2）：43 - 74.］

20 WBCT 在东南亚地区应用较多，主要用于鉴别蝰蛇科和眼镜蛇科毒蛇咬伤。蝰蛇科毒蛇咬伤的 20 WBCT 多呈阳性，有利于排除眼镜蛇科毒蛇咬伤。如果结果不确定，可重复做一次，并用正常人的全血做对照，更能证明结果的可靠性；但如果正常人的全血也未见血凝块，那结果就不易判断了，必要时可观察后复测。

一组纳入 296 例马来亚蝮蛇（红口蝮）咬伤病例的研究显示，当 INR > 1.155 时，20 WBCT 敏感性为 81%，特异性为 90.3%；纳入 987 例圆斑蝰蛇咬伤患者，使用 5 mL 玻璃试管注入 1 mL 全血的研究发现，20 WBCT 敏感性为 82%，特异性 98%，提示标准化检测敏感性高，但仍有 20% 病例发生假阴性。纳入 6 个国家共 2270 例蛇咬伤患者的荟萃分析显示，当 INR > 1.4 时，20 WBCT 敏感性为 84%，特异性为 91%。因此，20 WBCT 简便易行、经济实惠、结果快捷，但有一定的假阳性和假阴性，且无法替代凝血功能检查，仅适于血液毒类蛇咬伤且条件简陋无法监测凝血功能者，对神经毒和细胞毒类蛇咬伤无意义。

4. 生化检查　凝血功能是早期或及时发现蛇毒诱发消耗性凝血病最安全、有效和可靠的检查方法。不少蛇毒会影响凝血通路，产生多种凝血功能障碍，如凝血酶原时间、活化部分凝血活酶时间延长、纤维蛋白/纤维蛋白原降低、纤维蛋白降解和 D-二聚体升高。对于肌酶尤其肌酸激酶、血钾、血尿素氮或血肌酐升高者，要注意横纹肌溶解和急性肾损伤风险，检查尿常规时注意尿红细胞、血红蛋白尿、肌红蛋白尿等肾损伤表现。部分患者伴有肝胰损害，尤其是圆斑蝰蛇咬伤者，可出现明显肝肾胰等损害，表现为转氨酶或胆红素升高、胰脂肪酶/淀粉酶升高、尿素氮和肌酐升高等。心肌损害者可伴肌红蛋白、肌钙蛋白、钠尿肽前体（BNP）升高等。肺损害者可出现酸碱异常、低氧血症，或伴 PCO_2 升高或降低。严重循环功能障碍或休克者除低血压、末梢循环障碍外，可伴乳酸严重升高、严重酸中毒等。

5. 血栓弹力图（thromboelastography，TEG） 源于 20 世纪 40 年代，其是一种在密闭条件下检测血凝块生成速度、强度、稳定性及纤溶速度的监测指标，最初用于监测与肝移植相关的凝血和纤维蛋白溶解动态变化，指导临床输血治疗。随着技术的改进，逐渐被其他学科采纳，如创伤和手术、血液病、冠脉搭桥、败血症、妊娠和产后出血、新生儿科甚至药物监测等，可作为一种床旁血液检查，用于评估患者的凝血状态。凝血功能障碍是毒蛇尤其蝰蛇科和游蛇科毒蛇咬伤后的严重临床效应，TEG 有助于理解这种临床凝血障碍，其临床操作通常在 37 ℃ 条件下进行，持续时间至少 60 分钟。图 9 - 2 为 TEG 基本形态及主要参数（注意在不同实验室其参考值可能会有差异）。

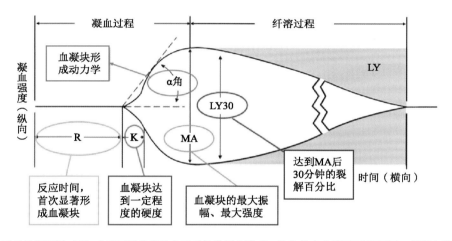

凝血因子反应时间（R）内表示被检样品中尚无纤维蛋白形成，R 的终点血液刚开始凝固，是凝血酶因子活性的开始，与血浆凝血因子和抑制活性相关，正常为 2 ~ 8 分钟，延长提示凝血因子（如Ⅷ、Ⅸ、Ⅺ、Ⅻ）不足；α 角表示血凝块形成的速度或通过聚合可用的纤维蛋白原来强化凝块的速度，正常为 55° ~ 78°，角度小于正常提示纤维蛋白原或血小板不足，反映血小板浓度和功能及Ⅱ因子、Ⅷ因子、纤维蛋白原浓度等；凝固时间（K）表示被检样品中开始形成纤维蛋白，具有一定的坚固性；也表示酶因子的增强阶段，产生了血凝块，评估纤维铰链形成速度，正常为 1 ~ 3 分钟，延长提示纤维蛋白原或血小板不足；两侧曲线的最宽距离（MA）表示血栓形成的最大幅度，达到最大强度，血小板与纤维蛋白原/纤维蛋白相互作用对凝块强度的贡献（数量和功能），反映了纤维蛋白和血小板活性，正常为 51 ~ 69 mm，幅度减少提示纤维蛋白原或血小板不足；LY30 指血液凝固达最达强度和最大幅度 30 分钟后的纤溶百分比，即有百分之多少的血凝块被溶解，反映纤维蛋白溶解活性，正常为 8%，超过 8% 提示纤溶增强。

图 9 - 2 正常 TEG 参数

［资料来源：LARRÉCHÉ S, JEAN F X, BENOIS A, et al. Thromboelastographic study of the snakebite-related coagulopathy in Djibouti. Blood Coagul Fibrinolysis, 2018, 29（2）: 196 - 204.］

TEG 可作为蛇咬伤患者入院凝血状态的评估方式之一，也可作为抗蛇毒血清治疗的疗效判断辅助参数。以下各项 TEG 参数组合，可以得出不同的凝血功能状态（注意参考值可能因实验室或仪器不同而略有差异，应以当地实验室参考值为准）：①R≥60 分钟提示不凝血；②R 在 8～60 分钟、α 角小于 55°、最大振幅小于 51 m，提示广泛性凝血因子缺乏；③R 在 2～8 分钟，MA 在 51～69 mm，提示单纯纤维蛋白原缺乏症；④R 在 2～8 分钟、α 角为 55°～78°、MA 在 51～69 mm，提示无凝血因子缺乏；⑤LY30≥8%，提示纤维蛋白过度溶解；⑥凝固时间（K）延长，提示血小板或纤维蛋白原不足。图 9-3 为 TEG 的常见凝血功能障碍模式图，可为临床快速查对和评估提供有益参考。

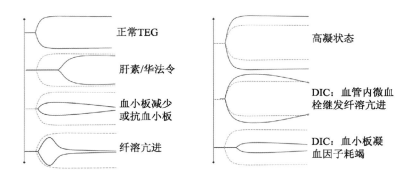

图 9-3　正常和常见凝血障碍 TEG 模式

［资料来源：POHLMAN T H, FECHER A M, ARREOLA-GARCIA C. Optimizing transfusion strategies in damage control resuscitation：current insights. J Blood Med, 2018, 9：117－133.］

TEG 是一种黏弹性测试方法，由于其尚缺乏一致的标准化，未能得到学界的普遍认可，其临床确切敏感性和特异性尚待更多研究论证，且用于毒蛇咬伤凝血功能监测的应用经验尚少，但可作为临床毒蛇咬伤患者凝血功能的辅助评估方法。

6. 蛇毒检测　为定性或定量的蛇毒抗原检测。伤口、伤周分泌物或血液中测出蛇毒抗原，有助于及时确定毒蛇咬伤或致伤蛇种，但目前鲜有相关检测，仅澳大利亚生产出专用的蛇毒检测试剂盒 CSL-SVDK（酶联免疫法，Seqirus 公司），其检测速度快，15～30 分钟即可出结果，敏感性高，但特异性低，原因在于不少毒蛇有相同毒素抗原成分，很难准确确定致伤蛇种，仅限于少数特定蛇种。澳大利亚一项纳入 10 年共 1548 例疑似蛇咬伤中毒患者的研究，确定蛇种的中毒患者 835 例（包括虎蛇、褐蛇、红腹黑蛇），597 例做了 SVDK 检测，364 例非中毒患者中有 133 例为假阳性，假阳性率达 36%，约 17% 的中毒患者的检测结果不正确，作者认为 SVDK 在识别蛇种方面可靠性低，不推荐将其作为蛇咬伤评估的主要方法。因此，在蛇毒检测方面尚待更多研究，为临床提供高度敏感和特异性的快速检测工具。

三、影像学评估

1. 心电图　心电图主要了解是否伴有心电异常，包括窦性心动过速、ST-T 改变、房室传导阻滞或心肌缺血，甚至心肌梗死等，尤其对既往有冠心病史者显得更为重要。

2. 超声、CT等 蛇咬伤中毒本身不必常规做影像学检查，但部分伤者的确会出现异常影像改变，如肺部渗出性病变、出血或梗死、胸腹腔或心包积液/积血等；心肌功能受限者需要行心脏超声检查，以了解心肌功能或心包积液等；超声检查可发现伤口潜在的残留毒牙、组织坏死、水肿或脓肿形成，以及胸腔或心包积液、心功能障碍等；头颅CT或MRI能够发现颅内出血或脑梗死等改变。

3. 红外热成像技术 医用红外热成像技术是医学技术、光电技术、红外摄像技术和计算机多媒体技术结合的一种新型功能性影像技术。其通过记录人体热场或热辐射的影像装置，利于红外扫描采集系统接收人体辐射的红外能量，经计算机智能分析和图像处理形成红外热图，以不同的色彩显示人体表面的温度分布，定量分析温度变化，判断出某些病灶的性质、位置，达到诊断目的。功能性红外成像是一种生物医学成像技术，其依赖于高分辨率红外成像以及皮肤层热交换和控制过程的建模，通过对体温调节过程的功能研究，来提供定量诊断参数，因此，随着功能热成像技术的发展，或许其还可用于对疾病严重程度的定量分析。红外热成像技术的非侵入性或无创、可视、直观、经济、便携性等优点，已在多学科诊疗中得到一定的应用，尤其适于肢体和脊柱疾病的评估，如血管痉挛性疾病、风湿性炎症、术后或骨折后疼痛、运动损伤、肌腱韧带劳损及持续性或异常软组织疼痛等多种疾病或损伤等。

红外热成像作为一种非侵入性技术，已经可以量化体表温度，产生数字彩色图像，已被用于研究皮肤温度，进而反映炎症性疾病的炎症表现和范围或程度。一组骨骼肌损伤诊断研究显示，红外热成像技术在应力性骨折的诊断中有中度准确性，与超声检查结果相当，敏感性为64.2%，特异性为63.1%。Medeiros等一组8例有毒动物叮咬后红外热成像技术观察性研究，其中3例毒蛇咬伤（茂基矛头蝮蛇、南美响尾蛇和美洲矛头蝮蛇咬伤各1例）、3例蜘蛛咬伤（1例巴西流浪蜘蛛咬伤和2例隐斜蛛咬伤）和2例蝎蜇伤（巴西钳蝎和巴伊亚戾蝎咬伤各1例）；茂基矛头蝮蛇咬伤的是28岁男性的右中指，伤后15分钟到医院，已有局部牙痕、红斑和明显水肿，24小时后红外热成像技术发现两手相同部位温差达1.8℃（图9-4A~图9-4C）；南美响尾蛇咬伤的也是28岁健康男性，咬伤右手食指，该患者到医院已出现咬伤部位轻度疼痛、全身肌痛和视力障碍，手指轻度充血但无肿胀，10小时后做红外热成像发现两手相同部位温差达3.6℃（图9-4D~图9-4F）；美洲矛头蝮蛇咬伤的是27岁女性的右第四趾，有明显牙痕，但经过18小时观察，患者无任何症状和实验室异常，考虑"干咬"所致，红外热成像未发现两侧无明显热像差及异温差（图9-4G~图9-4I）。而不同的毒蜘蛛和蝎子咬蜇伤后红外热成像也发现相似表现，研究者认为红外热成像技术在局部应用中具有作为有毒动物局部炎症反应评估的潜力。

毒蛇咬伤后局部组织受到伤害、充血或出血，伴感染、非感染或坏死性无菌性炎症反应，可出现组织代谢异常，引起局部皮肤和组织温度异常，利于体外热成像技术充分显示局部皮肤组织的温度和热像改变，与身体对侧形成明显对比或反差。红外热成像技术的动态扫描和监测，可以动态了解受体部位及周围炎症或损伤范围，对蛇咬伤诊断、严重性评估和治疗监测均有一定的意义。阿根廷珊瑚蛇咬伤一名51岁女性的右手背，

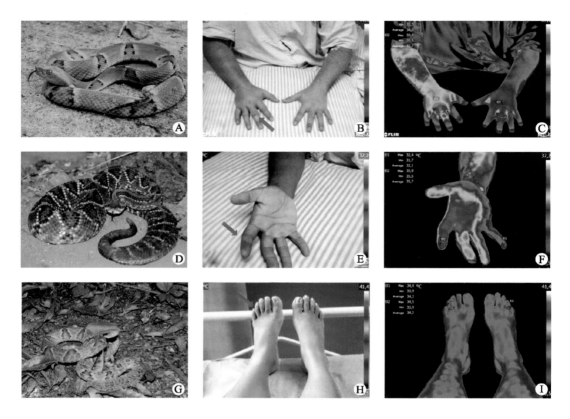

A ~ C. 茂基矛头蝮蛇咬伤 28 岁男性的右中指；D ~ F. 南美响尾蛇咬伤 28 岁健康男性的右食指；G ~ I. 美洲矛头蝮蛇咬伤 27 岁女性的右第四趾。

图 9 - 4　3 例不同毒蛇咬伤红外热成像表现

［资料来源：MEDEIROS C R, BRIOSCHI M L, SOUZA S N, et al. Infrared thermography to diagnose and manage venomous animal bites and stings. Rev Soc Bras Med Trop, 2017, 50（2）：260 – 264.］

被咬伤 10 分钟即到达医院，此时无明显症状，立即做红外热成像检查，发现右手咬伤部位和肘部温度升高，且两手间有显著的温度差，不到 15 分钟，患者出现上肢肌无力和眼睑下垂，经抗蛇毒血清治疗后 48 小时出院，提示红外热成像技术可以早期发现中毒线索并提示全身中毒征象，为早期中毒诊断和抗蛇毒血清治疗提供参考。一组纳入 89 例不同毒蛇咬伤病例的研究，其中 48 例有局部中毒表现伴或不伴全身中毒症状，35 例无中毒或干咬患者。床旁红外热成像对照研究显示，其对中毒与非中毒伤者的鉴别敏感性达 93%，特异性为 82.9%。研究者认为红外热成像技术具有高敏感性和中度特异性，可以作为毒蛇与无毒蛇咬伤的辅助鉴别工具。我们报道一例 66 岁男性，被中华眼镜蛇咬伤后局部伤口已完全结痂，伤周无红肿热痛等任何其他表现，在咬伤后 11 天，再次产生伤周轻度红肿，经红外热成像技术发现伤口、伤周及伤肢均有炎症热像表现（图 9 - 5）。因此，红外热成像技术可以作为毒蛇咬伤诊断、严重程度判断、鉴别是否中毒等的床边评估和治疗指导工具之一，其对治疗效果的动态监测评估方面也有一定意义。该方法具有安全无创、便携易操作的优点，但其精准度、敏感性和特异性等，尚需更多的临床研究论证。

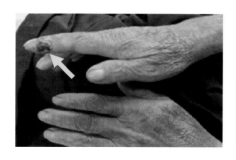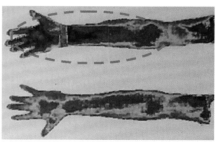

左图箭头所指是已结痂的伤口，右图外热成像图，红色虚线圈内热像程度和范围均明显超过对侧同部位。

图 9-5　中华眼镜蛇咬伤伤口及红外热成像对比

［资料来源：陈侨雪，赖荣德，梁子敬. 中华眼镜蛇咬伤中毒症状再次复发 1 例并文献复习. 中国急救医学，2022，42（6）：511-513.］

四、临床严重程度评估

毒蛇咬伤的临床表现轻重不一，而且症状体征往往与就诊时间有关，咬伤后短时间就诊者症状体征可能尚未表现出来，而数小时或更长时间就诊者，症状体征可能比较典型等。临床上根据毒素在人体产生的毒性效应，通常将其分为神经毒性、血液毒性、细胞毒性和混合毒性等多种多样的表现，很难用某一种表现或指标证明其是轻或重，也很少有某一特定临床表现确定其严重程度。北美一组回顾分析 1950—2017 年 17 篇文献共纳入 5690 例毒蛇咬伤的研究显示，咬伤时间≥6 小时、年龄≤12 岁、毒蛇体型大、上睑下垂、伤口远处出血、低纤维蛋白原血症、血小板减少，提示很可能是严重中毒。然而，对血液毒类蛇咬伤者，实验室检查结果正常或轻度异常并不排除严重中毒，即严重中毒者实验室检查结果未必异常或重度异常；显然，神经毒类蛇咬伤者的凝血功能和肌酶谱等实验室结果鲜有异常。

1. 早期严重中毒线索　毒蛇咬伤的评估有明显时限性，如咬伤至就诊时间短暂，中毒程度相对较轻，随着时间延长，中毒程度会逐渐加重，同时也与蛇种、致伤蛇的体型大小甚至其所在区域等有关，临床上应密切观察、动态评估，及时发现病情变化和危险线索，通常越是早期发生中毒表现越有可能是严重中毒。早期发生以下 8 条线索提示严重中毒：

（1）致伤蛇是非常危险的蛇种或蛇体巨大，如眼镜王蛇、金/银环蛇、圆斑蝰蛇等。

（2）牙间距过宽或多处被咬伤或被多条毒蛇咬伤。

（3）早期局部肿胀快速进展和扩散。

（4）早期发生淋巴结肿痛，提示蛇毒经淋巴系统扩散。

（5）早期出现全身中毒症状，如低血压或休克、恶心、呕吐、腹泻、严重头痛、眼睑沉重感、昏睡或早期眼睑下垂或眼肌麻痹。

（6）早期出现自发性全身性出血。

（7）被蛇咬伤后无尿。

（8）早期发现血尿、褐色尿或黑色尿等。

2. 临床严重程度评估 临床表现是蛇咬伤诊断最基本、最重要、最可靠的评估方法，通常从伤口局部、全身表现和实验室检查结果三个方面进行评估（表9-2）。仅有牙痕而无明显全身症状和体征，即"干咬"表现，通常无中毒。仅有伤口及伤周局部表现，如疼痛、轻度肿胀（直径范围一般不超过12 cm）、无明显全身中毒症状及实验室检查结果异常，至咬伤后12小时未继续进展者为轻度中毒。伤口及伤周疼痛、轻度肿胀（范围一般不超过肢体一半）、少量出血或渗血，无全身性出血表现如紫癜或瘀斑、呕血、咯血、黑便等，全身非特异性症状如恶心、呕吐、头晕、轻度乏力等，意识无明显改变，也无明显肌力异常，无血流动力学改变等，实验室检查结果轻度异常、通常不超过正常高限值2倍，属中度中毒表现。重度中毒表现，除伤口及伤周表现外，肿胀进行性发展，范围超过肢体一半或以上者，出现全身表现如出血点、瘀斑或紫癜、呕血、黑便、咯血等，心动过速，进行性肌无力或肌力明显减退，全身性感觉异常，上睑下垂，视物模糊等，实验室检查结果显著异常或超过正常参考值高限2倍等。如伴大汗、呼吸急促或窘迫、血压下降、意识改变等，应考虑是危重或致命性中毒。

表9-2 临床严重程度评估表

严重程度	临床表现
无中毒	仅有牙痕（"干"咬），无其他任何症状和体征
轻度	仅有伤口及周围局部表现，如疼痛、伤口出血、皮肤瘀血，非进行性肢体肿胀不超肘或膝关节，咬伤12小时无进展，局部感觉异常，麻木，神经性疼痛，肌肉痉挛，肌束震颤等
中度	肿胀进行性发展，远离伤口的地方出现紫癜或瘀斑未超过肢体一半；非致命性的全身症状或体征，如恶心、呕吐、呕血/黑便；轻微口周麻木感，轻度乏力感，呼吸肌无力，产生呼吸困难或其他呼吸不适，语言障碍，复视，听觉或味觉异常，吞咽困难等；实验室检查结果轻微改变（＜正常高限值的2倍），凝血功能轻度异常但无全身出血表现
重度	局部症状如广泛肿胀、红斑或瘀斑快速进展超过大半肢体，或咬到头、颈或躯干；明显症状和体征，如明显乏力或进行性肌无力、视物模糊、上睑下垂、意识改变、心动过速、呼吸急促或窘迫，或需要人工通气支持，血流动力学不稳定如低血压或休克等，疑似或确定颅内或腹腔出血；实验室检查结果显著异常，如凝血功能严重障碍伴伤口以外部位出血表现、血小板减少、肌酶显著异常（≥正常高限值的2倍）等

3. 蛇咬伤严重程度量表 蛇咬伤严重程度量表（snakebite severity scale，SSS）是根据临床和实验室检查结果对蛇咬伤后的严重程度进行量化评分的方法，从肺部、心血管、局部创伤、胃肠道、血液学和中枢神经系统共六个纬度，分别赋予不同的分值进行量化评分，总分0分提示无中毒，20分为最严重，轻度为0～3分，中度为4～7分，重度为8～20分（表9-3）。

表 9-3 蛇咬伤严重程度评分表

部位	症状/体征	分值/分
肺部	无症状/体征	0
	呼吸困难,轻度胸部压迫感,轻度不适,呼吸 20~25 次/分	1
	中度呼吸窘迫(呼吸困难,26~40 次/分,动用辅助呼吸肌)	2
	发绀,空气不足感,严重呼吸急促或呼吸窘迫/衰竭	3
心血管	无症状/体征	0
	心动过速(100~125 次/分),心悸,全身乏力,良性心律失常或高血压	1
	心动过速(126~175 次/分)或低血压(收缩压 <100 mmHg)	2
	极快心动过速(>175 次/分)或低血压(收缩压 <100 mmHg),恶性心律失常或心搏骤停	3
局部创伤	无症状/体征(牙痕周围肿胀或红斑 <2.5 cm)	0
	疼痛,咬伤部位肿胀或红斑范围 5~7.5 cm	1
	疼痛,咬伤部位肿胀或红斑范围不超过半个肢体(7.5~50 cm)	2
	疼痛,咬伤部位肿胀或瘀斑范围超过半个肢体(50~100 cm)	3
	疼痛,肿胀或红斑超出肢体(距咬伤部位 >100 cm)	4
胃肠道	无症状/体征	0
	腹痛、腹泻或恶心	1
	呕吐或腹泻	2
	反复呕吐或腹泻,呕血或便血	3
血液学	无症状/体征	0
	凝血参数轻度异常[凝血酶原时间 <20 秒,活化部分凝血活酶时间 <50 秒,血小板(100~150)×10^9/L,纤维蛋白原 100~150 mg/L]	1
	凝血参数明显异常[凝血酶原时间 20~50 秒,活化部分凝血活酶时间 50~75 秒,血小板(50~100)×10^9/L,纤维蛋白原 50~100 mg/L]	2
	凝血参数明显异常[凝血酶原时间 50~100 秒,活化部分凝血活酶时间 75~100 秒,血小板(20~50)×10^9/L,纤维蛋白原 <50 mg/L]	3
	凝血参数显著异常,伴有严重出血或自发性出血威胁(凝血酶原时间或活化部分凝血活酶时间测不出,血小板 <20×10^9/L,纤维蛋白原测不出),其他实验室检查结果严重异常,包括静脉血凝固时间异常	4
中枢神经系统	无症状/体征	0
	轻微不安或恐惧,头痛,乏力,头晕,寒冷或感觉异常	1
	中度不安或恐惧,头痛,乏力,头晕,寒冷,意识错乱或模糊,咬伤部位肌肉震动或肌束颤动,上睑下垂和吞咽困难	2
	严重意识错乱,嗜睡,抽搐,昏迷,精神障碍或全身肌束震颤	3
	极度严重的中毒致死亡	4

资料来源:DART R C, HURLBUT K M, GARCIA R, et al. Validation of a severity score for the assessment of crotalid snakebite. Ann Emerg Med, 1996, 27(3): 321-326.

注:整体严重程度判断:轻度 0~3 分,中度 4~7 分,重度 8~20 分;纤维蛋白原数值要结合各实验室参考值确定。

SSS 初始主要用于对响尾蛇咬伤的严重程度进行评估，后被全球各地采纳作为毒蛇咬伤的量化评估工具，起到一定作用，得到较为广泛的应用。但正如研究者所说，SSS 设计的初衷是作为研究工具而非临床评判工具，其用于研究蛇咬伤患者群体而非蛇咬伤的其中一位具体患者，若用于具体患者，则其有效性有待进一步研究和评估。SSS 对严重中毒患者的区分度非常有效，但对轻中度患者的区分度较差；对某些症状和体征的特异性不强，而这些症状不仅与毒液注入量有关，还与蛇咬伤患者在到在医疗机构之前接受的干预措施也有关，甚至与对蛇的恐惧心理也有一定关系，如恶心、呕吐、腹泻、头晕、虚弱和心动过速等症状很大可能与惊恐有关。另外，疼痛和肿胀不仅与蛇咬伤有关，也与止血带结扎等不当处理有关；心动过速也与疼痛有关，受伤后服用某些民间药液（如含酒精饮料或草药等）也可能会产生恶心、呕吐等症状。同样，抗蛇毒血清的使用也可产生呕吐、心动过速、呼吸困难和发绀等不良反应。所有这些，SSS 均无法区分。因此，SSS 对响尾蛇咬伤评估很有效，但应用于其他蛇种和不同体型毒蛇咬伤等都应考虑其有效性或可靠性，而且其显著低估了神经毒类蛇咬伤患者的严重程度，评估项目分类过于烦琐，对临床应用的便利性或记忆性很不友好。

4. 祖鲁兰蛇咬伤评分 祖鲁兰蛇咬伤评分（zululand snakebite score，ZSS）是 2017 年由南非 Ngwelezane 医院学者创立的评分系统，该评分系统旨在预测哪些患者需要更积极干预治疗（active treatment intervention，ATI）。ATI 是指需要抗蛇毒血清或任何手术干预。ZSS 共由六个方面构成，每项积 1 分（表 9 – 4），以 4 分为界，低于 4 分者暂时动态观察而不用 ATI；4 ~ 6 分者需 ATI，包括使用抗蛇毒血清、清创、监护、支持治疗等，敏感性仅为 22.5%，但特异性却高达 96.6%。由于 ZSS 尚未得到充分验证，临床应用的很少，仅供临床参考。

表 9 – 4　祖鲁兰蛇咬伤评分

积极的治疗干预危险性预测	分值/分	积极的治疗干预危险性预测	分值/分
年龄 < 14 岁	1	国际标准化比值（INR）> 1.2	1
咬伤时间 > 7 小时	1	血小板计数 < 92×10^9/L	1
白细胞计数（WBC）> 10×10^9/L	1	血红蛋白 < 74 g/L	1

5. 过敏反应布朗 Brown 评分（表 9 – 5）

表 9 – 5　过敏反应布朗 Brown 评分

严重程度	临床表现
轻度：仅皮肤和皮下组织受累	全身性红斑、荨麻疹、眶周水肿或血管性水肿
中度：有呼吸、循环或胃肠道受累的征象	呼吸困难、喘鸣、喘息、恶心、呕吐、腹痛、头晕（晕厥前兆）、出汗、胸闷、喉咙发紧（喉头水肿）
重度：低氧血症、低血压或神经功能受损	发绀或任何阶段 $SpO_2 \leqslant 92\%$、低血压[*]（成人收缩压 < 90 mmHg）、意识模糊、虚脱、意识丧失或大小便失禁

[*] 不同年龄低血压（收缩压）：13 岁以上 < 90 mmHg，6 ~ 12 岁 < 70 mmHg，1 ~ 5 岁 < 60 mmHg，12 月以下 < 50 mmHg。

6. 血清病评估

血清病严重程度可根据澳大利亚蛇咬伤项目（Australian Snakebite Project，ASP）血清病定义进行划分，易出现于使用抗蛇毒血清 5 ~ 20 天，以下 7 项临床指标中达到 3 项或以上者，即考虑为血清病。7 项临床表现分别是发热、红斑性皮疹或荨麻疹、肌痛或关节痛、关节炎、头痛、乏力或不适、恶心或呕吐。

五、蛇咬伤的诊断

蛇咬伤的诊断最关键的是蛇咬伤史，确定是蛇咬伤，局部有明显咬伤牙痕、通常有一至数枚不等（多为 2 枚），有局部出血、肿胀、疼痛等症状，伴或不伴全身中毒表现，以及实验室或影像检查结果综合确定。当然，没有目击致伤蛇的情况也不少见，这种情况更应结合牙痕、局部或全身性症状和体征以及实验室检查结果，还应考虑当地常见蛇出没情况综合判断和鉴别，还要鉴别其他动物咬伤的可能，如蝎子、蜈蚣等。

1. 鉴别诊断

蝎子通常有两个武器，前面两个大钳子，主要产生疼痛而无其他不适，更主要的是尾部，带有尾刺和尾腺，被其蜇伤后局部只有一个伤口，其毒液主要是神经毒性蛋白，可产生神经毒性作用，也可产生溶血或出血效应，通常表现为局部疼痛、麻木感，严重者可伴有流泪、流涎、皮肤坏死甚至抽搐等。蜈蚣的进攻武器只有角化的第一对角，呈钩状、角化、锐利，被称为毒螯，钩端有毒腺口，毒液可顺毒螯注入被咬伤皮肤而产生中毒表现，主要是局部肿胀和较为严重的疼痛，严重者可产生肢体水肿、局部组织坏死和淋巴管炎等表现。毒蜘蛛的毒液以毒性蛋白为主，其神经毒素可引起肌痉挛，溶血毒素可造成血管炎和组织坏死等。蚂蚁蜇伤多仅有局部轻中度疼痛，部分可产生皮肤红肿、水疱或荨麻疹等过敏性表现。

2. 诊断记录格式

由于各地蛇咬伤的诊断记录或书写差异较大，导致资料检索、整理、查询和学术交流不易达到同质化，也不利于数字化管理。因此，统一蛇咬伤诊断记录格式，不仅有助于各地规范诊断，便于临床资料检索、整理、查询和分析，利于促进学术交流，也有助于数字化管理和相关数据库对蛇咬伤诊治资料的自动提取。

（1）无毒蛇：建议记录蛇种和咬伤部位。对蛇种明确的，直接记录具体蛇种和咬伤部位，如"蛇咬伤（水蛇，左脚后跟外侧）"；对蛇种不明确者，描述为无毒蛇和咬伤部位，如"蛇咬伤（无毒蛇，右脚后跟内侧）"。

（2）毒蛇咬伤：建议诊断格式记录蛇种、咬伤部位和严重程度。对蛇种明确的毒蛇咬伤，直接记录具体蛇种，如"毒蛇咬伤（蝮蛇，右手食指，重度）"。对蛇种不明的毒蛇咬伤，记录时按毒性类型（血液毒、神经毒、细胞毒或混合毒类蛇），如"毒蛇咬伤（血液毒类蛇，左手拇指，中度）"或"毒蛇咬伤（神经毒类蛇，右手背外侧，重度）"，以此类推。

3. 诊断评估

我国常见毒蛇包括眼镜蛇科金/银环蛇、中华眼镜蛇、眼镜王蛇、海蛇（海边或海岛或海水中）、蝰亚科的泰国圆斑蝰蛇、蝮亚科的蝮蛇（短尾蝮等）、竹叶青蛇、尖吻蝮蛇（五步蛇）和原矛头蝮蛇（烙铁头蛇）等。金/银环蛇、眼镜蛇（中华眼镜蛇少有）、眼镜王蛇、海蛇咬伤主要为神经毒；蝰亚科和蝮亚科毒蛇咬伤主要为血液毒；中华眼镜蛇咬伤以局部细胞毒类为主，其他地区如印度眼镜蛇咬伤，有神经毒、血液毒和细胞毒等；五步蛇含细胞毒素和血液毒素；眼镜王蛇咬伤以神经毒为主，伴有血液毒和少量细胞毒，因其体型大，排毒量也大，极易被发现，咬伤后症状进展非常快速；海蛇咬伤除神经毒外，还有明显细胞毒，易产生肾损伤表现等。

如果目击致伤蛇，伤口可见一至数枚（多为2枚）牙痕，则诊断即可成立；如未能目击致伤蛇，则需结合地域、伤口及伤周、全身症状体征和实验室检查结果综合确定。长江以北地区的致伤毒蛇绝大多数为蝮蛇；长江以南，则多种蛇咬伤均有可能，浙江、湖南、江西等也以蝮蛇咬伤为主，也有其他蛇种如中华眼镜蛇、五步蛇和竹叶青蛇等咬伤；福建、广东、广西、海南、云南、贵州以竹叶青蛇咬伤为主，也有中华眼镜蛇、五步蛇、原矛头蝮蛇等致伤；川渝地区以原矛头蝮蛇（烙铁头蛇）咬伤为主，也有五步蛇和中华眼镜蛇等致伤。

伤口见多枚规律的细锯齿状牙痕，且伤口周围无明显红肿、疼痛或出血，无毒蛇咬伤可能大；如仅有牙痕且无伤口及伤周肿胀疼痛等中毒表现，"干咬"可能大，但要注意神经毒类蛇咬伤早期中毒，因尚未出现明显中毒症状等；如伴神经系统症状，如乏力、眼睑沉重感或上睑下垂、流涎等，神经毒类蛇咬伤可能性大；如伤口出血、渗血、伤周向近端进行性肿胀等，多为血液毒类蛇咬伤；中华眼镜蛇（或舟山眼镜蛇）咬伤以伤口及伤周肿痛为主，易伴瘀黑，且发展较快；尖吻蝮蛇咬伤的伤口出现瘀黑；伴血尿、少尿等肾损表现者，很大可能是泰国圆斑蝰蛇咬伤，以广东地区为主，该蛇在肇庆和佛山高明地区、粤东地区少量分布。海洋、海岛、近海岸和出海口附近淡水域蛇咬伤，要考虑排除海蛇咬伤的可能，但全球海蛇咬伤量均较少，我国也不多见。当然，临床所见蛇咬伤千变万化，有时很难确定，此时应以其毒素所产生的毒性效应（血液、神经或细胞毒综合征）等综合判断，不能一概而论。

蛇咬伤的诊断评估可概括为五大步骤：第一步是评估受伤者。受伤者的整体状况评估永远是第一位的，即所谓的"留人治病"是根本，先要保住受伤者的生命，后才能考虑治疗疾病（中毒），主要包括生命体征、意识状态、通气是否受损、有无休克或需要立即复苏的情况等。第二步是评估中毒情况，包括是否中毒、中毒的局部和全身表现或脏器受损情况、实验室或相关影像情况等。第三步是评估严重程度、中毒进展情况等，可按照严重程度评估表进行。第四步是评估血清使用必要性，只要是毒蛇咬伤并伴中毒症状，尤其是进行性发展者，均有及时使用抗蛇毒血清的指征，而不应等待典型症状或体征出现才开始使用抗蛇毒血清；若确定是无毒蛇或毒蛇咬伤且经一定时间的观察持续无任何症状、体征和实验室检查异常，考虑"干咬"，则无需使用抗蛇毒血清。第五步监测和再评估。监测抗蛇毒血清的使用效果和不良反应、使用抗蛇毒血清后病情进展或缓解情况、是否需要追加使用抗蛇毒血清等。

（赖荣德）

参考文献

1. KNUDSEN C, JÜRGENSEN J A, FØNS S, et al. Snakebite envenoming diagnosis and diagnostics. Front Immunol, 2021, 12: 661457.

2. DART R C, HURLBUT K M, GARCIA R, et al. Validation of a severity score for the assessment of crotalid snakebite. Ann Emerg Med, 1996, 27(3): 321 – 326.

3. NISHIOKA S A. Limitations of the snakebite severity score. Ann Emerg Med, 1996, 28(3): 371 – 372.

4. WOOD D, SARTORIUS B, HIFT R. Classifying snakebite in South Africa: Validating a scoring system. S Afr Med J, 2016, 107(1): 46 – 51.

5. ANONYMOUS A. Joint trauma system clinical practice guideline: Global snake envenomation management. J Spec Oper Med, 2020, 20(2): 43 – 74.

6. THONGTONYONG N, CHINTHAMMITR Y. Sensitivity and specificity of 20-minute whole blood clotting test, prothrombin time, activated partial thromboplastin time tests in diagnosis of defibrination following Malayan pit viper envenoming. Toxicon, 2020, 185: 188 – 192.

7. RATNAYAKE I, SHIHANA F, DISSANAYAKE D M, et al. Performance of the 20-minute whole blood clotting test in detecting venom induced consumption coagulopathy from Russell's viper (Daboia russelii) bites. Thromb Haemost, 2017, 117(3): 500 – 507.

8. LAMB T, ABOUYANNIS M, DE OLIVEIRA S S, et al. The 20-minute whole blood clotting test (20WBCT) for snakebite coagulopathy-A systematic review and meta-analysis of diagnostic test accuracy. PLoS Negl Trop Dis, 2021, 15(8): e0009657.

9. LARRÉCHÉ S, JEAN F X, BENOIS A, et al. Thromboelastographic study of the snakebite-related coagulopathy in Djibouti. Blood Coagul Fibrinolysis, 2018, 29(2): 196 – 204.

10. POHLMAN T H, FECHER A M, ARREOLA-GARCIA C. Optimizing transfusion strategies in damage control resuscitation: current insights. J Blood Med, 2018, 9: 117 – 133.

11. GUTIÉRREZ J M, CALVETE J J, HABIB A G, et al. Snakebite envenoming. Nat Rev Dis Primers, 2017, 3: 17063.

12. JOHNSTON C I, RYAN N M, PAGE C B, et al. The Australian Snakebite Project, 2005—2015 (ASP-20). Med J Aust, 2017, 207(3): 119 – 125.

13. MEDEIROS C R, BRIOSCHI M L, SOUZA S N, et al. Infrared thermography to diagnose and manage venomous animal bites and stings. Rev Soc Bras Med Trop, 2017, 50(2): 260 – 264.

14. 周敏华, 陈钱. 医用红外热成像技术的进展. 红外, 2008, (2): 38 – 42.

15. MERLA A, ROMANI G L. Functional infrared imaging in medicine: a quantitative diagnostic approach. Conf Proc IEEE Eng Med Biol Soc, 2006, 2006: 224 – 227.

16. SANCHIS-SÁNCHEZ E, VERGARA-HERNÁNDEZ C, CIBRIÁN R M, et al. Infrared thermal imaging in the diagnosis of musculoskeletal injuries: a systematic review and meta-analysis. AJR Am J Roentgenol, 2014, 203(4): 875 – 882.

17. SABITHA P, BAMMIGATTI C, DEEPANJALI S, et al. Point-of-care infrared thermal imaging for differentiating venomous snakebites from non-venomous and dry bites. PLoS Negl Trop Dis, 2021, 15(2): e0008580.

18. MEDEIROS C R, SOUZA S N, LARA A N, et al. Use of infrared thermography in a case of systemic envenomation by the coral snake Micrurus frontalis (Duméril et al. , 1854) in Sao Paulo, Brazil. Toxicon, 2019, 163: 70 – 73.

19. 陈侨雪, 赖荣德, 梁子敬. 中华眼镜蛇咬伤中毒症状再次复发 1 例并文献复习. 中国急救医学, 2022, 42(6): 511 – 513.

20. GERARDO C J, VISSOCI J R N, EVANS C S, et al. Does this patient have a severe snake envenomation?: The rational clinical examination systematic review. JAMA Surg, 2019, 154(4): 346 – 354.

21. GOLD B S, DART R C, BARISH R A. Bites of venomous snakes. N Engl J Med, 2002, 347(5): 347 – 356.

第 10 章
蛇咬伤现场急救

古往今来，人们探索了无数的蛇咬伤急救措施，取得了了不起的成就，挽救了无数生命。然而，传统现场急救过分强调排毒，致使某些急救措施在救治蛇咬伤过程中带来益处的同时，也留下不少隐患，伴随一些伤害，甚至导致无可挽回的损失。

现代医学认为，毒蛇咬伤现场急救的主要目的是减缓毒素吸收，减轻中毒症状，为后续救治争取更多宝贵的时间，让伤者获得更加良好的预后，也可避免不必要的伤害或损失。因此，在毒蛇咬伤现场给予必要的急救处理，对蛇咬伤后恢复有重要作用。

一、蛇毒的吸收

毒蛇可能咬伤人体各个部位，但大多数是肢体。咬伤时毒素可能被注入皮内、皮下组织、肌肉、毛细血管甚至静脉或动脉等，随之向近端或全身扩散，如果毒牙恰好穿入血管，毒素直接被注入动/静脉，则会快速被吸收并产生全身中毒表现。根据蛇的解剖结构和毒牙大小，大多数情况下毒素会被注入皮下组织，偶然会被注入肌肉，随后进入组织间隙。毒素必须从间质扩散到细胞外基质，直至到达具有可渗透内皮的血管，在此它们可以被吸收，产生中毒效应。血管内皮的通透性随着分子大小的增加而降低，相比之下，淋巴系统的生理学特点允许不能被血管吸收的大分子进入，而从间质空间中去除大分子和颗粒物质是淋巴系统的独特属性和关键功能，而血管对大分子没有显著的渗透性。淋巴系统还会运输亲脂性化合物，包括长链脂肪酸、甘油三酯、胆固醇酯和脂溶性维生素。

一些富含高扩散率和大体积分布的低分子量毒素，如眼镜蛇的神经毒素，被注入伤口后可以迅速到达其目标组织；而富含高分子量的毒素，如蝰蛇科毒蛇的毒素，具有药代动力学特征，即初始吸收阶段速度快，然后从注入部位开始产生复杂而缓慢的吸收过程，这种吸收模式被称为"单峰长尾"式，即开始吸收快，其后缓慢吸收。实验兔的研究发现，欧洲毒蝰的毒液抗原在肌内注射后 10 分钟即出现在血液循环中，并在 $1.5 \sim 5$ 小时后达到最大浓度，高浓度可维持 3 天以上，与此同时，表观终末半衰期比静脉注射毒液后测得的半衰期高 3 倍。这种药代动力学行为提示淋巴循环参与毒素吸收，由于淋巴液流动较慢、体积较小，通过该途径吸收会影响毒素在体内的停留时间及被吸收到血管循环中的速率，但通过该途经吸收的研究还很少。

毒素吸收途径最早由 Barnes 等于 1941 年经兔的动物实验证实。这项历史性的研究确定，通过淋巴通道流动是毒液到达体循环的主要途径，尤其是大分子毒素。此外，该研究还发现，阻断淋巴流动可以有效延缓毒性发作；一些小分子毒素，如眼镜蛇科毒液中所含的小分子量毒性分子（神经毒素），在淋巴管阻断或肢体制动下，可直接经静脉吸收。

含蛇毒等的液体通过淋巴内皮瓣进入末端淋巴管（吸收），在外部压迫推进下促进淋巴液前行，淋巴管壁平滑肌的收缩作用介导淋巴管产生内在泵送作用，这是影响淋巴流动的主要原理。目前已知有 4 种确切机制可以将淋巴液从四肢推进到体循环，一是大的淋巴管壁上有可收缩的平滑肌，这正是休息时肢体淋巴液推进的主要模式，提示药物阻断内源性淋巴泵可延缓毒液运输；二是骨骼肌收缩也可以将淋巴液推进到中央循环，这表明肢体固定会延缓淋巴液流动；三是淋巴通道与静脉一样，具有单向阀，可防止淋巴液回流；四是另一组瓣膜，即淋巴内皮细胞的收缩瓣膜，也可以防止淋巴液的倒流。因此，短时间阻碍淋巴流是目前毒蛇咬伤现场急救的理论基础。

二、现场急救技术

蛇咬伤急救方法多种多样，很多传统急救措施在特定的历史时间起到一定的作用，但随着医学的进步，有些救治措施给伤者带来的弊端远大于益处。例如，伤口挤压未排出多少毒素反而易促进毒素吸收；伤口吸引不仅无法有效吸出毒液，反而易引起局部吸收加快导致组织坏死；蛇咬伤肢/指后立即断指/趾或烧灼可能减轻中毒程度，但会给患者带来严重的伤害和痛苦，导致肢/指残缺，甚至因截断肢/指导致严重失血甚或休克；局部冰敷无法防止蛇毒吸收，反而延误救治时间，促进中毒部位组织缺血坏死，明显增加感染风险；局部切开无法排出毒液，反而加重出血；合理的肢体咬伤后近心端压迫有利于延缓毒素吸收，但往往过度结扎导致受结扎肢体产生极其严重的疼痛，继发肢体损伤、周围神经麻痹，严重者引起局部组织坏死甚或截肢/指；外敷药物易引起局部污染或影响伤口观察，重者导致局部坏疽，如此等等，不胜枚举，裨益不多伤害更甚。本文简要介绍国内外曾经所用的一些现场急救技术，供临床参考。

1. 止血带 是利用具有收缩或弹性的条带，如松紧带、弹力胶带、弹性绷带等，以阻断动脉、静脉和淋巴流，常用于肢体创伤的结扎和止血，也被用作毒蛇咬伤后急救，尤其在偏远地区需要较长转运时间才能到达医疗机构的情况下，更显得合理有效。其优点是不仅可以阻断淋巴流，还能阻断动静脉血液。与此同时，使用止血带限制毒液沿淋巴管吸收，可导致毒素在局部浓度显著升高，某些毒素可能导致局部破坏作用增强；动静脉流受限可产生肢体远端缺血、坏死甚至潜在增加截肢/指的风险，尤其在使用不当或结扎过紧或时间过长等情况时，更易产生严重并发症。因此，国内外蛇咬伤相关指南或专家共识都不支持使用止血带作为蛇咬伤现场急救措施，世界卫生组织2016 年蛇咬伤救治指南等国内外蛇咬伤救治相关共识或指南均将止血带列为禁忌。

2. 负压吸引器　毒蛇咬伤后如能及时将伤口的毒液吸出，将极大减轻或避免中毒的发生，局部毒液负压吸引装置由此而生。其原理即是利用简易手动负压装置，在毒牙咬痕处抽吸，以利吸出毒液。一项前瞻性临床研究，利用放射性锝标记的模拟毒液被注入28～51岁男性志愿者，注射3分钟后使用负压吸引泵抽吸，持续吸引30～60分钟，并将吸出液送检，结果发现，负压吸引可吸出较多组织液，但可吸出毒液量为总注入量的0.04%～2%；另一项研究动物研究也证实，负压吸引无法吸出响尾蛇咬伤者的毒液，其中还出现吸引部位皮肤坏死现象。因此，负压吸引泵无法有效吸出伤口毒液，同样经口吸吮也无法有效吸出毒液，还可能增加中毒风险，国内外指南均反对将负压吸引作为毒蛇咬伤急救措施。

3. 电击疗法　毒蛇咬伤现场急救过程中使用电击疗法完全没有理论依据，也无有效资料证实。最早源于1986年《柳叶刀》杂志上发表的一份读者来信，作者用20～25 kV、<1 mA电流在咬伤处电击，每次电击5～10秒，共4～5次，作者声称先后给34例毒蛇咬伤患者治疗，发现其具有预防局部肿胀和全身中毒作用；实际上，大鼠动物对照实验显示，电击疗法无法减轻中毒，甚至可产生电击伤、心搏骤停或死亡风险。因此，电击疗法不应作为蛇咬伤现场急救措施，且应严格禁止使用。

4. 压迫固定带（pressure immobilization bandages，PIB）　压迫固定技术主要利用宽布条、绷带或弹性绷带等条带，在毒蛇咬伤肢体外表做环形缠绕，对肢体产生压迫效应，以减少淋巴回流而不影响动静脉血流。该法的目的是减缓毒素吸收，改善中毒症状和严重程度，对神经毒类蛇咬伤有一定效果，但可导致毒素在局部积聚，尤其血液毒或细胞毒类蛇的毒素积聚，有加重局部组织坏死的风险。响尾蛇中毒动物（猪）实验显示，使用PIB并延时24小时治疗，可预防严重中毒动物的死亡，存活动物（猪）肢体在1周内恢复。珊瑚蛇动物（猪）随机观察性实验显示，珊瑚蛇中毒使用PIB而不给予抗蛇毒血清治疗，可获得长时间存活（最长21天），且局部发生坏死风险较低。基于PIB在毒蛇咬伤现场急救中的作用，2016年世界卫生组织毒蛇咬伤处理指南采纳其作为急救方法，并且要求绑扎压力在40～70 mmHg（上肢40～70 mmHg，下肢55～70 mmHg）（图10-1）；英国军队蛇咬伤指南也推荐将PIB作为蛇咬急救使用，尤其适于神经毒类蛇咬伤患者，但对血液毒和细胞毒类蛇咬伤应谨慎使用。而基于其可能产生局部坏死风险，美国医学毒物学院等多个中毒相关机构不推荐使用PIB。

5. 加压垫或环（compression pad or ring）

（1）加压垫法也称为Monash（莫纳什）法，在毒蛇咬伤伤口处放置一个纱布（或橡胶或泡沫）垫子（长宽厚约5 cm×5 cm×3 cm或6 cm×6 cm×3 cm），用压力约70 mmHg的非弹性带固定到位，并结合夹板固定肢体（图10-2），其目的和原理与PIB相似，企图通过伤口外加一定压力，减缓毒素吸收，改善中毒症状和严重程度。缅甸15例圆斑蝰蛇前瞻性研究证实，加压垫可减缓毒素吸收，并可产生轻度不良效应如肿胀、疼痛和压痛，但患者均可耐受，快速去除后可产生轻度出血改变。与PIB相似，加压垫也被2016年世界卫生组织蛇咬伤救治指南采纳作为急救方法，尤其适于神经毒类蛇咬伤患者，但其用于血液毒类蛇咬伤患者时应密切观察，而对于细胞毒类蛇咬伤者应谨慎使用。

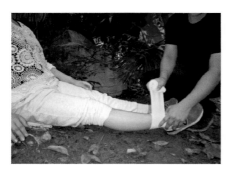
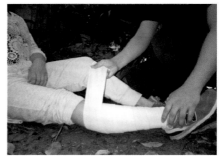

伤者置于坐位或斜靠位，受伤肢体低垂，用绷带或弹性绷带长约4.5 m、宽10～15 cm，从咬伤部位开始，沿近心端螺旋形缠绕做压迫固定，固定压力上肢略低于下肢，上肢压力控制于40～70 mmHg，下肢压力控制于55～70 mmHg。

图 10 – 1　绷带加压固定法

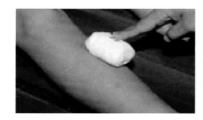
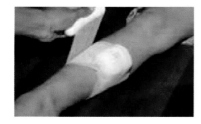
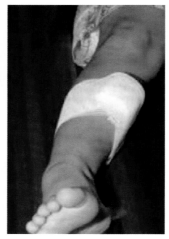
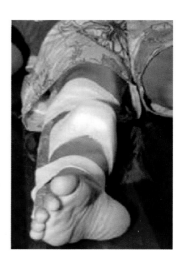

用橡胶、折叠纱布或其他相似材料制作成边长5～6 cm、厚2～3 cm的正方形厚垫，直接置于蛇咬伤牙痕上，再以绷带或弹性绷带加压包扎，压力约70 mmHg左右。

图 10 – 2　加压垫法

（2）加压环　是基于适于肢体毒蛇咬伤的 PIB、加压垫相似原理，加压环是应对躯干被毒蛇咬伤衍生的急救方法。使用弹性环，以毒蛇咬伤牙痕为中心，压迫范围约 8 cm×5 cm×3 cm（图 10 – 3），以减缓毒液吸收。东部响尾蛇中毒动物（猪）试验结果证实，压迫环可减缓毒素吸收或全身中毒症状，显著提高存活率，对躯干部毒蛇咬伤的急救有借鉴意义。

6. 淋巴流抑制剂　是通过释放一氧化氮来起作用的药物。一氧化氮是一种可以抑制内在淋巴泵的化合物，一氧化氮释放剂被认为是延缓毒蛇咬伤毒性的急救药物。硝酸甘油软膏（GTNO）为一氧化氮释放剂，可阻碍人和大鼠淋巴通过时间，是被研究者用于人和大鼠中毒模型的局部急救药物。研究者给一组健康志愿者（6男9女，年龄20～65

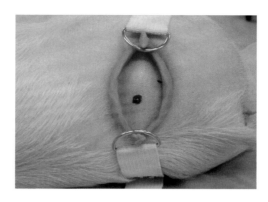

图 10 - 3　加压环压迫

［资料来源：HACK J B, DEGUZMAN J M, BREWER K L, et al. A localizing circumferential compression device increases survival after coral snake envenomation to the torso of an animal model. J Emerg Med, 2011, 41（1）：102 - 107.］

岁）注射（50 mL）放射标记的胶体（模拟毒液）注射 GTNO 后，模拟毒液从足部至腹股沟时间显著减缓，结果有显著统计学意义；东部褐蛇毒液的大鼠动物模型研究显示，GTNO 注射后发生呼吸衰竭的时间较对照组显著延长。

7. 胰蛋白酶注射　胰蛋白酶是一种蛋白水解酶，理论上，其可水解蛇毒蛋白或消化蛇毒液中的蛋白成分。研究者用东部珊瑚蛇毒液的动物（猪）实验显示，中毒部位注射蛋白酶溶液可减缓实验动物的呼吸抑制时间，但正如研究者提到的，这是在使用抗蛇毒血液前提下的实验，未使用抗蛇毒血清时的有效性及注射部位的不良反应等均未被观察，而且临床实际在毒蛇咬伤不可能是咬伤后立即获得注射胰蛋白酶，延缓注射的效果如何均是未知数等，且一些地方临床试用时发现局部注射胰蛋白酶可显著加重局部肿胀和疼痛，因此，目前临床指南普遍反对使用此法。

8. 伤口切开　咬伤部位或牙痕处切开是传统毒蛇咬伤的救治方法之一，其初衷是希望通过牙痕处切开排出伤口中的毒素，但不适当的切割有增加动静脉、神经束和肌腱损伤的风险；同时，由于现场使用非无菌工具，继发感染的机会非常高；血液毒类蛇咬伤中，由于严重凝血功能障碍，可导致切开部位严重出血、出血不止或产生严重失血。更重要的是，与不做切开相比，伤口切开并未改善预后、未能降低死亡率和失能率、未能减少出血，反而显著增加了局部肿胀发生率、增加了出血风险。因此，早期切开已不被作为毒蛇咬伤的现场急救方法，当然，在后期清除坏死组织时其是合理的治疗措施。

9. 断肢/指　理论上，毒蛇咬伤肢/指/趾后，立即截断被毒蛇咬伤的肢/指/趾可以完全阻断中毒的发生，然而，这种断肢/指/趾的方法不仅严重增加伤者痛苦、带来无可弥补的残疾，也完全不人道、不符合医学伦理，而且临床实践显示，毒蛇咬伤经过积极合理治疗后，绝大多数是无须截肢/指/趾的，完全可以避免这种不合理的伤害。因此，毒蛇咬伤现场急救时不应考虑断肢/指/趾治疗。

10. 烧灼与冷疗　蛇毒中 90% 是蛋白类毒素，高温烧灼可破坏蛇毒蛋白，曾有人将烧灼法作为蛇咬伤急救措施，理论上有一定意义，然而，烧灼给伤者带来极大的人为伤害、严重增加患者痛苦，既不人道也不符合医学伦理，因此，局部烧灼不应作为现场急救措施。冷疗或低温浸泡，可促进局部皮肤和血管收缩，有利于减少毒素吸收，但蛇毒尤其细胞毒素、血液毒素本身可能产生局部组织器官损害，且冷疗或低温浸泡可能导致局部组织器官缺血加重，致使局部损伤或坏死加重，甚至可能使指、趾因缺血而发生坏死/疽。除了低温效应外，冷效应后期由冷诱发的血管舒张作用，反而可加重毒液的传播或扩散。因此，冷疗也不应作为毒蛇咬伤急救措施。

11. 化学药液 ①酒精及其他兴奋剂：摄入酒精或含酒精药液是毒蛇咬伤民间疗法中最常见的一种，但除了酒精本身可能掩盖神经系统症状外，酒精摄入可因其血管舒张和抗凝作用而促进血液循环加快，导致毒素加快进入血液循环和组织，从而促进毒液扩散。其他兴奋剂如含咖啡因的饮料，会产生与酒精摄入相似的作用，进而促进毒液吸收和扩散。②植物药液：摄入植物提取物和局部应用膏药，缺乏强有力的支持证据。某些局部使用植物提取物的"治疗"，既影响及时送医，也未获得明显益处，且由于伤口不当处理导致中毒症状恶化，还可因潜在污染导致伤口感染。现代医学实验尝试证明这些植物外用药的益处，但目前均未获得显著效果，部分植物提取液或溶媒也有一定毒性作用，如含士的宁的植物药。某些药液不仅没有相应效果，反而因其带有显著色素，导致伤口及周围颜色改变，影响伤情或中毒的观察。大型系统综述发现，与未使用混合物的患者相比，咬伤伤口接受混合物治疗的蛇咬伤者虽然住院时间无显著差异，但死亡或残疾概率显著增加，且摄入混合物者的死亡和残疾风险也有显著增加。

三、合理的现场急救

到目前为止，除了抗蛇毒血清能够对抗毒蛇外，国内外尚没有绝对安全可靠的毒蛇咬伤现场急救技术。毒蛇咬伤现场急救的目的是，确保蛇咬伤者的生命安全和身体完整，延缓毒素吸收，预防并发症，尽快运送到有抗蛇毒血清等救治条件的医疗机构，在此过程中，应尽量避免或减少对伤者的额外伤害，又不至于拖延时间影响急救。某些急救方法如压迫固定或加压垫法可能有助于减缓毒素吸收，但如因操作不熟练或反复搓揉，既浪费时间，又可能因反复揉捏而促进毒素吸收，与其如此，不如不做处理而直接送医。因此，合理的毒蛇咬伤现场急救既要做无伤害性处理，又不做耗时性措施，即"不伤害、不误时"。

1. 蛇咬伤急救 10 步法 毒蛇咬伤现场急救目前没有绝对安全可靠的方法，但下列10条措施有助于减缓毒素吸收，改善症状和紧张状态，快速送医获得及时救治。需要指出的是，这10步应根据现场情况随机应变，不必拘泥或按部就班地做，如操作不熟练，不必花大量时间去做这些措施，即这10条措施并非必须，而是根据现场情况灵活取舍。后附蛇咬伤急救流程（图10-4），以供参考。

（1）脱离 立即远离发生咬伤的区域。研究发现大型蛇类如眼镜王蛇活动区域达6平方千米，而某些小型毒蛇如树栖毒蛇的活动范围仅有0.01平方千米（1万平方米），如果被毒蛇咬伤后原地不动，很有可能再度遭遇毒蛇（同一毒蛇或其他毒蛇）咬伤，因

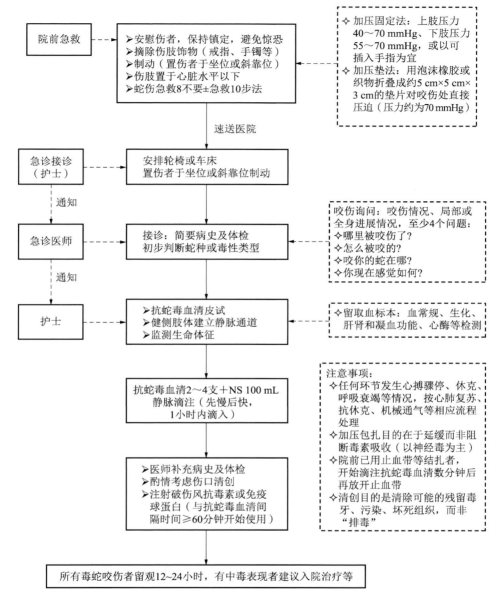

图 10 - 4　蛇咬伤急救流程

为毒蛇不会一次排尽所有毒液，多次咬伤均可能中毒。无毒蛇主要靠咬住猎物不放，继而通过缠绕绞窄猎物致其窒息，大型无毒蛇如蟒蛇可致人窒息。绝大多数毒蛇在咬人后会立即逃离现场，少数情况下也会咬住不放（如巨蝮属毒蛇，尤其饥饿时），此时可用棍棒或身边其他工具迫使其"松口"离开，反复拉扯可能导致毒牙断裂或皮肤撕伤。对于水中被蛇（如海蛇）咬伤者，应立即将其移送到岸边或船上以免毒性发作而产生淹溺现象。

（2）认蛇 几乎无人能够认识所有蛇类，即便常见毒蛇，也可能因地域、环境等因素产生不同程度的变异，给辨认蛇带来困难。因此，被蛇咬伤后，尽量记住蛇的基本特征，如形态、头型、体纹和颜色等，有条件最好拍摄致伤蛇的照片。现场最好不要企图去捕捉或捕杀蛇，以免二次被咬。有时在草丛中被咬或夜间被咬均难看清致伤蛇类，可以根据当地常见毒蛇及致伤特征给予相应处理，也不必过分紧张。

（3）镇定 大多数人经历蛇咬伤都可能产生紧张、恐慌等恐惧心理，可能加重血液循环，促进毒素吸收。此时要尽量保持冷静，随同人员或旁观者尽量给予安抚，平复情绪，避免慌张、激动，让受害者放心，因为大多数毒蛇咬伤不会立即导致死亡，其中有不少咬伤并非毒蛇所致，即便是被剧毒蛇咬伤，毒性效应发作也需要一定的时间，绝大多数神经毒类蛇咬伤会在 1 ~ 2 小时才出现较为严重的中毒症状或体征，有充分的时间就医。

（4）呼救 蛇咬伤后尽快去医院是最有效急救方法，可由亲朋好友开车送往，或就地呼叫急救统一电话"120"，或当地指定急救电话，或呼叫 110 或 119 报警电话等（很多地方的 110、119 和 120 已实现警务联动），避免毫无目的地等待。送往就近正规医疗机构，如条件允许，优先送往有抗蛇毒血清或蛇咬伤救治能力的医院，但如短时间无法送到有蛇咬伤救治能力的医院，或不清楚附近医院是否具备这种能力，也没关系，因为只要送到规范的医疗机构，医务人员均有生命支持能力，医务人员会根据患者生命情况和自身能力决定是否转送。

（5）解压 从身体被咬伤的部位周围取下任何紧绷的东西，尤其要注意尽早去除受伤肢体的各种非弹性受限饰物，如戒指、手镯、手表，脱去紧身的衣袖或裤子等，以免因后续的肿胀导致无法取出，加重局部伤害。

（6）制动 活动有增加血液流动、促进毒素吸收的风险，被毒蛇咬伤后应尽量全身完全制动，尤其受伤肢体制动，可用夹板或就地取材固定伤肢以保持制动。受害者保持坐位或斜靠位，受伤部位或肢体处于相对低位（保持在心脏水平以下），有助于减少回心血量，延缓毒素吸收或扩散，可使用门板等担架替代物将伤者抬送到易于转运的地方，以利尽快送到医疗机构。

（7）包扎 目前没有哪种包扎方法是绝对安全有效的，绷带加压固定、加压垫和加压环可能有助于减缓毒素吸收，尤其适于神经毒类蛇咬伤的急救。在呼救等候期间，不要反复搓揉或挤压伤口及伤周，不要花费大量时间操作，要避免不断抬高或摇动肢体，这种不当操作可能促进毒液扩散，与其因不当操作导致潜在加速毒素吸收，不如制动而不做烦琐操作。

（8）止痛 各种蛇咬伤均会产生局部疼痛，多数情况下疼痛程度并不严重。有研究分析 584 份蛇咬伤报告共涉及 192 种毒蛇咬伤，绝大多数不产生严重疼痛，特别是无毒蛇和神经毒类蛇咬伤疼痛往往一过性或不剧烈；血液毒和（或）细胞毒类蛇咬伤大多疼痛较重，且进行性发展，如有条件，可给予对乙酰氨基酚（对乙酰氨基酚）或阿片类止痛药适当止痛，此类药对凝血功能无明显影响，不会加重出血，其他非甾体抗炎药可能影响凝血功能或导致出血加重。最近北美一份非甾体抗炎药（酮咯酸、布洛芬、萘普生）用于铜头蛇止痛治疗的研究显示，用药后部分凝血活酶时间、血小板计数、纤维蛋白原和血肌酐等无明显影响。

（9）禁忌　如以下蛇咬伤救治8不要，尤其不要使用限制动脉的止血带，不要做吸引、切开等，避免传统急救法、草药和其他未经证实或不安全的急救措施。无论东方还是西方，大多数传统蛇咬伤急救方法带来的风险远大于益处，应坚决舍弃。

（10）复苏　密切监测气道和呼吸，并在必要时准备复苏。急诊或急救人员到现场急救时，原则上应在健侧肢体建立静脉通道，并留取血标本备检，根据情况给予生命体征监测，必要时给予液体复苏。如患者有恶心、呕吐风险，应将其置于左侧卧位或恢复体位，密切观察气道和呼吸，随时准备复苏，如意识丧失、呼吸心跳停止，立即心肺复苏。

2. 蛇咬伤急救8不要　虽然现场没有绝对安全的急救措施，也非什么都不做，某些措施可避免进一步伤害，结合国内外文献，蛇咬伤急救尽量避免以下措施：

（1）不要裸手去捡拾或触碰看似死亡的毒蛇。蛇是变温动物，气温较低的时候其活动能力显著降低，看似无攻击能力，但它并未死亡，实际上有攻击性，部分毒蛇还有"装死"本领。即使毒蛇头被截断，离断的蛇头短时间内仍未达到生物学死亡，还有咬合排毒能力，通常60～90分钟内仍有可能咬合致人中毒，需注意避免伤害。

（2）不要等待症状发作以确定是否中毒。因为毒蛇咬伤后，毒素吸收和产生毒性效应有一个时间窗，通常几分钟内毒性效应不明显，随着时间延长毒性效应越易显现，尤其在不确定是否为毒蛇咬伤时花费大量时间等待或观察症状发作，会浪费宝贵的运送和救治时间，甚至错失挽救生命的时机。因此，被蛇咬伤后，无论是毒蛇与否，均应立即送医观察。

（3）不要用止血带。止血带的利弊已如前述，绝大多数可因过度结扎导致远端供血障碍而加重中毒症状或产生远端缺血坏死。

（4）不要用刀去切割伤口（牙痕）。伤口切开不仅增加出血风险，而且可能诱发伤口污染和继发感染，不利于创面恢复，也无法排出毒素。因此，伤口切开是蛇毒现场急救的禁忌。

（5）不要企图吸出毒素。已经证实经口吸吮或负压吸引装置无法有效吸出毒素，反而伤口周围潜在外溢的毒液可能导致吸吮者经口腔黏膜吸收中毒，此时可适当用清水冲洗伤口，或更有利于清除创面毒液。

（6）不要用冰敷伤口或将伤口浸入冰水中。冰敷或冰水浸泡不仅无法排出毒液，反而可能加重局部坏死。

（7）不要饮酒止痛。饮酒无法止痛，反而会因酒精摄入影响神经症状观察，酒精还会吸收加快血液流动，进而促进毒素吸收。

（8）不要喝咖啡饮料。这类饮料不仅不利于毒素清除，反而可能因兴奋性而促进血液流动，导致中毒加重。

（赖荣德）

参考文献

1. PARKER-COTE J, MEGGS W J. First aid and pre-hospital management of venomous snakebites. Trop Med Infect Dis, 2018, 3(2): 45.

2. GOLD B S, DART R C, BARISH R A. Bites of venomous snakes. N Engl J Med, 2002, 347(5): 347 - 356.

3. GUTIÉRREZ J M, CALVETE J J, HABIB A G, et al. Snakebite envenoming. Nat Rev Dis Primers, 2017, 3: 17063.

4. WILBECK J, GRESHAM C. North American snake and scorpion envenomations. Crit Care Nurs Clin North Am, 2013, 25(2): 173 - 190.

5. WEINSTEIN S, DART R, STAPLES A, et al. Envenomations: an overview of clinical toxinology for the primary care physician. Am Fam Physician, 2009, 80(8): 793 - 802.

6. ALBERTS M B, SHALIT M, LOGALBO F. Suction for venomous snakebite: a study of "mock venom" extraction in a human model. Ann Emerg Med, 2004, 43(2): 181 - 186.

7. BUSH S P. Snakebite suction devices don't remove venom: they just suck. Ann Emerg Med, 2004, 43(2): 187 - 188.

8. BUSH S P, HEGEWALD K G, GREEN S M, et al. Effects of a negative pressure venom extraction device (Extractor) on local tissue injury after artificial rattlesnake envenomation in a porcine model. Wilderness Environ Med, 2000, 11(3): 180 - 188.

9. HOWE N R, MEISENHEIMER J L J R. Electric shock does not save snakebitten rats. Ann Emerg Med, 1988, 17(3): 254 - 256.

10. MEGGS W J, COURTNEY C, O'ROURKE D, et al. Pilot studies of pressure-immobilization bandages for rattlesnake envenomations. Clin Toxicol (Phila), 2010, 48(1): 61 - 63.

11. SMYRNIOUDIS M E, O'ROURKE D P, ROSENBAUM M D, et al. Long - term efficacy of pressure immobilization bandages in a porcine model of coral snake envenomation. Am J Emerg Med, 2014, 32(9): 1024 - 1026.

12. WALL C. British Military snake-bite guidelines: pressure immobilisation. J R Army Med Corps, 2012, 158(3): 194 - 198.

13. American College of Medical Toxicology, American Academy of Clinical Toxicology, American Association of Poison Control Centers, et al. Pressure immobilization after North American Crotalinae snake envenomation. Clin Toxicol (Phila), 2011, 49(10): 881 - 882.

14. WARRELL D A. Snake bite. Lancet, 2010, 375(9708): 77 - 88.

15. STEWART C J. Snake bite in Australia: first aid and envenomation management. Accid Emerg Nurs, 2003, 11(2): 106 - 111.

16. TUN-P E, AYE-AYE-M Y I N T, KHIN-E I-H A N, et al. Local compression pads as a first-aid measure for victims of bites by Russell's viper (Daboia russelii siamensis) in Myanmar. Trans R Soc Trop Med Hyg, 1995, 89(3): 293 - 295.

17. HACK J B, DEGUZMAN J M, BREWER K L, et al. A localizing circumferential compression device increases survival after coral snake envenomation to the torso of an animal model. J Emerg Med, 2011, 41(1): 102 - 107.

18. SAUL M E, THOMAS P A, DOSEN P J, et al. A pharmacological approach to first aid treatment for snakebite. Nat Med, 2011, 17(7): 809 – 811.

19. PARKER-COTE J L, O'ROURKE D P, BREWER K L, et al. Efficacy of trypsin in treating coral snake envenomation in the porcine model. J Med Toxicol, 2015, 11(4): 430 – 432.

20. FRY B G. Snakebite: When the human touch becomes a bad touch. Toxins (Basel), 2018, 10(4): 170.

21. TOSCHLOG E A, BAUER C R, HALL E L, et al. Surgical considerations in the management of pit viper snake envenomation. J Am Coll Surg, 2013, 217(4): 726 – 735.

22. BHAUMIK S, BERI D, LASSI Z S, et al. Interventions for the management of snakebite envenoming: An overview of systematic reviews. PLoS Negl Trop Dis, 2020, 14(10): e0008727.

23. WARD-SMITH H, ARBUCKLE K, NAUDE A, et al. Fangs for the memories? A survey of pain in snakebite patients does not support a strong role for defense in the evolution of snake venom composition. Toxins (Basel), 2020, 12(3): 201.

24. PHAM H X, MULLINS M E. Safety of nonsteroidal anti-inflammatory drugs in copperhead snakebite patients. Clin Toxicol (Phila), 2018, 56(11): 1121 – 1127.

第 11 章

抗蛇毒血清治疗

抗蛇毒血清免疫球蛋白即抗蛇毒血清是唯一能够对抗蛇毒的药物，也是蛇毒中毒唯一切实有效的治疗措施，其安全性和有效性已得到全球各地的普遍认可，而且越早使用，产生的效果越佳。降低致死或致残率、避免或减少组织器官损害、消除或缓解中毒症状、加快或促进恢复是其主要功能，也是临床用药目的。然而，目前尚缺乏足够和有效的抗蛇毒血清（免疫球蛋白）治疗世界各地所遇到的有医学重要性毒蛇咬伤，这已经是全球重要的健康危机，这个问题在撒哈拉以南非洲地区最为严重，而南亚和东南亚等其他地区也因缺乏有效和负担得起的抗蛇毒血清而受到影响。高效抗蛇毒血清的生产流程极为复杂，特别是生产超免疫血浆（抗蛇毒血清免疫球蛋白的来源）所需的合适蛇毒液混合物不足、生产商数量的减少，以及发展中国家生产系统的脆弱性，进一步危及有效抗蛇毒血清的供应，而非洲、亚洲、中东和南美洲正是毒蛇咬伤最为集中和严重的区域。根据世界卫生组织调查，目前全球剩余的大多数抗蛇毒血清生产商，都在需要改进质量和安全应用标准的国家中。

一、抗蛇毒血清特异性

抗蛇毒血清也称抗毒素或抗蛇毒，最早源于 1894 年 Phisalix 等尝试用免疫绵羊的全血治疗毒蛇咬伤即蝰蛇咬伤患者。1895 年 Calmette 团队首次成功制备了抗眼镜蛇毒血清，用于治疗孟加拉眼镜蛇咬伤患者并取得成功。随着技术的成熟，目前已能够提纯和生产 IgG 及其片段（图 11-1 用时间进程展示了与抗蛇毒血清研发相关的最重要发现，包括免疫学和分子生物学的突破性发现）。

我国抗蛇毒血清起步晚于欧美国家，20 世纪 60 年代初期广州医学院赵延德教授等开始研究蛇毒，1970 年上海生物制品研究所和浙江医科大学协作成功研制出"精制抗蝮蛇毒血清"，1973 年上海生物制品研究所、浙江省中医研究所和浙江医科大学协作研制了"精制抗五步蛇毒血清"，1975 年广州医学院药理学教研室和上海生物制品研究所协作研制出"精制抗银环蛇毒血清"，其后广州医学院药理学教研室与上海生物制品研究

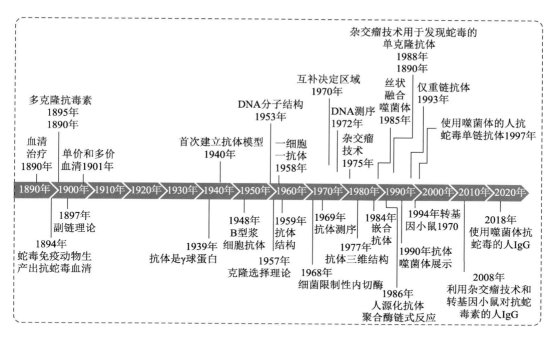

图 11-1 抗蛇毒血清发展的时间进程

所等单位先后研制出精制抗眼镜蛇毒血清、精制抗金环蛇毒血清和精制抗蝰蛇血清等。

抗蛇毒血清是一种特定的免疫球蛋白或免疫球蛋白片段的纯化物，是从针对一种或多种蛇毒免疫的动物血浆中分离得到的血制品，分为单特异性抗蛇毒血清和多特异性抗蛇毒血清两种。

1. 单特异性抗蛇毒血清 俗称"单价血清"，是用单一毒蛇的毒液制造的，其有效性在很大程度上仅限于该蛇种，也能有效对抗一些密切相关的蛇种毒液，临床有效性源自毒液成分雷同和抗蛇毒血清的交叉中和作用，当然，需要临床前和临床研究确认。这种单特异性抗蛇毒血清主要用于一些医学重要性蛇种比较单一的国家或地区的蛇咬伤，如斯堪的纳维亚半岛和英国的极北蝰、巴布亚新几内亚南部的太攀蛇和北非部分地区仅有的致 VICC 的响尾蛇等咬伤。我国目前仅有一家抗蛇毒血清生产商生产 4 种单特异性抗蛇毒血清，即抗眼镜蛇毒血清、抗银环蛇毒血清、抗蝮蛇毒血清和抗五步蛇毒血清。

2. 多特异性抗蛇毒血清 简称"多价血清"。大多数热带国家都有几种医学重要性蛇种，开发多种单特异性抗蛇毒血清的商业成本可能更高，生产或制造多特异性抗蛇毒血清的商业成本相对更合理。多特异性抗蛇毒血清含有能有效对抗特定区域内多个毒蛇物种或种属毒液的 IgG，通常有 3 种生产途径实现：一是混合来自多种蛇种或种属的毒液，并用这种混合毒液免疫供体动物。与单特异性抗蛇毒血清相比，用几种分类学上相关的蛇（不同的毒蛇）的毒液对动物进行免疫，可以增加任何一种蛇毒中和 IgG 的滴度。二是用不同毒液混合物免疫不同供体动物组，可获取不同超免疫血浆，然后混合来自每组动物的超免疫血浆，可制备酶化和提纯多特异性血清成品。三是用不同的毒液混合物免疫不同供体动物组，可获取不同单特异性抗蛇毒血清，然后混合单特异性抗蛇毒血清 IgG，以配制最终的多特异性抗蛇毒血清。

二、抗蛇毒血清中和机制

毒素成分通过其毒性位点与靶分子或酶途径之间的分子相互作用发挥毒性效应，而抗蛇清血清主要基于抗体与毒素分子上的抗原位点结合，干扰毒素的作用；只有当抗体或其片段直接干扰与靶标和底物相互作用的毒素部分时，才能实现毒素中和。然而，中和毒素活性并不是阻止毒素作用的唯一机制，防止毒素到达靶分子同样重要，这可能由多种不同的机制所致，如空间位阻、将毒素捕获在中心区室和增强毒素的消除等。抗蛇毒血清的确切中和机制并不完全清楚，目前研究主要针对蛇毒毒素的单一抗体，进而提出了 5 种不同的机制，来解释抗体的中和模式。第 1 种是直接抑制，抗体通过竞争性抑制的方式，干扰毒素与其作用靶点之间的相互作用位点，该机制已被证明适用于抗长链神经毒素单克隆抗体，也被建议作为多价抗蛇毒血清中和小分子神经毒素的一般作用模式。第 2 种是酶抑作用，对于酶类毒素，直接抑制可能等同于阻断催化位点；与直接抑制类似，相对较大的抗体或其片段会与毒素－靶点间相互作用位点附近的区域结合，导致空间位阻效应，产生抑制作用；这种假设在结构上是可行的，但目前尚未得到研究证实。第 3 种是变构抑制，抗体与毒素作用靶点结合，诱导靶点构象变化，使毒性部位无法进入或将毒素锁定在毒性小得多甚至无活性的构象中。第 4 种是捕获，即抗体可以阻止形成活性毒素的毒素复合物解离，抗体－毒素复合物被困在中央室中，致使毒素无法产生毒性效应。第 5 种是结合清除，抗体既不阻断毒素的活性位点，也不阻断变构位点，而是与毒素形成毒素－抗体复合物，从而阻断毒素与其靶点的相互作用，有助于促使单核吞噬系统消除毒素，避免或减轻中毒效应。

某些蛇毒毒素混合在一起可以产生毒素协同效应，即某种毒素本身可能表现为低毒性，但是当其与毒液中的其他毒素混合形成完整毒液混合物时，会放大彼此的毒性，从而导致磷酸氧化的不稳定和组织坏死效应增强等。协同作用可以来源于毒液成分之间的分子间相互作用和超分子相互作用，也可以是毒素针对同一蛋白质、生化途径或生理过程的结果。例如，抗体中和一些关键毒素可能导致毒液诱导的总体毒性急剧降低，从而使临床表现显著减轻或缓解，这可能是由毒液中某种毒素的高毒性和（或）高浓度所致，当这种毒素被中和时，只剩下那些较弱毒性或无毒成分；假如某种关键毒素（或关键成分）被抗蛇毒血清中和，那么很有可能阻断或中止毒素之间协同效应。因此，了解个体毒素之间的毒性和相互作用及可能的中和机制，是合理设计未来重组抗蛇毒血清的关键。

三、抗蛇毒血清及其制备

保障人民健康，实现"人人获得安全、有效、优质和负担得起的基本药物和疫苗"

的目标，已被纳入联合国可持续发展目标（SDG），这也是全民健康覆盖（UHC）的核心组成部分。对于抗蛇毒血清制备的每个环节所包含的要求和质量控制，世界卫生组织（WHO）均有严格的标准操作流程和工艺要求。根据 WHO 提高抗蛇毒血清的"可及性、可负担性、有效性和安全性"的计划，2010 年首次制定了《抗蛇毒血清免疫球蛋白生产控制和监管指南》，旨在协助制造商和监管机构，生产出安全有效的抗蛇毒血清。现行使用的是 WHO 生物标准专家委员会 2017 年更新颁布的第 67 次报告（第 2 版）标准。抗蛇毒血清制备工艺要求非常严格，目前所用的抗蛇毒血清绝大多数是由免疫马制备的，欧美国家已有免疫绵羊和骆驼制备的抗蛇毒血清。

1. 免疫球蛋白（IgG） 抗蛇毒血清的有效成分是抗体，即抗蛇毒免疫球蛋白 G，其由 Fc 链（重链即 H 链）、铰链和 Fab 链（轻链即 L 链）组成。"Y"型主结构的左右两支为重链，两个分支下方的附支为轻链（图 11-2A）。重链有 3 个恒定的结构域，即 CH1、CH2 和 CH3，CH1 与一个可变结构 VH 相连；轻链由一个恒定结构 CL 和一个可变结构 VL 组成（图 11-1B）。N 端是可变区，也是功能区，有能够与抗原结合的位点，C 端无法与抗原结合。IgG 经胃蛋白酶裂解后释放出 F(ab)₂ 片段（图 11-2B）和 Fc 残段（图 11-2C）；Fc 残段是功能恒定区，其免疫原性强，易产生过敏反应，因此目前抗

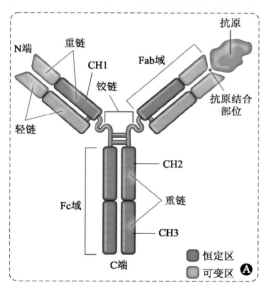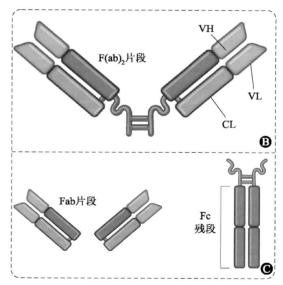

A. IgG 分子结构，由重链、铰链（含两个二硫键）和轻链组成，"Y"结构的两个分支末端为 N 端，为可变区，也是功能区，是与抗原（蛇毒）结合的部位，"Y"结构的主干末端是 C 端，是稳定区；B. 胃蛋白酶裂解后的 F(ab)₂ 段，是 IgG 结构"Y"结构的两个分支，通过铰链连接，也是目前绝大多数抗蛇毒血清的结构成分；C. 木瓜蛋白酶裂解后的两个 Fab 段，是 F(ab)₂ 段经木瓜蛋白酶裂解铰链后留下的两个单独 Fab 片段，是与蛇毒有效结合的成分，Fc 为裂解后的残端，是功能恒定区，这部分残留片段免疫原性大于 Fab 段，但无法与抗原或蛇毒结合，通过纯化技术能从剩余溶液中被去除。

图 11-2　蛇毒免疫球蛋白及其片段

［资料来源：SEIFERT S A, ARMITAGE J O, SANCHEZ E E. Snake envenomation. N Engl J Med, 2022, 386（1）：68-78.］

蛇毒血清绝大多数已将其净化掉了；F(ab)$_2$ 片段是抗蛇毒血清的有效成分，其经木瓜蛋白酶水解铰链后，可进一步裂解为两个 Fab 片段，其免疫原性更小，抗体活性更纯，产生不良反应的风险更低，安全性更好。

现有抗蛇毒血清的药代动力学资料大多源于动物研究，临床资料很少，因此，尚无证据表明哪种免疫球蛋白或片段的抗蛇毒血清中和毒素效果更好。实际上 IgG 及其片段均可有效中和蛇毒，但其药代动力学和药效学差异较大。表 11 - 1 为 3 种抗蛇毒血清形式的药代动力学特征。

表 11 - 1 3 种抗蛇毒血清形式的药代动力学特征

血清种类	研究对象	Vd/(mL·kg^{-1})	T$_{1/2-\alpha}$/h	T$_{1/2-\beta}$/h	CL/(mL·h^{-1}·kg^{-1})
完整 IgG	人	58 ~ 118	0.22 ~ 5.62	34 ~ 72	1.1 ~ 1.6
	兔	160 ~ 164	0.42 ~ 0.56	40.62 ~ 44.7	0.30 ~ 0.42
F(ab)$_2$	人	177 ~ 387	0.2 ~ 2.31	79 ~ 132	0.91 ~ 2.54
	兔	207 ~ 225	0.17 ~ 0.27	32.91 ~ 34.77	3.22 ~ 3.9
Fab	人	110	2.7	18	无资料
	兔	228 ~ 32	0.68 ~ 0.72	7.7 ~ 8.3	52.5 ~ 53.5

资料来源：MENDER M M, BOLTON F, BERRY C, et al. Antivenom：An immunotherapy for the treatment of snakebite envenoming in sub-Saharan Africa. Adv Protein Chem Struct Biol, 2022, 129：435 – 477.

注：Vd, 分布容积；T$_{1/2-\alpha}$, 分布半衰期；T$_{1/2-\beta}$, 消除半衰期；CL, 清除率。

目前能够生产出三种类型抗蛇毒血清免疫球蛋白，分别是完整的 IgG（分子量为 150 kDa）、单价抗原结合片段 Fab（分子量为 50 kDa）、二价抗原结合片段 F(ab)$_2$（分子量约为 100 kDa）。Fab 分子量最小，分布容积最大，很容易进入血管外间隙，但其代谢也快，主要经肾分泌，半衰期也短，为 4 ~ 24 小时（平均约为 10 小时）。相反，完整的 IgG 和 F(ab)$_2$ 不经肾脏分泌和代谢，在肝、肠等器官经吞噬作用被消除，并被网状内皮系统调理，因此，这两种抗体的半衰期较长（平均均为 2 ~ 4 天，其中 IgG > 100 小时、F(ab)$_2$ 约为 60 小时）。Fab 只有一个抗原结合位点，而 IgG 和 F(ab)$_2$ 各有两个抗原结合位点。IgG 和 F(ab)$_2$ 能够与携带几个表位的抗原形成大而稳定的复合物或沉淀，而 Fab 形成小的、可逆的不可沉淀的复合物（表 11 - 2 为 3 种类型抗蛇毒血清免疫球蛋白的优缺点对照）。基于 IgG 的抗蛇毒血清具有出色的疗效和安全性，并在全球范围内上市。目前有少量基于 Fab 的抗蛇毒血清制剂可用，包括绵羊血清抗体 ViperaTAb 和 CroFab；大多数商业抗蛇毒血清都是基于 F(ab)$_2$ 的马免疫抗蛇毒血清，我国现有的四种抗蛇毒血清全部都属于此类。

表 11 - 2　3 种类型抗蛇毒免疫球蛋白的优缺点

类型	描述	优点	缺点
Fab	木瓜蛋白酶在微酸性（pH 5.0~5.5）条件下消化而产生的单价抗原片段	组织渗透快，分布体积更大，可降低免疫复合物形成和补体介导的过敏反应的风险	生物利用度较低；经肾排泄，可引起肾毒性；涉及亲和纯化的时间过程较长，从而增加成本
F(ab)₂	最常见的抗蛇毒血清，由胃蛋白酶在酸性（pH ≤4.5）条件下消化产生的二价抗原片段	相对安全，在消化过程中已经去除了超过 30% 的不需要的蛋白质，有非常理想的消除和清除率	通常用色谱法纯化和去除污染物，过程较漫长，成本增加
完整 IgG	硫酸铵（或钠）和（或）辛酸沉淀产生的完整 IgG	易于生产且价格便宜，有非常理想的消除和清除率	组织渗透性差，分布速度较慢，需注射大量外源性蛋白，潜在不良反应发生风险增高

资料来源：MENDER M M, BOLTON F, BERRY C, et al. Antivenom: An immunotherapy for the treatment of snakebite envenoming in sub-Saharan Africa. Adv Protein Chem Struct Biol, 2022, 129: 435 – 477.

2. 制备抗蛇毒血清的动物　大型动物比小型动物更适合作为抗蛇毒血清生产的动物，大型动物血容量更大，易于批量生产，马是商业性抗蛇毒血清生产的首选动物，其很温顺，在大多数气候条件下可健康驯养和成长。随着时间的推移和马血清制品的广泛使用，马血浆制成的抗蛇毒血清已被证实具有令人满意的安全性和有效性。但由于马的饲养成本很高，而且在某些国家或地区（如英国），马被视为伴侣动物，不允许被用于制备血清，而禽和骆驼抗体因其经济、伦理和稳定性优势，而被认为是传统抗蛇毒血清生产的替代品。绵羊也可被用作抗蛇毒血清生产的替代来源，因为其更便宜，更容易饲养，比马更能耐受油基佐剂，而且用其制备的抗体可能对马蛋白过敏的患者有用，但朊病毒病在绵羊中较为普遍，也限制了绵羊作为抗蛇毒血清的使用。已有试用骆驼、驴、鸡胚、兔和山羊等作为抗蛇毒血清的动物。使用大鼠作为动物模型制备的以 IgY 为基础的抗毒血清，取得可喜的效果；实验性骆驼抗锯鳞蝰 IgG 抗蛇毒血清显示出与 EchiTabG（英国生产的一种抗锯鳞蝰蛇毒血清）相当的功效。

3. 抗蛇毒血清基本制备方法　①提取蛇毒毒液：收集蛇毒混合毒液，并做好质量控制，确定拟免疫的剂量。②蛇毒免疫马：目前抗蛇毒血清最常用的免疫动物是马。将制备好的毒液，包括单特异性或多特异性混合毒液，注射入经过严格检疫的成年马体内，经小剂量多次皮下注射（也可皮内或肌注），等待马产生足量的超免疫血浆或血清。③提取马血浆：包括离心、纯化和血浆质量控制等。④提取蛇毒免疫球蛋白（IgG）并进行纯化。⑤提取马免疫球蛋白片段 F(ab)₂ 并进行纯化和质控，分装制备抗蛇毒血清成品，当然中间还有不少纯化、质控环节等加工工艺，终于制备成抗蛇毒血清产品供临床使用（图 11 - 3）。

4. 全球抗蛇毒血清生产商分布　抗蛇毒血清的生产要求高、经济代价大、生产条件极为严格、准入条件苛刻，给发展中国家带来一定程度的障碍。目前全球仍有不少地区没有抗蛇毒血清生产能力，特别是非洲地区更欠缺；北美及欧洲地区由于蛇咬伤相对较少，生产商也少，抗蛇毒血清生产商更少。全球现在仅有 30 余个国家（含中国台湾地区）约 50 家生产商有抗蛇毒血清生产能力。

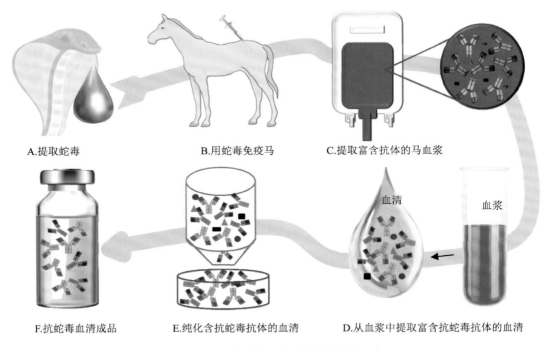

A.提取蛇毒   B.用蛇毒免疫马   C.提取富含抗体的马血浆

血清   血浆

F.抗蛇毒血清成品   E.纯化含抗蛇毒抗体的血清   D.从血浆中提取富含抗蛇毒抗体的血清

图 11-3 抗蛇毒血清制备基本流程示意

5. 抗蛇毒血清存贮 抗蛇毒血清分为溶液和冻干粉两种。液体抗蛇毒血清需低温冷藏，通常要求存贮温度为 2~8 ℃，存贮年限不超过 3 年，且其运输也要求冷链环境下进行。冻干粉通常要求存贮温度不超过 25 ℃，最好存放于黑暗环境中，存贮年限不超过 5 年。

四、抗蛇毒血清适应证与禁忌证

1. 适应证 抗蛇毒血清是毒蛇咬伤的唯一安全有效治疗药物，但并非毒蛇咬伤均需使用抗蛇毒血清，只有使用抗蛇毒血清给患者带来的益处超过其风险时，才是其使用指征。作为异种动物血清，抗蛇毒血清具备固有的过敏反应或不良反应风险，使用前应充分评估其安全性和必要性。当然，蛇毒在体内造成永久性损害的高风险，远远大于高质量现代抗蛇毒血清相关的过敏反应所带来的风险。当伤者确定或高度疑似蛇咬伤伴有以下至少 1 项全身或局部中毒表现者，即是抗蛇毒血清使用适应证。

（1）局部肿胀 在没有止血带的情况下，咬伤后 48 小时内肿胀可累及被咬肢体一半以上，肿胀伴水疱形成、伤口出血不止等是使用抗蛇毒血清指征。对于肢体被毒蛇咬伤的患者，有专家建议，只要发生胯大关节（如腕、肘、脚踝或膝关节）肿胀等，即是抗蛇毒血清使用指征；少数更积极的观点认为，只要发生髋关节性肿胀等，便是抗蛇毒血清使用指征。

（2）肿胀快速进展 如手或足咬伤后几个小时内出现手腕或脚踝以上部位肿胀。

（3）神经毒性体征 上睑下垂、眼外肌麻痹、瞳孔散大、肌无力、肌束震颤、语言或吞咽困难、呼吸困难、意识障碍等。

（4）心血管异常 低血压、休克、心律失常、心电图异常等。

（5）急性肾损伤或肾衰竭 少尿、无尿、血肌酐（Cr）或尿素氮（BUN）升高等。

（6）血红蛋白/肌红蛋白尿 肉眼血尿、黑尿、尿液分析或其他提示血管内溶血的证据或全身性横纹肌溶解（如全身肌肉酸痛、疼痛、压痛、被动拉伸疼痛或实验室发现高钾血症等）。

（7）淋巴结肿痛 肢体咬伤后发生引流淋巴结肿大、疼痛等表现。

（8）血液学异常 伤口以外部位发生自发性出血；凝血功能障碍或 VICC，如 20 WBCT 或其他实验室异常，包括 INR >1.2 或凝血酶原时间 $>$ 正常高限 $4 \sim 5$ 秒或纤维蛋白原降低或血小板减少（$<100 \times 10^9/L$）等。

（9）其他实验室异常 支持全身或局部中毒的其他实验室证据，如肌酶显著升高、血清酶升高、中性粒细胞升高、低氧血症或乳酸升高等。

（10）已知可引起局部坏死的蛇咬伤者，如中华眼镜蛇、亚洲眼镜蛇、蝰蛇、黑颈眼镜蛇等致伤者。

值得注意的是，以上适应证不能机械地作为绝对标准，而应作为参考指标，临床实际评估时应结合咬伤至就诊的时间、已知或可疑蛇种综合判断。如蛇咬伤后短时间内即就诊者，此时中毒症状、体征或实验室检查结果可能未发生明显异常，但不要等中毒症状发生后再考虑使用抗蛇毒血清，特别是严重致命性蛇种如金/银环蛇、眼镜蛇、眼镜王蛇、圆斑蝰蛇等致伤者，除非考虑"干咬"，否则应及时给予抗蛇毒血清治疗，不必等完全符合上述指征才开始给药。抗蛇毒血清仅对蛇毒毒素有效，对毒素所导致的组织损害或坏死无效，如细胞毒性成分可快速导致局部组织细胞坏死，且突触前神经毒素与神经末梢结合后几乎不可逆，因此只要确定毒蛇咬伤并产生了中毒表现（症状、体征或实验室结果），就应该争分夺秒地在发生广泛损害之前，中和活性毒液成分，尽快给予抗蛇毒血清治疗。简言之，只要确定或高度疑似毒蛇咬伤，并伴有进行性发展的症状、体征或实验室异常，均应作为抗蛇毒血清的使用指征，避免因等待症状体征发作或异常实验室结果而浪费宝贵的早期用药时间。

2. 禁忌证 症状性毒蛇咬伤，尤其严重中毒者没有绝对禁忌。由于抗蛇毒血清是异种动物血清免疫球蛋白，存在固有不良反应风险，因此，在首次使用抗蛇毒血清前应做皮肤试验（皮试），皮试阴性情况下才能用药。虽有随机对照证据表明，抗蛇毒血清皮试不能准确预测过敏反应，但按照血清使用制度，常规皮试是基本要求。对于皮试阳性者，要根据伤者一般情况、中毒严重程度、既往过敏史等综合考虑。如果仅仅皮试阳性，且无其他食物、药物等过敏史，在做好抢救设备和应对措施的前提下，可以考虑缓慢静脉滴注、分次或减量使用抗蛇毒血清。对有高敏反应史或有过敏性休克史及轻中度中毒患者，不推荐使用抗蛇毒血清，或更换批次皮试，若皮试阴性可继续用药，阳性则不用；对于严重中毒且对其他治疗措施无效者，可以考虑更换产品批次或生产厂家，再次皮试，根据结果谨慎决定使用与否，即便用药，也应减量减速使用，且应严密观察不良反应；对于皮试仍阳性者，不宜使用抗蛇毒血清，只能对症治疗。

随机对照研究分别使用小剂量肾上腺素（1：1000 肾上腺素 0.25 mL）、异丙嗪（25 mg Ⅳ）和氢化可的松（200 mg Ⅳ）观察抗蛇毒血清过敏反应，发现小剂量肾上腺素（0.25 mg）皮下注射预处理后，发生急性严重过敏的风险显著降低。笔者尝试对部分皮试阳性且无过敏反应史的毒蛇咬伤患者，给予肾上腺素 0.25 mg 皮下注射预处理后再注射抗蛇毒血清，未发生不良反应，但目前使用的例数尚较少，其安全性和有效性有待多中心研究和验证。

儿童和妊娠不是抗蛇毒血清的禁忌，但应根据中毒程度，并与患者及家属讨论中毒对伤者的生命威胁程度，决定是否使用抗蛇毒血清，尤其是妊娠不满 3 个月者；对妊娠3 个月以上者，与患方充分沟通后，可考虑酌情使用抗蛇毒血清。

五、抗蛇毒血清使用原则

抗蛇毒血清是目前公认的对抗毒蛇咬伤的唯一安全有效药物，然而，由于其生产工艺复杂、成本高昂、运输和保存要求高等，且毒蛇种类繁多，世界上没有任何一个国家能够生产临床所需的所有蛇种的抗毒血清。因此，已有抗蛇毒血清品种非常有限，甚至大多数国家尚无生产能力。

对急诊或接诊医生来说，抗蛇毒血清的使用主要考虑三个方面。首先，确定伤者是否发生了中毒，排除"干咬"或无毒蛇咬伤；其次，如果患者病史、临床状况和实验室检查结果提示中毒，则应立即给予抗蛇毒血清治疗；最后，根据抗蛇毒血清治疗的疗效预判可能发生的临床情况，如中毒进展或缓解及出现不良反应等，给予相应的处置。注意，不要过分强调蛇种的辨认，而应根据中毒症状判断是哪类（如神经毒、血液毒或细胞毒类）毒蛇咬伤，在此基础上，临床医生应根据有限的抗蛇毒血清品种，结合不同蛇毒特点和既往使用经验，合理选用，这既是临床诊疗挑战，也体现临床医生的治疗水平。目前普遍接受的抗蛇毒血清使用原则是早期用药、同种专一、异种联合。

1. 早期用药　是指毒蛇咬伤后尽早开始使用抗蛇毒血清，越早使用效果越好。通常应在 24 小时内给药，2～6 小时内给药疗效较好，当然，时间越短疗效越好。因为蛇毒进入体内会与转运蛋白（或）靶组织结合，一旦结合，抗蛇毒血清的疗效会受到影响或拮抗效应减低，尤其部分神经毒素与靶组织结合后几乎不可解离，因此，抗蛇毒血清在毒素进入体内尚处于游离状态时使用疗效最佳，这个时间越短，结合状态越少，使用效果就越理想。给药时间越晚，并发症或死亡风险越高。早期给药还可以避免组织进一步损伤、坏死、呼吸停止，且可避免因此带来的一系列后果，如截肢、截指/趾、创伤后应激障碍、器脏损伤、感染或功能障碍等。对于血液毒或细胞毒类蛇毒来说，有"时间就是组织"的说法，时间越短组织损害的风险越低，反之亦然。尼日利亚一项有关蛇咬伤死亡率影响因素的研究发现，长达 36 个月的研究时间里，6687 名受害者中有 94 人死亡（病死率为 1.41%），本组致伤毒蛇 90% 以上是锯鳞蝰，其他包括鼓眼镜蛇、腹嚓蜂、穴蜂和蛛尾拟角蝰等；在抗蛇毒血清来源不可靠时期，死亡率的相对风险（RR）增加到2.29（95% CI 1.35~3.89），这一增长不是由于季节性变化造成的；多因素分析发现，预测死亡率的唯一因素是新发的中枢神经系统表现和从咬伤到住院的延迟（或抗蛇毒血清的延迟使用），即抗蛇毒血清每延迟使用1小时，死亡风险增加1%，延迟1天则死亡风险增加23%。虽然本组数据和蛇种与其他地区可能存在一定的差异，但研究结果证实了早期或及时使用抗蛇毒血清对改善中毒症状和挽救生命的重要性。

即便如此，抗蛇毒血清的后期使用仍然有效，因此，只要中毒症状持续或未改善，均是抗蛇毒血清使用指征，抗蛇毒血清的使用永远都不算迟，多长时间使用抗蛇毒血清都不晚，咬伤者完全有机会恢复。由于蛇毒在体内的吸收是"单峰长尾"型的，即开始时毒素吸收逐渐增多，达峰值后，随着时间延长毒素吸收量会越来越少，与组织结合的部分毒素会渐解离或缓慢释放，加上毒素的吸收和毒性效应的发生需要一定时间，临床症状的出现也会随着时间的推移而逾见明显，因此，只要中毒症状持续存在或进展，均应使用抗蛇毒血清，持续几天或甚至几周仍应考虑给予抗蛇毒血清。笔者报道一例中华眼镜蛇咬伤患者，局部伤口已结痂，但在咬伤11天后中毒症状再发，给予抗眼镜蛇毒血清（1支）后症状显著改善，并持续观察，因遗留症状持续，于咬伤第17天再次追加1支抗蛇毒血清后，中毒症状完全缓解。

2. 同种专一 是指特定抗蛇毒血清用于对应蛇种咬伤中毒。我国目前只有四种单特异性抗蛇毒血清，专门应对四种毒蛇咬伤，即抗眼镜蛇毒血清治疗眼镜蛇咬伤、抗银环蛇毒血清治疗银环蛇咬伤，抗五步蛇毒血清治疗五步蛇咬伤，抗蝮蛇毒血清治疗蝮蛇咬伤。当然，多特异性抗蛇毒血清可以治疗本地区常见毒蛇咬伤。

3. 异种联合 是指使用非专属单特异性抗蛇毒血清治疗同类不同种的毒蛇咬伤，通常适合同种属的毒蛇，如眼镜蛇科、蝰蛇科（含蝮亚科和蝰亚科），也可称为"同类共用"或"同科共用"。众所周知，每一种毒蛇均含有多种甚至上百种毒素成分，而不同毒蛇的毒素含量虽有不同，但有大量毒素成分交叉（参见蛇毒及作用机制），尤其是同种属的毒蛇，毒素成分交叉更明显。

单特异性抗蛇毒血清是用同种毒蛇的毒液制备的抗毒血清，如蝮蛇的毒液中含有磷脂酶A_2、蛇毒金属蛋白酶、蛇毒丝氨酸蛋白酶等多种毒素，将这些毒素成分作为混合毒液注射或免疫动物（如马）时，其作为抗原，可在马体内产生相应抗体，如抗磷脂酶A_2、抗蛇毒金属蛋白酶、抗蛇毒丝氨酸蛋白酶等抗体，实际抗体含量会因抗原成分含量和抗原性不同而异。确切地说，单特异性抗蛇毒血清，是指单一蛇种的抗蛇毒血清，而非单一抗体血清，每种单特异性抗蛇毒血清均会有多种抗体成分，是多克隆抗体混合物，只是这些抗体的含量各有差异。如吻尖蝮蛇（五步蛇）、竹叶青蛇等同类蛇种也有相同毒素成分，由于毒素含量有差异，免疫动物后产生的抗毒血清也有相应抗体，但含量也有差异。随着科学技术的发展，多种新型抗体有望被用于临床以单独或联合抗蛇毒血清，提高毒蛇咬伤的临床疗效（图11-4）。小分子抑制剂和纳米抗体详见"新型抗蛇毒制剂"。

研究发现，单特异性抗体中所包含的几种不同的抗蛇毒血清抗体，具有不同的特异

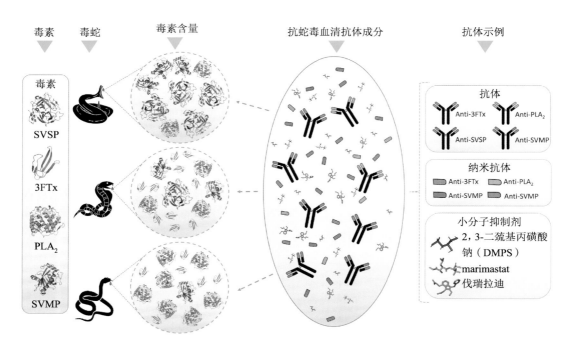

marimastat, 基质金属蛋白酶（MMPs）抑制剂；伐瑞拉迪, varespladib。

图 11-4　3 种不同毒蛇的蛇毒成分及抗体交叉示意

［资料来源：CASEWELL N R, JACKSON T N W, LAUSTSEN A H, et al. Causes and consequences of snake venom variation. Trends Pharmacol Sci, 2020, 41（8）：570-581.］

性，可以识别单一毒素中相同或不同表位；每种单独的抗蛇毒血清抗体，可以识别具有不同亲和力的相似（同源）毒素，但识别特定毒素的各种抗体的确切浓度尚不知晓。由此我们知道，联合两种（甚至更多种）抗蛇毒血清，对其抗体含量和成分均会有互补作用，对同类毒蛇咬伤中毒会发挥更佳效应。这种联合使用方法与多特异性抗蛇毒血清本质上有相似机制，可达到异曲同工的效果，已在临床上得到广泛验证。

　　有鉴于此，临床医生要关注毒蛇咬伤产生的中毒症状和体征，以"异种联合"或"同科共用"的原则，选择同属或同科抗蛇毒血清，使患者获益。根据所表现出的毒性效应，如神经症状的乏力、麻木、眼睑下垂等及局部伤口表现较轻或不明显，而血液毒或细胞毒往往早期伤口局部肿痛、瘀斑等症状明显，对于前者可选择抗银环蛇毒血清，后者可选择抗蝮蛇毒血清和（或）抗五步蛇毒血清。中华眼镜蛇和眼镜王蛇的蛇体特征比较明显，属易于辨认蛇种，其中中华眼镜蛇致伤的伤口易快速出现瘀黑及肿痛。然而不应过分关注具体哪种蛇咬伤，按"同科共用"原则给予单种或两种抗蛇毒血清联合，以免因纠结蛇种而延误时间。抗蛇毒血清延迟使用所带来的进一步损伤风险，远高于为了"正确蛇种"而浪费时间所造成的风险。当然，如能及时识别具体蛇种，抗蛇毒血清的选择针对性会更强。同理，不应过分关注实验室结果，原因在于蛇毒注入机体导致实验室结果产生异常也需要一定时间，早期可能已有临床症状和体征改变，但实验室结果不一定出现异常，而且实验室检查结果的报告也需要一定时间，即存在结果"延时"现象，因此，只要有进行性发展的临床表现，即应给予抗蛇毒血清，而不必等待实验室结果再考虑是否给药。显然，这些并不意味着不需要实验室结果，原因在于实验室结果对脏器损害的动态评估及后续抗蛇毒血清的调整同样必不可少。

根据国内常见毒蛇，竹叶青蛇咬伤可选用抗五步蛇毒血清和（或）抗蝮蛇毒血清，前者在改善低纤维蛋白原血症或血小板减少症方面似略优于后者。原矛头蝮蛇（烙铁头蛇）致伤者可选用抗五步蛇毒血清或抗蝮蛇毒血清，或二者联用，有专家发现前者疗效优于后者。圆斑蝰蛇咬伤应选择抗五步蛇毒血清与抗蝮蛇毒血清联合使用，它们都属于蝰蛇科毒蛇，但圆斑蝰蛇属于蝰亚科（真蝰蛇），蝮蛇和五步蛇属蝮亚科毒蛇，毒素成分有一定差异，疗效欠佳时应适当加大抗蛇毒血清剂量，以增加有效抗体的互补效应，而抗蝰蛇毒血清已在研发中。眼镜王蛇咬伤应选择抗银环蛇毒血清联合抗眼镜蛇毒血清，且抗银环蛇毒血清的剂量应更大，以对抗其强大的神经毒性作用，防止严重神经功能受抑，特别是呼吸停止。金环蛇咬伤选用抗银环蛇毒血清。海蛇咬伤选择抗银环蛇毒血清加抗眼镜蛇毒血清，单用抗眼镜蛇毒血清不太可能对抗其所有毒性。

六、抗蛇毒血清用法用量

1. 用药途径　抗蛇毒血清可选择静脉用药（含滴注和推注）、骨内输注、肌内注射、皮下注射和局部用药等。根据国内外经验，优先选择静脉滴注，次选静脉注射。①静脉用药：一般 1~2 小时内滴入（通常 1 小时左右），滴注过程中如发现不良反可及时停用或减慢滴速，此法可控性更好，相对更为安全；静脉注射一般需 10~30 分钟，与静脉滴注同样有效，但可控性方面略逊于静脉滴注。一组纳入 1004 例毒蛇咬伤者的随机对照研究，其中 104 例伤者接受了快速静脉注射（20 分钟）抗蛇毒血清，94 例接受了静脉滴注（120 分钟）抗蛇毒血清，两组在性别、蛇种均衡、毒性效应、抗蛇毒血清追加方面均相似，但严重全身性高敏反应无显著差异，轻中度反应的发生概率也相当，提示输注速度不影响抗蛇毒血清不良反应的发生。②骨内输注：对无法建立静脉通道者，可以考虑建立骨内输注通道，经骨内通道注射（滴注或推注），其疗效不亚于静脉给药。③肌内注射：原则上不推荐，因为其经淋巴吸收，慢且不稳定，生物利用度差，起效时间非常缓慢，注射部位易出现严重疼痛，且凝血功能障碍者易出现局部血肿或出血不止，不作为常规用药途径，只有在无任何静脉或骨内注射条件的情况下才考虑使用；同理，皮下注射也不推荐。通过肌内注射或皮下注射给予的抗蛇毒血清所能达到血液浓度比血管内途径（快速达到）低得多且血浓度升高时间非常缓慢（图 11-5 为 Fab 型抗蛇毒血清静脉用药和肌内注射时间浓度效应对照）。④局部用药：理论上在受伤部位注射抗蛇毒血清是合理有效的，但该法不仅会增加疼痛，也可能升高筋膜室压力，且吸收慢、疗效非常有限，因此，不主张局部使用抗蛇毒血清。

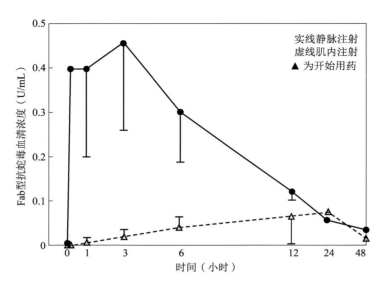

图 11 – 5　Fab 型抗蛇毒血清静脉和肌内注射血药时间－浓度对照

2. 抗蛇毒血清用量　到目前为止，全球范围内有关抗蛇毒血清的用量尚无统一可靠的衡量标准，通常由临床医生根据病情、使用经验、当地预案、指南或共识的推荐剂量综合判断、决定。理论上，首次给药剂量应按抗蛇毒血清说明书的推荐用量，但包装说明书上的用量大多基于实验室小鼠的半数有效量（ED50）和半数致死量（LD50），这在临床上不一定很可靠，而且剂量可因蛇种、地域差异、严重程度、就诊时间不同而异，尤其在联合用药时更需临床医生灵活把握。因此，抗蛇毒血清的剂量大多参考相关专家共识或指南的推荐剂量、当地医院或协会的用药预案或流程以及首诊医生的实践经验而定。需要注意的是，不同批次的抗蛇毒血清可能存在效力差异，用药过程中会发生疗效差甚至无效的可能，这些更需接诊医生随机应变、酌情加量。毒液成分的不同和抗原的地域性种内差异，免疫动物对低免疫原性相关毒素的反应不足，抗体滴度较低甚或不产生相应抗体，都可能导致同一种抗蛇毒血清对不同地区同一蛇种的疗效不同。因此，对于部分抗蛇毒血清反应欠佳的毒蛇咬伤患者，应考虑更换抗毒血清批次或适当加大用药剂量，以增强抗体对免疫反应性低的毒素的覆盖。另外，即使区域性多特异性抗蛇毒血清，也可能无法覆盖所有医学上重要性蛇种。

从全球各地临床实践看，因地域、蛇种、生产商和血清类型等不同，抗蛇毒血清初始推荐剂量也相差悬殊。美国和加拿大夹窝蛇处理指南使用 Fab 型抗蛇毒血清，初始剂量为 4～6 支（或安瓿），以生理盐水稀释成 250 mL 静脉滴注，前 10 分钟缓慢滴入 25 mL，如无过敏反应，剩余量在 1 小时内滴入；对致命性蛇毒中毒患者，如伴休克或活动性出血等严重中毒表现者，首次抗蛇毒血清的剂量增加至 8～12 支，儿童和成人同量。一组研究显示，约 13% 的患者达到初始控制，约 69% 的患者需要更大剂量才能达到初始控制，初始控制的中位剂量为 9 支（四分位范围为 6～15 支），个别患者需要 22 支才达到初始控制。

初始控制是指：①初步控制中毒综合征，包括局部组织中毒效应，如肿胀、疼痛、瘀斑或损伤等不再进展；②任何血液毒性效应或凝血功能障碍趋于稳定或有明显改善的趋势，如凝血酶原时间、纤维蛋白原、血小板计数等不再恶化或有明显改善（用药3~9小时后），自发性出血停止（用药后15~30分钟）；③全身中毒效应的改善、生命体征平稳、病情趋于稳定（30~60分钟），如低血压纠正（容量充分情况下）、活动性出血停止等（不包括肌束震颤或肌肉颤动，这可能用抗蛇毒血清难以控制）及恶心/呕吐、头晕或心动过速缓解；④溶血和横纹肌溶解停止或显著改善（多于用抗蛇毒血清后几小时内）；⑤神经毒性症状恢复或明显改善等（用药后约30分钟）。简而言之，初始控制主要从局部（停止进展）、全身（缓解）和实验室结果（改善）3个方面的表现确定。

研究证实，首次相对高剂量比反复低剂量给药效果更佳，而且这两种使用方法所需的总抗蛇毒血清量相当（图11-6）。马来西亚的一项动物兔的眼镜蛇中毒模型研究，支持给予高初始剂量抗蛇毒血清，而且发现追加给药可降低抗原血症（或毒素血浓度）和减少症状复发。澳大利亚高效抗蛇毒血清用于大多数毒蛇咬伤时给予1支即可，该国一份统计显示，褐蛇咬伤用量为0.6~1.3支、虎蛇咬伤0.6~1.2支、太攀蛇咬伤0.9~1.0支、死亡蛇咬伤0.3~1支、黑蛇咬伤0.8~1支，即便如此，抗蛇毒血清生产商（Seqirus Pty公司）也不支持单支给药，而是推荐更高剂量用药。尼泊尔一份纳入154例神经毒类蛇咬伤患者的随机对照试验显示，虽然高初始剂量（78例）并不比低初始剂量组（76例）更有效，但它提供了单剂量的试验优势、更便于管理，并且与低初始剂量一样安全，总需要量和产生不良反应的风险相当。泰抗圆斑蝰蛇毒血清有效性研究证实了其对不同地区同类蛇毒的有效性，发现3倍于常规剂量的抗圆斑蝰蛇毒血清降低了肾毒性标志水平（BUN和Cr）、预防了肾病理形态学改变，这说明早期大剂量使用抗蛇毒血清可预防蝰蛇毒素诱导的肾毒性效应。最近印度的一份纳入473例患者的系统性综述显示，高剂量组与低剂量组预后无显著差异，低剂量组的"价-效"更高且住院时间略低于高剂量组；但正如作者自己所说的，按照GRADE证据分级标准，评估纳入研究的证据质量水平为"极低"，因此，其结论的可靠性需要更多确定性的研究加以论证。

中国地域跨度大，不同区域毒蛇谱差异明显，抗蛇毒血清的使用程度和用量差别很大。我国现有抗蛇毒血清是单特异性或单价抗蛇毒血清，结合国内外抗蛇毒血清使用经验，首次抗蛇毒血清使用剂量为2~4支是合理的，轻中度中毒者可从2支开始，重度中毒者建议从3~4支开始，依据病情严重程度、蛇种、地域差异性和当地抗蛇毒血清使用经验或预案，可以酌情调增首次用量。对于部分使用抗蛇毒血清疗效欠佳者，必要时考虑更换批次或适当提高用量，以增加对抗免疫原性较差的毒素的毒性效应。结合以往经验，首次仅给予单支抗蛇毒血清对绝大多数患者是不够的，很难达到初始控制；全程只用1支抗蛇毒血清的患者，往往毒素对抗效应不足，导致中毒临床和实验室指标较长时间无法恢复或增加局部坏死等。显然，过大剂量（首次≥6支）给予抗蛇毒血清，可能增加潜在不良反应的风险，不应盲目增加首次给药剂量甚或超大剂量给药。《2018年

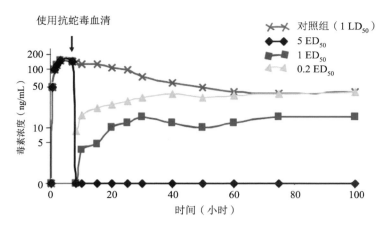

首次给予 5 倍 ED50 蛇毒浓度显著下降,其他剂量则无法有效降低蛇毒浓度;ED50,半数有效剂量;LD50,半数致死量。

图 11 - 6   抗蛇毒血清量 - 蛇毒浓度动态变化

[资料来源:GOPALAKRISHNAKONE P. Plant Toxins. Berlin:Springer Science + Business Media Dordrecht,2017:243 - 262.]

中国蛇伤救治专家共识》也推荐首次抗蛇毒血清剂量为 2 ~ 4 支,经过近 5 年的临床实践,显示这个推荐剂量是安全有效的,也是经济合理的,取得了良好的临床效果和社会经济效益。

七、抗蛇毒血清监测和追加

使用抗蛇毒血清后需要密切观察疗效、监测不良反应,以便及时调整后续诊疗措施。国内外临床实践证实,现有抗蛇毒血清,单次给药对绝大多数毒蛇咬伤无法完全对抗,及时追加显得尤为重要,也是必要措施。目前抗蛇毒血清的追加有两种方法,一是按需追加,即根据首次给药后所获得的疗效(包括症状体征变化和实验室结果),酌情考虑是否追加、追加剂量和时间间隔;另一种方法是定时追加,即首次使用抗蛇毒血清后,一定时间内按固定剂量追加 1 ~ 3 次,随后根据临床监测结果按需追加。

1. 监测   抗蛇毒血清使用的监测主要包括两部分,一是疗效的观察,二是不良反应的监测。重点观察症状、体征的进展或缓解情况,是否有新发症状和体征,以及实验室和影像结果的动态变化等。通常每 15 ~ 30 分钟观察 1 次,包括局部疼痛、头痛、寒战、肌痛等症状的改善或进展,生命体征变化,咬伤伤口出血、渗血,伤周组织肿胀、瘀斑、坏死等,伤周以外地方(全身性)的出血、瘀斑、肿胀、皮疹或荨麻疹、引流淋巴结肿痛、恶心、呕吐、腹痛、黑便、尿色/尿量等;神经系统表现包括意识改变、麻木、眼睑下垂、吞咽困难、语言障碍、呼吸困难、肌无力等;凝血功能如凝血酶原时间、INR、活化部分凝血活酶时间、纤维蛋白原等,血常规尤其血红蛋白和血小板变化等;肌酶、肌钙蛋白变化等。初始控制可能在 1 小时左右表现出来,急性不良反应也大多在

1 小时内发生，因此，此期的密切观察尤其重要。当然，临床观察不能仅限于 1 小时，在使用抗蛇毒血清后 2、4、6、12、24 小时等时间点均应反复监测和评估，除了临床表现的监测和评估外，通常每隔 6 小时左右监测 1 次相关实验室异常指标。

2. 追加 毒蛇咬伤后局部组织中毒液的吸收是持续的，早期吸收量多而快，部分毒液会残留在组织中继续缓慢吸收，这些未中和的毒素可持续产生局部和全身毒性中毒症状，尤其在最初 24 小时内更为明显，需要反复使用抗蛇毒血清以中和毒素、缓解毒性效应，随后的数天甚至几周毒素仍有可能会继续吸收进入血液循环，进而产生症状，应酌情追加抗蛇毒血清。一些毒液所致的效应可能不容易逆转，或者可能导致长期或永久性伤害。因此，一旦确认蛇毒中毒，即便初始控制，还应及时追加抗蛇毒血清，不仅有利于快速控制中毒，而且还能避免组织进一步组织损伤或坏死，促进病情稳定和恢复。

抗蛇毒血清的追加指征包括：①中毒症状未改善或进行性发展或新出现症状/体征等。②使用抗蛇毒血清 6 小时后凝血功能障碍或 VICC 未改善或加重。③控制 1～2 小时后再次出血。④1 小时后神经或心血管系统症状/体征持续或加重。总之，只要有症状持续或缓解后再出现或进行性加重等均是追加抗蛇毒血清的指征。

6 小时原则 早在 1987 年，泰国 1 例红口蝮（马来亚蝮蛇）咬伤患者，发生伤口、肺内出血、血液不凝且有抗原（毒素）血症，持续 88 小时，使用特异性抗蛇毒血清后，6 小时内凝血功能恢复，抗原（毒素）血症无法测出。这项结果被随后的随机对照试验证实，该试验中，在治疗前 2～27 小时咬伤的 46 例患者中，有 40 例不同的毒蛇咬伤且伴凝血功能障碍患者被首次给予抗蛇毒血清（3 种不同的抗蛇毒血清），结果在 6 小时内恢复了血液凝固性。随后在锯鳞蝰蛇、圆斑蝰蛇、红口蝮蛇、白唇竹叶青蛇、巴西矛头蝮蛇、矛头蝮蛇、墨西哥蝮蛇等多种毒蛇咬伤后的凝血功能障碍或消耗性凝血病患者中使用足量抗蛇毒血清后，凝血功能障碍恢复的中位时间在 6 小时或以内，且检测发现抗原（毒素）血症均在此期内快速变得无法测出，这些提示抗凝血毒素可被足量的特异性抗蛇毒血清中和，肝脏能在平均 6 小时内恢复凝血因子水平，此后 6 小时作为抗蛇毒血清的追加时间，称为"6 小时原则"。追踪调查发现，首次观察到此现象的是 1958 年 Rosenfeld 及同事，他们在矛头蝮蛇致人和狗中毒的研究中发现这种情况。

目前，全球各地抗蛇毒血清的追加时间均遵守"6 小时原则"，即使用充分中和剂量的抗蛇毒血清后，凝血功能障碍等恢复或改善的中位时间约为 6 小时，即 6 小时仍未停止进展或无改善迹象，需追加用药，这也是通常确定追加抗蛇毒血清的时间间隔。欧美国家的经验是：给予首次剂量 4～6 支后，如果 1 小时达到或接近初始控制，则每 6 小时追加 2 支抗蛇毒血清，共 3 次，其后根据监测结果，决定追加剂量；如果首剂给药后 1 小时未达初始控制甚至出现进行性恶化，则再次给予 4～6 支（同首次剂量），随后每 6 小时给予 2 支，共 3 次，然后再根据监测结果决定追加剂量。2020 年美国国防部针对军队的全球蛇伤中毒处理指南推荐在首次使用抗蛇毒血清后的 2、4、6、12、24 小时等时间点分别评估，酌情按需追加，直至完全消除蛇毒的毒性效应，但此时间间隔未找到充分的研究证据。当然，对严重中毒且初始抗蛇毒血清用药后疗效极差者，可以考虑将6小时作为监测和追加时间间隔，但应密切观察，以避免过量使用和严重不良反应。

结合国内外资料和6小时原则，建议定时给药或按时追加给药，即在首次给予抗蛇毒血清1小时后，立即评估是否得到初始控制，如未获得明显初始控制表现，可按首次剂量追加1剂，随后再按每6~8小时追加1次，每次给予2支，连续使用3次，其后每6~8小时根据临床表现和实验室检查评估结果决定是否追加用药（图11-7）。当然，在此过程中如有中毒表现加重，应及时追加，而不应刻板地遵循固定的时间。

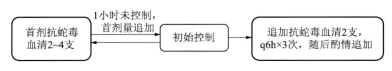

图 11-7　抗蛇毒血清使用方法

抗蛇毒血清的另一种使用方法是按需追加，这是一种经典用药方法，即首次用药后不按6~8小时的固定时间追加给药，而是根据前一次使用抗蛇毒血清后的疗效或病情变化再决定是否追加用药。这种追加给药的方式取决于评估时间或观察的严密程度，可能追加给药的时间较按时用药更短，也可能更长（多数是更长）。临床较为普遍的情况是，根据每天1次的查房决定是否追加给药，往往给药时间间隔过长，易导致局部组织坏死或脏器损伤的程度或范围加重。因此，建议如果无法做到每6~8小时追加给药，每天至少给予2次抗蛇毒血清是可接受的，也能获得可喜效果，但治疗时间可能会有所延长，部分组织或损伤可能加重，并发症（如局部组织坏死或脏器损伤）可能更多，伤者恢复时间可能会延长，所需住院时间或费用可能随之增加。

八、抗蛇毒血清不良反应

抗蛇毒血清是动物源性的异种蛋白（如马、绵羊、骆驼等），即是在动物体内生产制造的异源抗体，产生不良反应是较为常见的。不同生产商、制备方法、不同蛇种的抗蛇毒血清的不良反应发生率也可能存在较明显的差异。由于抗蛇毒血清属于血制品或生物制品，整个生产、包装、运输、存贮等产销各个环节均需严格冷链存贮，因此任何一个环节出现问题均会影响产品质量，导致严重不良后果，最重要的是异源性免疫蛋白的固有性质决定了其不良反应的风险。

1. 不良反应发生率　早期抗蛇毒血清是粗制血清，几乎完全是免疫的动物血清，纯度很低，不良反应发生率非常高，高达88%。2013年一项针对全球各地毒蛇咬伤的系统性研究，统计分析了1996—2012年共24份文献，结果显示，不同地区、不同厂家的马或绵羊源性抗蛇毒血清的不良反应发生率为3%~88%，包括Fab、F(ab')₂和IgG三种类型的抗体。20世纪90年代后期，利用最新生物技术辅助的高度纯化抗体，可以直接提纯IgG甚至F(ab)₂和Fab，目的就是为了降低不良反应和血清病，且不良反应发生率确实已大幅度降低。源自鸡蛋的禽源性抗蛇毒血清（IgY）已有研究，论理更易被接受、疗效不低于传统抗蛇毒血清、价–效比更高、潜在安全性更高、不良反应发生率更低，但仍处于研究和小规模试验阶段。

北美蛇咬伤登记系统 373 例使用 Fab 型抗蛇毒血清的不良反应发生率为 2.7%，最常见的不良反应是皮疹，严重不良反应［包括低血压、支气管痉挛和（或）血管性水肿等］发生率为 1.1%。美国一组纳入 2002—2014 年共 1340 例毒蛇咬伤患者的研究，使用 Fab 型抗蛇毒血清，仅有 19 例发生不良反应，发生率仅为 1.4%；另一组（2022 年）116 例毒蛇咬伤患者，46 例给予 F(ab)$_2$ 型抗蛇毒血清，急性超敏不良反应发生率为 6.5%。南非（2022 年）一份纳入 156 例住院使用抗蛇毒血清的蛇伤患者回顾性分析显示，61%（31 例）患者发生不良反应，其中儿童（57%）高于成人（40%），抗蛇毒血清剂量与不良反应无相关性。

东南亚地区是毒蛇咬伤的高发区，抗蛇毒血清的使用量较多，其不良反应发生率最高可达 81%，严重不良反应发生率约为 43%。印度抗蛇毒血清的不良反应发生率为 5.6%～56%，10%～15% 是中重度反应。泰国（2022 年）一项研究（研究时间为 2016 年 1 月至 2017 年 12 月）共纳入 1006 例毒蛇咬伤患者，684 例（68%）使用了抗蛇毒血清，男性占 65.6%，共用药 1157 剂次，主要是竹叶青蛇咬伤，早期不良反应发生率为 22.5%（154/684，病例数），总次数的不良反应发生率为 15%（173/1157，给药次数）；除抗蝰蛇血清早期不良反应发生率较低外（2.8%），其他各种不同抗蛇毒血清不良反应发生率均 >10%，严重不良反应发生率为 2.6%（30/1157，给药次数），血液毒类蛇的抗蛇毒血清早期不良反应发生率（25.2%，108/429 例）高于神经毒类蛇（18%，46/255 例）；马来亚蝮蛇（红口蝮）的抗蛇毒血清的早期不良反应发生率最高，达 37.8%；所有早期不良反应发生于开始使用 F(ab)$_2$ 型抗蛇毒血清后的 2 小时内，无死亡事件，皮疹、胸闷、呼吸困难、喘息、低血压、瘙痒是最常见的早期不良反应（图 11–8）。

笔者所在团队统计的一组 1007 例使用 F(ab)$_2$ 型抗蛇毒血清治疗毒蛇咬伤病例的回顾性分析显示，抗蛇毒血清的不良反应发生率为 4.9%（49/1007 例），急性不良反应发生率为 2.7%（27/1007 例），最常见的分别是荨麻疹 11 例（1.1%）、发热 11 例（1.1%）、瘙痒 6 例（0.6%）、心动过速 5 例（0.5%）、血管性水肿 4 例（0.4%）、恶心/呕吐 4 例（0.4%）、呼吸困难 3 例（0.3%）等。

2. 不良反应 抗蛇毒血清相关性不良反应的发生因生产商和批次等不同而异，通常分为早期不良反应、过敏反应、热原反应、后期不良反应 4 种。

早期不良反应通常发生于开始使用抗蛇毒血清的数小时内（多数 1～2 小时内），少数可更长时间发生；常见症状包括荨麻疹、恶心、呕吐、头痛和发热等局部或全身性表现。其致病机制并不完全清楚，最有可能是由 I 型超敏反应、补体活化、免疫球蛋白（Ig）聚集及其碎片化分子的共同作用所致；主要归因于 IgG 聚集体/Fc 残余片段活化补体，或由抗蛇毒血清蛋白刺激肥大细胞/嗜碱性粒细胞释放所致。根据基础触发机制，早期不良反应可分为过敏反应（IgE 和非 IgE 介导）或致热原反应。

过敏反应包括 IgE 介导和非 IgE 介导两种情况。IgE 介导的过敏反应发生率低，一旦

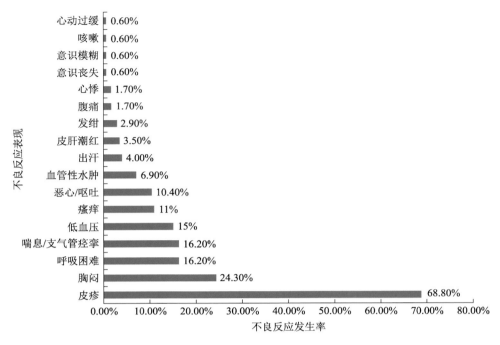

图 11 –8　抗蛇毒血清早期常见不良反应表现及发生率

［资料来源：SRIAPHA C, RITTILERT P, VASARUCHAPONG T, et al. Early Adverse Reactions to Snake Antivenom：Poison Center Data Analysis. Toxins（Basel），2022，14（10）：694.］

发生大多数很严重，往往是致命性反应，最常发生于曾经接触或暴露于抗蛇毒血清者，临床可表现为荨麻疹、血管性水肿、支气管痉挛、发绀、血管舒张或低血压等。非 IgE 介导的过敏反应见于绝大多数静脉使用抗蛇毒血清者，属急性反应，临床表现包括恶心、呕吐、血管舒张、皮疹和疼痛等。

　　热原反应（pyrogenic reactions）主要由致热原如微生物等物质污染所致，如生产设备或环境差导致生产过程中被污染，也可因抗蛇毒血清稀释或输注过程中被污染从而引起细菌脂多糖（内毒素）释放所致；多在 1 ~ 2 小时内发生，主要表现为寒战、出汗、发热（儿童可出现热性惊厥）、肌痛、心动过速、低血压和血管舒张等。

　　迟发性反应（late adverse reactions，LARs）也称为血清病，属于Ⅲ型超敏反应，是 IgG 介导的反应，多于使用抗蛇毒血清治疗后的 5 ~ 24 天（平均 7 天左右）出现。与全身性过敏反应不同，血清病多不致命，但发生率可能高于过敏反应。其发生机制主要是人体免疫系统识别异源性蛋白（抗蛇毒血清），并产生对抗这种"外来蛋白（抗蛇血清）"的抗体（新抗体），二者形成抗原 – 抗体复合物（即新抗体 – 抗蛇毒血清免疫复合物），该免疫复合物可通过补体经典途径活化补体的瀑布效应，表现为发热、肌痛、关节痛、关节炎、关节周围肿胀、复发性荨麻疹、多发性单神经炎、蛋白尿、免疫复合体性肾炎，以及胃肠道症状如恶心、呕吐、腹泻等，罕有脑病表现等。此过程可持续 5 ~ 6 天至 5 ~ 6 周左右。表 11 –3 为抗蛇毒血清不良反应原因和作用机制。

表 11-3 抗蛇毒血清不良反应原因和机制

不良反应	病程	原因	发生机制	生理效应
IgE 介导的过敏反应	急性	患者存在针对抗蛇毒血清任何成分的 IgE	IgE 介导的嗜碱性粒细胞和肥大细胞脱颗粒，组胺、前列腺素、白三烯和其他药理学介质的释放	血管通透性增加、血管舒张、支气管和内脏平滑肌收缩、过敏性休克
非 IgE 介导的过敏反应	急性	抗蛇毒血清中存在针对血细胞的聚集物、Fc 片段或异嗜性抗体	通过 Ig 聚集物等激活补体，补体介导的嗜碱性粒细胞和肥大细胞脱颗粒，组胺、前列腺素、白三烯和其他药理学介质的释放	血管通透性增加、血管舒张、支气管和内脏平滑肌收缩、皮疹、荨麻疹、疼痛
热原反应	急性	抗蛇毒血清中存在内毒素	内毒素引起的巨噬细胞和其他细胞活化，TNF-α、IL-1、IL-6 的产生	畏寒、发热
血清病	慢性	抗蛇毒血清的体液免疫反应	免疫复合物激活补体，补体介导的嗜碱性粒细胞和肥大细胞脱颗粒，组胺、前列腺素、白三烯和其他介质的释放	皮疹、肾小球肾炎等

资料来源：MORAIS V. Antivenom therapy：efficacy of premedication for the prevention of adverse reactions. J Venom Anim Toxins Incl Trop Dis, 2018, 24：7.

3. 不良反应的处理

（1）过敏反应：使用抗蛇毒血清过程中发生过敏反应，应首先暂停用药，更换为普通生理盐水滴注。对于低血压者，将其置于平卧位，可适当抬高下肢约 15°角（或小腿抬高约 10 cm）；如仅有呼吸窘迫而血压基本正常，可采用坐位并适当抬高下肢呈"V"型体位，同时要给予中高流量的氧疗。

肾上腺素是抗蛇毒血清过敏反应的首选药物，一旦确定或高度疑似抗蛇毒血清相关性过敏反应，要立即给予肌内注射肾上腺素 0.3 ~ 0.5 mg；儿童 0.01 mg/kg（不超过成人剂量），或 <30 kg 给予 0.15 mg，≥30 kg 给予 0.3 mg。肾上腺素可以缓解所有过敏症状，如首次给药无改善或进行性加重或恶化，可每 5 ~ 10 分钟同剂量重复用药 1 次。注射部位优先选择大腿中段前外侧区域，次选三角肌，原因在于前者所达到的血药浓度更高；肌内注射优于皮下注射，原因在于前者可达到的血浆肾上腺素浓度更高。研究表明，与静脉给药相比，肌内注射肾上腺素几乎没有伤害的证据。

及时评估临床或血容量情况，可考虑给予容量复苏（平衡盐溶液或生理盐水 500 mL 快速滴入或弹丸式注入）以保持容量平稳，按需追加。儿童容量复苏的液量为 10 mL/kg（不超过成人剂量），酌情追加。对于容量已恢复正常、肌内注射肾上腺素无效的难治性呼吸窘迫、低血压等，应给予静脉注射肾上腺素，每次静脉注射的剂量为 50 ~ 100 μg；如需静脉持续用药，肾上腺素用量为 3 ~ 30 μg/(kg·h)。对于伴有严重喘鸣或哮喉者，可雾化吸入肾上腺素 1 mg，儿童与成人同量。使用 β 受体阻滞剂的患者可能对肾上腺素反应略差。短效 β₂ 受体阻滞剂是抗过敏二线药物，对有哮喘样表现或喘息者，可吸入 β₂ 受体阻滞剂如沙美特罗 5 mg（儿童 2.5 mg）或雾化吸入沙丁胺醇 2.5 ~ 5 mg（儿童 2.5 mg）。

抗组胺药仅可缓解皮肤黏膜症状，对非皮肤症状的影响尚未得到证实，只能作为二线药物，必要时可给予 H_1 受体阻滞剂如马来酸氯苯那敏 4 mg 口服，必要时可考虑给予 10 mg 静脉注射（儿童 0.2 mg/kg，不超过成人剂量）。糖皮质激素通常用于全身过敏反应，被认为可以预防长期症状和可能的双相反应，但对其有效性的证据有限，并且可能对儿童有害，仅作为二线抗过敏药物，必要时可选用氢化可的松 100 mg 静脉注射（儿童 2 mg/kg，不超过成人剂量），或甲泼尼龙 1～2 mg/kg 或地塞米松 5～10 mg 静脉注射等。

（2）热原反应：主要给予物理降温等对症支持治疗，可给予对乙酰氨基酚退热。确保容量平衡；对于容量不足者，必要时可给予容量复苏。如伴有过敏反应表现，应给予肾上腺素。

（3）迟发反应（血清病）：通常对 5～7 天疗程的口服抗组胺药和糖皮质激素有效。抗组胺药可用马来酸氯苯那敏 2 mg，每日 3～4 次；儿童 0.25 mg/(kg·d)（总量不超成人），分次给药。糖皮质激素可选用泼尼松 5 mg，每日 4 次；儿童 0.7 mg/(kg·d)（总量不超成人），分次给药。

九、儿童和妊娠期抗蛇毒血清的使用

1. 儿童抗蛇毒血清的使用

各地界定儿童的年龄差异较大，儿童蛇咬伤的发生率较为悬殊。一组 20 岁及以下儿童蛇伤研究显示，儿童蛇咬伤占比为 30%；另一组资料显示 12 岁以下儿童占 28%；笔者初步统计近年蛇咬伤就诊患者，14 岁及以下儿童约占 4.1%，其中住院者占 7.8%，所有资料都显示男孩占多数。美国一项纳入 2000—2013 年年龄在 18 岁或以下共 18 721 例儿童蛇咬伤的研究发现，超过 2/3（68%）是男孩，3～9 岁和 10～14 岁是被蛇咬伤最高的两个年龄段，平均年龄为 10.7 岁，其中一半是毒蛇咬伤。欧洲一项 1999—2012 年共 123 例蛇咬伤儿童，男性为 64.2%，平均年龄为（10±3.2）岁，下肢咬伤占 78.9%，平均住院时间为（6.7±4.6）天。最近一组 2006—2014 年美国毒蛇咬伤儿童 24 388 例，男童占 64.7%，10 岁或以下儿童占 26%，住院治疗者仅约为 10.9%。印度一组 122 843 例死亡归因分析显示，各年龄段中，5～14 岁年龄段死亡儿童共 3383 例，儿童蛇伤中毒死亡 114 例，占比最高（达 2.93%），因此，儿童毒蛇咬伤的治疗显得极为重要。由于毒蛇咬人时，不分儿童和成人，排毒量可能是一致的，相比较而言，儿童毒素量－体重比会更高些，意味着儿童被毒蛇咬伤可能会比成人更严重，抗蛇毒血清的使用就显得更为迫切。

正是由于被毒蛇咬伤时儿童和成人所接受的排毒量一致，而抗蛇毒血清剂量并非基于伤者的体重，所需的抗蛇毒血清剂量与注入患者体内的毒液量应成正比，注射到患者体内的毒液量与对应于毒液注入所致临床综合征的严重程度往往呈正相关，因此，成人和儿童所需的抗蛇毒血清量也应一样。注意，对体重 10 kg 以下的婴儿，应注意容量控制，抗蛇毒血清稀释后的溶液量应控制在约 20 mL/kg 左右，避免容量过度而产生心脏负荷重甚或急性心力衰竭。

2. 妊娠期抗蛇毒血清使用

妊娠期蛇咬伤较为少见,研究资料很少,发生率各地差异较大,多数认为发病率在0.4%~1.0%。美国中毒中心数据库分析2001—2005年共23 676例蛇咬伤,仅65例(0.27%)孕妇被毒蛇咬伤,其中16例在孕初,28例在孕中,21例在孕后,11例使用抗蛇毒血清治疗,均未发生明显不良反应;另一组美国(2020年)分析2009—2018年共7924例蛇咬伤患者发现,妊娠期蛇咬伤191例,发生率约为2.4%,其中死胎3例。巴西亚马孙流域一组36 786例毒蛇咬伤患者中,孕妇为274例(发生率约为0.7%),非妊娠妇女3023例;毒蛇咬伤孕妇占人群妊娠妇女的比例为21.7/10万;下肢咬伤占87.1%;孕妇与非妊娠妇女疾病严重者分别占7.9%和8.7%,抗蛇毒血清使用率分别为88%和88.5%,死亡率分别为0.4%(1例)和0.3%(8例),均无明显统计学差异;低体重儿发生率为5.9%,早产活婴发生率为10%,围生期死亡率为5.6%,死胎率为2.8%(4例,其中2例死胎发生在妊娠22~27周,1例在妊娠32~36周,1例在妊娠42周);新生儿死亡4例,发生率为2.8%(发生在出生后1~16小时,1例在孕37~41周,1例在孕32~36周,1例在孕22~27周,1例妊娠不足22周)。

妊娠早期毒蛇咬伤病死率和死胎(婴)率较高,1992年一组50例妊娠期蝰科毒蛇咬伤患者,母体病死率为10%,胎儿流产率为43%;2002年一组39例妊娠蛇咬伤患者胎儿流产率为30%;1966—2009年一组妊娠毒蛇咬伤患者共213例,其中96例接受了抗蛇毒血清治疗,胎儿丢失率约为19.6%(包括胎盘早剥、死亡、畸形),母体病死率为4.2%;巴西亚马孙地区的母胎(婴)死亡率显著降低。

妊娠期毒蛇咬伤抗蛇毒血清的使用,涉及两大问题,一是蛇毒对孕妇和胎儿的直接或间接影响;二是抗蛇毒血清对孕妇和胎儿的潜在影响。妊娠中毒相关的最严重不良预后是潜在流产、胎盘早剥、早产甚至死胎等。研究发现,各种毒蛇均可导致动物子宫收缩或进入孤立的子宫组织中。死胎和流产的机制可能有多方面原因,包括母体休克继发胎儿缺氧、毒素对胎儿的直接作用、子宫壁和胎盘出血引起胎盘早剥、子宫过早收缩和抗蛇毒血清的潜在过敏反应等。斯里兰卡(1985年)报告4例毒蛇咬伤患者,其中2例初始无中毒表现,分别为孕32周和孕34周,24小时后2位孕妇均诉发生胎动减少、胎心存在,再过几小时胎动停止,胎心无法听到,立即给予抗蛇毒血清(6小时后追加了1剂),24小时后胎动和胎心逐渐恢复。由此提示即便毒蛇咬伤的孕母无明显症状,但胎儿出现胎动异常、胎心改变等征象时,应考虑给予抗蛇毒血清治疗。

毒素对胎儿影响最大的风险可能是在妊娠早期(前3个月),此期内胎儿器官正处于发生或形成过程中,易产生胎儿畸形或流早;妊娠妇女被毒蛇咬伤时,胎儿死亡或新生儿死亡的风险较非中毒妊娠者分别高出2.19倍和2.79倍。不仅蛇毒有直接影响胎儿不良结局的风险,母体中毒产生的休克也可引起胎儿缺氧、凝血功能障碍导致的胎盘出血、毒素诱导的子宫收缩以及发热和细胞因子释放也可能影响胎儿,产生不良结果。显然,穿过胎盘的那些蛇毒,其数量虽然不足以引起母亲全身性中毒,但可能会导致胎儿出现全身性中毒。毒素进入胎儿的可能机制包括简单弥散、促进弥散、主动转运或胞吞作用等。

IgG是唯一可以显著穿过人类胎盘的抗体类别,其从母体转移到胎儿最早时间在妊娠13周开始，且随着妊娠延长而增加，在妊娠晚期转移最多，这种跨越是由合体滋养层细胞上表达的FcRn介导所致，而且与母体总IgG和特异性抗体水平、胎龄、胎盘完整性、IgG亚类及抗原性质有关，对于胸腺依赖性抗原更明显。抗蛇毒血清IgG和F(ab)₂不太可能透过胎盘。分子量<500 Da很容易通过胎盘弥散进入胎儿循环（大多数药物分子量<500 Da），某些低分子物质如营养物质、离子、氨基酸等也可通过单向转移跨过胎盘。分子量>1000 kDa就很难穿过胎盘屏障，已知低分子量肝素（分子量3000~15 000 Da）无法透过胎盘，大分子量IgG完全无法通过胎盘进入胎儿循环。大鼠实验研究表明，胎儿中由母亲给予的IgG量可以忽略不计，进入胎儿循环的IgG含量较母体水平低得多。虽然尚无人类研究结果，结合动物试验及其他药物动力学结果，可以推测抗蛇毒血清IgG（分子量约为150 kDa）和F(ab)₂（分子量约为100 kDa）不可能自由穿过胎盘进入胎儿循环。Fab抗体分子量约为50 kDa，是三种抗蛇毒血清免疫球蛋白分子量最低的，也不太可能透过胎盘屏障。抗蛇毒血清治疗妊娠期毒蛇咬伤主要目的是对抗或减少毒素对母体的损害，进而减少对胎儿的影响，保护母胎安全，但其对胎儿的确切影响不并完全清楚。

抗蛇毒血清中含有一种潜在致畸成分，即汞，在一些抗蛇毒血清中以硫柳汞的形式存在，但典型剂量的抗蛇毒血清中汞含量极低，预计不会对胎儿造成任何伤害。虽然抗蛇毒血清有致孕妇过敏的风险，但现代高纯度免疫球蛋白血清发生过敏反应的概率非常低。产科界曾有一句格言"对母亲有好处的就是对胎儿有好处的"，虽然不是绝对正确，但目前的证据支持孕妇毒蛇咬伤后使用抗蛇蛇毒血清是相对安全、合理和有效的，临床已有的妊娠期毒蛇咬伤及抗蛇毒血清使用经验，验证了抗蛇毒血清的有效性和相对安全性。

妊娠妇女使用抗蛇毒血清的剂量应与普通人群一致，尽早使用抗蛇毒血清可降低毒素对孕妇/胎儿的进一步损害，降低孕妇及胎儿不良预后的风险。显然，孕母及胎儿的密切监测是使用抗蛇毒血清后的必备措施，既要监测孕妇中毒进展或缓解情况，更应监测胎儿蛛丝马迹的变化，包括孕母自我感觉（病史），如胎动、羊水改变、宫缩变化等，以及监测孕妇生命体征，尤其是血流动力学、血氧以及阴道流血等。密切监测胎心改变，如果妊娠处于胎儿可存活阶段（通常从24周开始），建议至少监测8小时胎儿心率。临床报告显示，胎动减少和胎儿死亡主要出现在蛇毒中毒后的几天内，提示持续1周的门诊或住院每日胎心监测，可能有助于及时识别或发现妊娠不良结局的风险，必要时可经超声评估胎盘等情况，定时检测出凝血功能等。现有证据表明，妊娠期毒蛇咬伤的最佳处理，包括毒素相关症状和体征监测、必要的支持治疗、合理使用抗蛇毒血清、观察不良反应和胎儿评估等。

（赖荣德）

参考文献

1. ANONYMOUS A. Joint trauma system clinical practice guideline：global snake envenomation management. J Spec Oper Med, 2020, 20(2)：43-74.

2. KANAAN N C, RAY J, STEWART M, et al. Wilderness Medical Society practice guidelines for the treatment of pitviper envenomations in the United States and Canada. Wilderness Environ Med, 2015, 26 (4): 472 – 487.

3. LAVONAS E J, RUHA A M, BANNER W, et al. Rocky mountain poison and drug center, denver health and hospital authority. Unified treatment algorithm for the management of crotaline snakebite in the United States: results of an evidence-informed consensus workshop. BMC Emerg Med, 2011, 11: 2.

4. CORBETT B, CLARK R F. North American snake envenomation. Emerg Med Clin North Am, 2017, 35 (2): 339 – 354.

5. YAP M K, TAN N H, SIM S M, et al. The effect of a polyvalent antivenom on the serum venom antigen levels of naja sputatrix (javan spitting cobra) venom in experimentally envenomed rabbits. Basic Clin Pharmacol Toxicol, 2015, 117(4): 274 – 279.

6. TIBBALLS J. Australian snake antivenom dosing: What is scientific and safe? Anaesth Intensive Care, 2020, 48(2): 129 – 133.

7. DAS R R, SANKAR J, DEV N. High-dose versus low-dose antivenom in the treatment of poisonous snake bites: A systematic review. Indian J Crit Care Med, 2015, 19(6): 340 – 349.

8. ALIROL E, SHARMA S K, GHIMIRE A, et al. Dose of antivenom for the treatment of snakebite with neurotoxic envenoming: Evidence from a randomised controlled trial in Nepal. PLoS Negl Trop Dis, 2017, 11(5): e0005612.

9. 李其斌, 吕传柱, 梁子敬, 等. 2018 年中国蛇伤救治专家共识. 中国急救医学, 2018, 38(12): 1026 – 1034.

10. PUCCA M B, CERNI F A, JANKE R, et al. History of envenoming therapy and current perspectives. Front Immunol, 2019, 10: 1598.

11. 赵延德. 中国毒蛇蛇毒和抗蛇毒血清. 广州医学院学报, 1982, (1): 61 – 72.

12. MENDER M M, BOLTON F, BERRY C, et al. Antivenom: An immunotherapy for the treatment of snakebite envenoming in sub-Saharan Africa. Adv Protein Chem Struct Biol, 2022, 129: 435 – 477.

13. LAUSTSEN A H, MARÍA GUTIÉRREZ J, KNUDSEN C, et al. Pros and cons of different therapeutic antibody formats for recombinant antivenom development. Toxicon, 2018, 146: 151 – 175.

14. SILVA A, ISBISTER G K. Current research into snake antivenoms, their mechanisms of action and applications. Biochem Soc Trans, 2020, 48(2): 537 – 546.

15. ENGMARK M, LOMONTE B, GUTIÉRREZ J M, et al. Cross-recognition of a pit viper (Crotalinae) polyspecific antivenom explored through high-density peptide microarray epitope mapping. PLoS Negl Trop Dis, 2017, 11(7): e0005768.

16. XIONG S, HUANG C. Synergistic strategies of predominant toxins in snake venoms. Toxicol Lett, 2018, 287: 142 – 154.

17. SEIFERT S A, ARMITAGE J O, SANCHEZ E E. Snake envenomation. N Engl J Med, 2022, 386(1): 68 – 78.

18. GUTIÉRREZ J M, LEÓN G, LOMONTE B. Pharmacokinetic-pharmacodynamic relationships of immunoglobulin therapy for envenomation. Clin Pharmacokinet, 2003, 42(8): 721 – 741.

19. POTET J, BERAN D, RAY N, et al. Access to antivenom in the developing world: A multidisciplinary analysis. Toxicon X, 2021, 12: 100086.

20. CHIPPAUX J P, MASSOUGBODJI A, HABIB A G. The WHO strategy for prevention and control of snakebite envenoming: a sub-Saharan Africa plan. J Venom Anim Toxins Incl Trop Dis, 2019, 25: e20190083.

21. DE SILVA H A, PATHMESWARAN A, RANASINHA C D, et al. Low-dose adrenaline, promethazine, and hydrocortisone in the prevention of acute adverse reactions to antivenom following snakebite: a randomised, double-blind, placebo-controlled trial. PLoS Med, 2011, 8(5): e1000435.

22. SHEIKH S, LEFFERS P. Emergency department management of North American snake envenomations. Emerg Med Pract, 2018, 20(9): 1 − 26.

23. HABIB A G, ABUBAKAR S B. Factors affecting snakebite mortality in north-eastern Nigeria. Int Health, 2011, 3(1): 50 − 55.

24. 陈侨雪, 赖荣德, 梁子敬. 中华眼镜蛇咬伤中毒症状再次复发 1 例并文献复习. 中国急救医学, 2022, 42(6): 511 − 513.

25. ISBISTER G K. Antivenom availability, delays and use in Australia. Toxicon X, 2022, 17: 100145.

26. CASEWELL N R, JACKSON T N W, LAUSTSEN A H, et al. Causes and consequences of snake venom variation. Trends Pharmacol Sci, 2020, 41(8): 570 − 581.

27. ISBISTER G K, SHAHMY S, MOHAMED F, et al. A randomised controlled trial of two infusion rates to decrease reactions to antivenom. PLoS One, 2012, 7(6): e38739.

28. RATANABANANGKOON K. A Quest for a universal plasma-derived antivenom against all elapid neurotoxic snake venoms. Front Immunol, 2021, 12: 668328.

29. CHAISAKUL J, ALSOLAISS J, CHAROENPITAKCHAI M, et al. Evaluation of the geographical utility of Eastern Russell's viper (Daboia siamensis) antivenom from Thailand and an assessment of its protective effects against venom-induced nephrotoxicity. PLoS Negl Trop Dis, 2019, 13(10): e0007338.

30. BROWN A E, BROWN L. Blood venom antigen levels after Malayan pit viper bite. Trans R Soc Trop Med Hyg, 1987, 81(4): 548.

31. WARRELL D A. Snake bite. Lancet, 2010, 375(9708): 77 − 88.

32. KHOBRANI M, HUCKLEBERRY Y, BOESEN K J, et al. Incidence of allergic reactions to Crotalidae polyvalent immune Fab. Clin Toxicol (Phila), 2019, 57(3): 164 − 167.

33. SRIAPHA C, RITTILERT P, VASARUCHAPONG T, et al. Early Adverse Reactions to Snake Antivenom: Poison Center Data Analysis. Toxins (Basel), 2022, 14(10): 694.

34. LEIVA C L, CANGELOSI A, MARICONDA V, et al. IgY-based antivenom against Bothrops alternatus: Production and neutralization efficacy. Toxicon, 2019, 163: 84 − 92.

35. GILES T, ČA ČALA S R, WOOD D, et al. A retrospective study of antivenom-associated adverse reaction and anaphylaxis at Ngwelezana Hospital, South Africa. Toxicon, 2022, 217: 1 − 4.

36. MURARO A, WORM M, ALVIANI C, et al. European academy of allergy and clinical immunology, food allergy, anaphylaxis guidelines group. EAACI guidelines: anaphylaxis (2021 update). Allergy, 2022, 77(2): 357 − 377.

37. LI X, MA Q, YIN J, et al. A clinical practice guideline for the emergency management of anaphylaxis (2020). Front Pharmacol, 2022, 13: 845689.

38. GAUDIO F G, JOHNSON D E, DILORENZO K, et al. Wilderness medical society clinical practice guidelines on anaphylaxis. Wilderness Environ Med, 2022, 33(1): 75 − 91.

39. LEÓN G, HERRERA M, SEGURA Á, et al. Pathogenic mechanisms underlying adverse reactions induced by intravenous administration of snake antivenoms. Toxicon, 2013, 76: 63 – 76.

40. MORAIS V. Antivenom therapy: efficacy of premedication for the prevention of adverse reactions. J Venom Anim Toxins Incl Trop Dis, 2018, 24: 7.

41. KLEINSCHMIDT K, RUHA AM, CAMPLEMAN S, et al. ToxIC North American Snakebite Registry Group. Acute adverse events associated with the administration of Crotalidae polyvalent immune Fab antivenom within the North American Snakebite Registry. Clin Toxicol (Phila), 2018, 56(11): 1115 – 1120.

42. LI Q, ZENG L, DENG H, LIANG Q. Adverse reactions to four types of monovalent antivenom used in the treatment of snakebite envenoming in South China. Toxicon, 2022, 219: 106935.

43. RUHA A M, PADILLA-JONES A, CANNING J, et al. Early experience with crotalidae immune F(ab')2 antivenom to treat arizona rattlesnake envenomations. J Med Toxicol, 2022, 18(1): 38 – 42.

44. SCHULTE J, DOMANSKI K, SMITH E A, et al. Childhood victims of snakebites: 2000—2013. Pediatrics, 2016, 138(5): e20160491.

45. TEKIN R, SULA B, CAKıRCA G, et al. Comparison of snakebite cases in children and adults. Eur Rev Med Pharmacol Sci, 2015, 19(14): 2711 – 2716.

46. TADROS A, SHARON M, DAVIS S, et al. Emergency Department Visits by Pediatric Patients for Snakebites. Pediatr Emerg Care, 2022, 38(6): 279 – 282.

47. MOHAPATRA B, WARRELL D A, SURAWEERA W, et al. Million death study collaborators. Snakebite mortality in India: a nationally representative mortality survey. PLoS Negl Trop Dis, 2011, 5(4): e1018.

48. GUTIÉRREZ J M, CALVETE J J, HABIB A G, et al. Snakebite envenoming. Nat Rev Dis Primers, 2017, 3: 17063.

49. JAMES R F. Snake bite in pregnancy. Lancet, 1985, 2(8457): 731.

50. BROWN S A, SEIFERT S A, RAYBURN W F. Management of envenomations during pregnancy. Clin Toxicol (Phila), 2013, 51(1): 3 – 15.

51. SEIFERT S A, BOYER L V, BENSON B E, et al. AAPCC database characterization of native U. S. venomous snake exposures, 2001—2005. Clin Toxicol (Phila), 2009, 47(4): 327 – 335.

52. RAMIREZ-CRUZ M P, SMOLINSKE S C, WARRICK B J, et al. Envenomations during pregnancy reported to the national poison data system, 2009—2018. Toxicon, 2020, 186: 78 – 82.

53. NASCIMENTO T P, VILHENA SILVA-NETO A, BAIA-DA-SILVA D C, et al. Pregnancy outcomes after snakebite envenomations: A retrospective cohort in the Brazilian Amazonia. PLoS Negl Trop Dis, 2022, 16(12): e0010963.

54. LANGLEY R L. Snakebite during pregnancy: a literature review. Wilderness Environ Med, 2010, 21(1): 54 – 60.

55. MOORE E C, PORTER L M, RUHA A M. Rattlesnake venom-induced recurrent coagulopathy in first trimester pregnant women-Two Cases. Toxicon, 2019, 163: 8 – 11.

56. PALMEIRA P, QUINELLO C, SILVEIRA-LESSA A L, et al. IgG placental transfer in healthy and pathological pregnancies. Clin Dev Immunol, 2012, 2012: 985646.

第 12 章
蛇咬伤的非血清治疗

抗蛇毒血清是目前被普遍接受且公认的唯一安全有效的抗蛇毒药，其对毒蛇咬伤的救治起着至关重要的作用，但其不是蛇咬伤的唯一治疗药物，原因在于要达到对抗毒素的峰值，需要一定时间（通常在 6 小时左右）。因此，对那些即时威胁生命的危重毒蛇咬伤患者、已经产生组织器官损害或坏死者，特别是神经毒素所致呼吸抑制、衰竭或停止者等患者，抗蛇毒血清就会显得力不从心，无法迅速改善这种危象，需要立即给予基本的生命（如人工呼吸）或其他脏器功能支持，在维持基础生命征象的基础上，足量给予抗蛇毒血清会快速改善或恢复神经功能，促进呼吸功能恢复，即生命支持是毒蛇咬伤的最优先措施。

一、生命支持

生命体征是立即可获取的最可靠的客观数据，反映人体最基本的功能。呼吸是病情发生急性变化时受影响的第一体征，呼吸频率是疾病严重程度和不良结局的有力预测指标，脉率和呼吸频率的改变通常是病情恶化的第一征象。维持呼吸、脉搏、血压和体温等基本生命体征，是所有急危重症的治疗基础，也是蛇伤救治最优先抢救措施。蛇毒神经毒素通过作用于骨骼肌的神经肌肉接头，导致神经－肌肉接头的电传导阻断，无法产生有效的肌肉收缩。眼镜蛇科和个别蝰蛇科毒蛇的神经毒素（如斯里兰卡圆斑蝰蛇）可致呼吸肌严重受累，直接产生呼吸功能不全、呼吸衰竭甚至呼吸停止。蛇毒毒素对心肌细胞产生的直接损害、介导的心律失常、继发性高凝状态下的冠状动脉综合征、诱导的冠状动脉痉挛、急性肾衰竭产生的高钾血症以及毒素过敏等均可导致心脏损害甚至心搏骤停。抗蛇毒血清是对抗蛇毒的唯一有效方法，但其不是毒蛇咬伤的唯一治疗措施，对已发生呼吸功能严重不全或呼吸停止或严重脏器障碍的患者，积极有效的呼吸支持和心肺复苏是这类严重毒蛇咬伤的最优先措施，当然，通气支持或心肺复苏的同时，给予抗蛇毒血清是必要且合理的。

1. 心肺复苏

心肺复苏是各种原因所致的呼吸心搏骤停最为简单有效的抢救措施，一旦发生呼吸心搏骤停应立即就地进行心肺复苏。有研究发现，70% 以上的蛇伤相关性死亡发生于院前，因此，对毒蛇咬伤致呼吸心搏骤停受害者应立即进行心肺复苏术，其心肺复苏方法与其他类型呼吸心搏骤停完全一样。如发生意识丧失且无呼吸或呼吸异常，考虑呼吸心搏骤停，首先是确保野外复苏环境安全（以免二次毒蛇咬伤），立即呼叫 120 急救电话，随后将伤者仰卧位放置于相对宽阔的平地上，立即进行胸外心脏按压（一手掌根置于胸壁，另一手辅助叠加于其上，按压中心在胸骨中 1/3 交界处，按压深度 5～6 cm，按压频率在 100～120 次/分），每 30 次胸外按压做 2 次人工呼吸（受害者取仰额抬颏位，一手捏鼻，一手抬颏，施救者以口对口人工呼吸，吹气时间不低于 1 秒），确保胸廓充分回弹扩张，呼吸主要利用胸廓回弹，时间与吹气相同（≥1 秒），连续 2 次，此为 1 个周期（即 30 次胸外按压 +2 次人工呼吸），随后继续胸外按压，循环往复，共做 5 个周期，评估心搏呼吸恢复情况；如未恢复，应继续心肺复苏，直至专业急救人员接手。如有体外自动除颤仪（automated external defibrillator，AED）等设备，应根据监测结果及时进行电击除颤（图 12－1），除颤后立即开始 5 个周期的心肺复苏，通常每 2 分钟评估 1 次心搏、呼吸恢复情况。

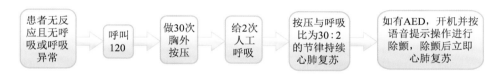

图 12－1　蛇伤相关性心搏骤停心肺复苏示意

2. 气道开放

神经毒类蛇毒易致呼吸衰竭或停止、气道受损，保持气道通畅主要采用仰额托颌法和双手抬颌法。仰额托颌法是用一手托起下颌，手指着力点位于下颌骨上，而非颌下软组织；另一只手置于患者前额，并向下适当按压，此法适于大多数患者。双手托颌法是施救者双手分别置于患者两侧下颌处，拇指位于患者两侧下颌前方，另一手置于患者双侧下颌角，双手指分别托住下颌角下方，向患者头侧适当牵拉，下颌向上垂直，保持气道通畅。神经毒类蛇毒引起的骨骼肌麻痹或血液毒类蛇毒导致的气道出血等，均易引发气道通气障碍，需严密观察，及时发现并给予通畅气道（如吸除气道分泌物），必要时建立人工气道。

3. 呼吸支持

呼吸功能严重不全、呼吸衰竭甚至呼吸停止，是神经毒类蛇咬伤最普遍也是最致命的并发症，最有效的治疗方法是人工通气，呼吸机是维持呼吸的最有效的通气支持手段。呼吸机的使用主要有 2 项，首先是连接氧气，其次是呼吸机参数调节，包括呼吸频率、吸入氧浓度、潮气量、吸－呼比、呼气末正压和报警参数等。初始通气参数调节，如呼吸频率按正常呼吸频率设定，12～20 次/分均可；吸入氧浓度开始可按纯氧吸入，根据氧合情况可逐渐下调至 60% 以下，以维持血氧饱和度不低于 93%；潮气量通常按 6～8 mL/kg（标准体重），注意吸气平台压通常不超过 35 cmH$_2$O；吸－呼比 2（1.5～2.5）:1；呼气末正压（PEEP）通常从 4 ~ 5 cmH$_2$O 开始；报警参数高和低值通常按目标参数的 ±20% 调节。初始参数设定并通气 30 ~ 60 分钟后根据血气分析结果酌情调节。神经毒类蛇（如金/银环蛇、眼镜王蛇等）极易发生呼吸衰竭甚至呼吸停止，及时给予气管插管和机械通气支持是这类患者的优先治疗措施，在有效通气基础上，给予足量抗蛇毒血清治疗。

4. 维持内环境平衡

内环境的维持主要包括容量和电解质的稳定。①容量平衡：维持正常血容量是生命支持的基础。毒蛇咬伤严重病例尤其血液毒类，易发生出血、毛细血管渗漏和饮食不足，很容易发生不同程度的相对或绝对低血容量，适当给予容量维持必不可少，可用生理盐水、复方氯化钠或乳酸林格液等，必要时可给予胶体液如人血白蛋白等。对于容量严重不足或低血压者，可按 30 mL/kg 体重 1 小时内做容量复苏，根据容量恢复情况及心脏负荷酌情增减，保持正常血容量状态。②乳酸：乳酸是反映组织代谢的重要指标，有效血容量不足或微循环不稳定是乳酸升高的基础，及时补充和维持有效容量平衡有利于乳酸的清除，保持乳酸处于正常或不超过 2 mmol/L。③血压维持：在容量充足的情况下，如无法维持正常血压，可考虑给予升压药，去甲肾上腺素是首选药物，维持血压在正常低限或略高水平（90 ~ 110/60 ~ 70 mmHg 左右）即可，或平均动脉压在 65 ~ 70 mmHg 即可，不必大量使用升压药以维持过高水平的血压。④电解质平衡：维持正常电解质水平，尤其注意血钾的监测和维持，部分毒蛇可发生横纹肌溶解和急性肾损伤，易出现高钾血症，应密切监测。⑤血糖维持：应激反应易致血糖升高，必要时可给予胰岛素治疗，维持血糖正常或略高水平（<10 mmol/L），但要严重警惕低血糖的发生，原因在于低血糖所带来的风险远超过高血糖。⑥维持正常心电节律：部分蛇毒可直接诱发心肌损害和心律失常，内环境不稳定、高/低血钾、低血压和低血糖等因素均可诱发心律失常，应及时给予相应处理等。

5. 肾替代治疗

多种毒蛇咬伤会发生急性肾损伤，我国最常见的是泰国圆斑蝰蛇咬伤所致的肾损害，部分患者会进展为不可逆性肾功能衰竭，血液净化或人工肾替代治疗是这类患者的必然选择，但肾替代指征或何时开始有些许争议。Zarbock 等纳入一组 231 例急性肾损伤患者，112 例早期［KDIGO（肾脏疾病-改善全球预后）2 期且确定诊断时间在 8 小时内］开始治疗和 119 例延迟（急性肾损伤 3 期且诊断时间在 12 小时内）开始治疗，结果发现，在危重急性肾损伤患者中，与延迟连续性肾脏替代治疗（continuous renal replacement therapy，CRRT）相比，早期 CRRT 降低了最初 90 天的死亡率，但需要更多的多中心干预试验验证。Barbar 等纳入一组 488 例脓毒症休克并急性肾损伤患者的随机对照研究，确定诊断 12 小时内开始 CRRT 为早期组、共 239 例，48 小时开始 CRRT 为延迟组、共 238 例，在有严重急性肾损伤的脓毒症休克患者中，被分配到早期 CRRT 和被分配到延迟 CRRT 患者，90 天的总死亡率没有显著差异。Gaudry 等纳入一组 2008—2019 年共 1031 份文献，符合要求的急性严重肾损伤患者 1879 例，946 例延迟 CRRT，933 例早期 CRRT，研究显示，两组患者（早期或延迟 CRRT）28 天死亡率无显著差异；研究者提示，在没有紧急 CRRT 指征的情况下，开始 CRRT 的时机早晚，不会影响重度急性肾损伤危重患者的生存率；相反，延迟 CRRT 的启动，并密切监测患者，可能会导致 CRRT 的使用减少，从而节省卫生资源。

通常毒蛇咬伤相关性肾损伤或肾衰竭的透析指征包括：①临床尿毒症（如脑病或心包炎等）；②液体超负荷且对利尿剂无反应；③血浆钾浓度 > 7 mmol/L（或高钾血症性心电图改变）；④症状性酸中毒；⑤肾功能，如肌酐 > 354 μmol/L，伴或不伴尿素 > 46 mmol/L（需要注意的是，仅凭生化标准不足以作为开始透析的指征）。因此，对于毒蛇咬伤发生急性肾损伤或肾衰竭患者，只要没有紧急透析指征，不必过早开始 CRRT，在此期间，应尽早、积极和足量使用抗蛇毒血清对抗毒素，减轻和避免蛇毒相关性肾组织损害加重，同时维持容量平衡，保证肾脏等重要脏器充分的血流灌注，避免容量不足产生肾功能衰竭。

二、伤口处理

1. 清创

毒蛇咬伤的伤口处理一直存在较大争议。理论上，对于毒蛇咬伤患者，早期排毒有非常重要的意义，20 世纪 80 年代以前，不少研究也推荐早期常规伤口切开，主要目的正是排毒，只要局部有中毒表现如出血、瘀斑、瘀黑等均需要切开，而且切口要覆盖受累伤口周围组织，既大又深。Glass 甚至认为毒蛇咬伤的伤口早期切开与急性阑尾炎早期阑尾切除一样重要。然而这些文献大多是临床观察性研究，无严格对照组，获益的证据质量极低，一些患者合用了止血带、冰敷或冰浸等，伤口出血、感染等并发症增加甚至导致局部组织损伤或坏死加重。

现代蛇伤治疗体现无创理念，更加关注和强调早期抗蛇毒血清的使用，伤口的处理是在中毒得到有效控制后，才考虑清创，而且大多数情况下无需进行伤口或牙痕处理。清创目的主要是清除潜在离断组织中的残牙（图 12 - 2）、清除坏死组织、清理牙痕/伤口周围污染或感染创面，预防破伤风感染，重点不在切开排毒，研究发现伤口切开或吸引无法有效排出毒液，也未改善预后。新理念的临床应用，获得了良好的效果，伤者获得了更好的预后，致残致死率显著降低。因此，除非已发生确切的伤口/伤周组织坏死或感染，不建议常规伤口切开，尤其早期应作为切开禁忌，在给予足量抗蛇毒血清后，方可考虑伤口切开引流或清创。

2. 骨 - 筋膜室综合征

传统毒蛇咬伤创口切开的另一原因主要集中在肿胀疼痛，解除潜在的骨 - 筋膜室综合征。毒蛇咬伤（尤其血液毒和细胞毒类蛇咬伤）后，常出现显著肿胀和疼痛，产生疑似骨 - 筋膜室综合征样改变。

急性骨 - 筋膜室综合征是一种时间敏感的外科急症。封闭的筋膜间隙内压升高、组织灌注差而导致组织缺血、钝性软组织损伤、烧伤、骨折和毒蛇咬伤等，均可诱发急性骨 - 筋膜室综合征。如未及时发现和处理，可快速产生严重并发症甚至导致死亡。正常成人肌筋膜室内压力为 8 ~ 10 mmHg，儿童为 10 ~ 15 mmHg。急性骨 - 筋膜室综合征通常

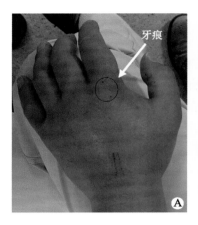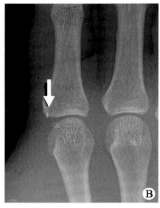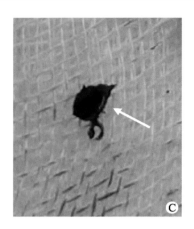

47 岁男性，蝰蛇咬伤后 3 天，使用抗蛇毒血清后伤肢仍进行性肿痛。A. 牙痕；B. X 线照片显示残牙；C. 手术取出的断牙及附带组织。

图 12 – 2　蝰蛇咬伤后毒牙残留

［资料来源：JUNG Y S, KIM H H, SHIN K C, et al. Worsening pain after a snakebite. Wilderness Environ Med, 2021, 32（3）：381 – 382. ］

表现出多种症状和体征。有人用"7P"描述急性骨 – 筋膜室综合征的表现，即局部皮肤苍白（pallor）、疼痛/牵胀痛（pain/pain with passive stretch）、感觉异常（paraesthesia）、无脉（pulselessness）、麻木（paresis）、皮温异常/降低（poikilothermia）和触诊明显肌张力增加（palpable tenseness compartment）。实际上这些动脉缺血的表现不常发生，如苍白、麻木和无脉极少发生，或仅在严重急性骨 – 筋膜室综合征后期才会出现，清醒患者大多仅表现为疼痛和感觉异常。因此，不能凭局部肿胀变硬、不成比例的疼痛和牵胀痛等"软指征"确定骨 – 筋膜室综合征。组织内压力测定是重要判断方法之一，绝对压力超过 30 mmHg 提示成人或儿童组织灌液不足，但氧合所需的灌注压部分取决于患者的血压。有鉴于此，一些研究人员建议使用舒张压与腔室内压的差值（压差）作为主要评估指标，建议压差 30 mmHg 作为阈值，压差越大急性骨 – 筋膜室综合征发生风险越高，压差越低风险越低。另外，肌酸激酶、肾功能受损、高钾血症、蛋白尿和肌红蛋白尿等是急性骨 – 筋膜室综合征的实验室指标。筋膜腔室内压升高、动态腔内测压和血清乳酸升高可作为急性骨 – 筋膜室综合征的中度推荐指标，血清肌钙蛋白、肌红蛋白尿可作为诊断的参考指标。急性骨 – 筋膜室综合征切开指征：①临床强烈提示急性骨 – 筋膜室综合征症状或体征；②筋膜室压力 >30 mmHg 或压力差 <20 mmHg 且提示急性骨 – 筋膜室综合征（压差 <30 mmHg 是相对指征）；③筋膜室压力 >20 mmHg 且伴有低血压；④远端动脉灌注中断≥4 小时。

毒蛇咬伤都有不同程度的局部肿胀、疼痛，尤其是血液毒和细胞毒类蛇咬伤，局部肿痛程度更为严重，不能单独用急性骨 – 筋膜室综合征标准作为局部切开减压指征，对于绝大多数符合急性骨 – 筋膜室综合征标准的蛇咬伤患者，使用抗蛇毒血清就可以纠正或缓解急性骨 – 筋膜室综合征相关症状和体征。对毒蛇咬伤患者，骨 – 筋膜室综合征切开减压的指征至少具备以下 4 条标准：①凝血功能障碍得到纠正或显著改善；②临床符

第12章　蛇咬伤的非血清治疗

合急性骨－筋膜室综合征指征；③筋膜室绝对压力＞40 mmHg；④有神经功能和（或）血管受损及血流受影响者表现等。对于肢体肿胀者，应适当抬高肿胀的肢体，使其不低于胸骨角水平，有利于促进肿胀改善。对于符合急性骨－筋膜室综合征切开减压指征者，仍需追加一剂初始剂量的抗蛇毒血清，原因在于再次使用足量抗蛇毒血清后，还有可能可降低组织压、减少肌肉坏死，部分患者还可以得到改善或缓解，从而消除筋膜切开术的需求；对符合诊断且追加抗蛇毒血清后仍未改善的患者，才考虑切开减压。因此，筋膜切开术仅适用于确定为蛇毒诱导的骨－筋膜室综合征且经足量抗蛇毒血清治疗后仍无改善的极少数中毒患者。切开减压术绝非毒蛇咬伤的一线治疗措施，动物试验和人体研究均未证实其可以改善预后。对符合切开减压术的蛇毒诱导的骨－筋膜室综合征高组织压或筋膜室表面显著变硬者，在做切开手术前，还应追加一次初始剂量的抗蛇毒血清（图12－3）。手术有增加出血风险、延长治疗时间、潜在损害神经、感染、局部产生严重瘢痕、后期瘢痕性挛缩和肢体功能丧失等严重损害风险，应极度谨慎。

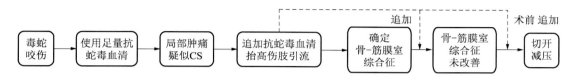

图12－3　毒蛇咬伤骨－筋膜室综合征处理流程

中国台湾（2023年）一项纳入63例（男性45例）毒蛇咬伤患者的回顾性分析显示，高龄、高危临床表现（如局部瘀斑和大疱或水疱形成）、中华眼镜蛇（舟山眼镜蛇）咬伤中毒和超声检查发现无多普勒血流是24小时内手术干预的预测指标，但该研究样本量少，为非前瞻性随机对照研究，需要更多大样本对照研究证实。

三、创面负压疗法

创面负压疗法（negative-pressure wound therapy，NPWT），又称真空辅助闭合（vacuum assisted closure，VAC）、真空闭式引流或负压封闭引流（vacuum sealing drainage，VSD），其是利用海绵、聚氨酯或聚乙烯醇泡沫等敷料，贴敷于开放性创面或伤口表面，并用贴膜覆盖封闭敷贴，将贴膜敷料通过引流管与负压装置连接，用负压泵持续吸引，使创面或伤口一直保持负压状态，以期促进伤口愈合的一种创面治疗技术。NPWT被广泛用于各种慢性伤口、压疮、皮肤溃疡、手术切口、烧/创伤面等，也被用于腹部手术创面，有利于预防感染、加促伤口愈合、缩短住院时间等。

NPWT主要通过四个方面的机制促进伤口愈合：①宏观变形，即用亚大气压的负压持续吸引，可使海绵类敷料体积大、幅度缩小，使其较为牢固地附着在伤口边缘，促进伤口表面积的减少。②液体引流。负压吸引不仅可吸除伤口表面的渗液，也有助于去除细胞外液，从而减轻水肿，同时渗液的清除也会释放血管周围积液引起的压力，有利于伤口灌注，且吸引产生的流体流动性可形成细胞上的剪切力、去除离子电场运动，促进细胞增殖反应。③稳定伤口环境，海绵被聚氨酯膜覆盖，对蛋白质和微生物不渗透，有助于防止伤口细菌定植。④微变形作用，即可促进细胞增殖、血管新生和肉芽组织开成，且负压机械力可能会抑制细胞凋亡、细胞信号分子上调、基因表达改变和刺激增殖等。当然，NPWT 可能产生中毒性休克综合征、瘘管或瘘道形成、出血和疼痛等并发症。

Armstrong 等（2005）纳入 18 个中心共 162 例糖尿病足患者，持续 16 周的随机对照研究发现，与标准处理相比，NPWT 似乎是复杂糖尿病足伤口安全有效的治疗方法，并可能产生更高的伤口愈合率，愈合速度更快，可降低截肢风险等。Huang 等（2019）一项涉及 827 篇糖尿病足溃疡的研究文献，其中 10 篇符合条件的文献纳入有效荟萃分析，结果发现 NPWT 比传统治疗更有效，伤口缩小和愈合时间更短，但该文章未做偏倚分析。Zwanenburg 等（2020）一项针对术后伤口感染的大规模荟萃分析，纳入 4398 例患者，研究结果显示，高水平的证据表明，切口 NPWT 降低了术后伤口感染的风险，但异质性有限；低至极低水平的证据表明，NPWT 还可以降低伤口裂开、皮肤坏死和血清瘤的风险。Seidel 等（2020）纳入一组多国家、多中心共 507 例（男性 52.6%）术后腹部皮下伤口愈合障碍患者的随机对照研究发现，与传统创面治疗的对照组相比，NPWT 能有效治疗术后腹部皮下伤口愈合障碍患者，但创面或装置相关性不良事件更多。Älgå 等（2020）纳入一项涉及两个国家 2 家医院共 174 例急性冲突相关性肢体伤口患者的务实性随机对照试验，NPWT 治疗组 88 例，传统的标准治疗组 86 例，结果显示，与标准治疗相比，NPWT 治疗费用更高，且未产生更好的临床结局。Costa 等（2020）一项纳入英国 24 个创伤医院共 1548 例下肢骨折接受手术患者的随机对照临床试验研究发现，在接受重大创伤相关下肢骨折手术的患者中，与标准伤口敷料相比，使用切口负压伤口治疗导致深部手术部位的感染率无显著差异，虽然 30 天时的事件发生率低于预期，但该研究结果不支持在这种情况下使用切口负压伤口治疗。

COSTA 等（2018）纳入一项涉及 460 例（男性占 74%，平均年龄为 45.3 岁）下肢严重开放性骨折随机多中心临床研究，时间长达 12 个月，结果显示，与标准伤口敷料治疗相比，使用 NPWT 并不能改善 12 个月时的自评残疾（残疾评定指数），该研究结果也不支持这种治疗。众多研究显示，NPWT 在外科临床得到较为广泛的使用，对符合适应证患者的伤口修复或感染预防有一定的积极作用，而在其有效性和并发症的发生等方面，也存在多项高质量的反向证据，其确切有效性和安全性等方面仍需要更多大规模随机对照研究。

NPWT 同样被用于毒蛇咬伤局部创面切开患者的治疗，一些观察性和多项小规模随机对照研究表明，其可改善伤口愈合和缩短住院时间。Kim 一项回顾分析 61 例蝮蛇咬伤的急诊患者，23 例使用 NPWT，38 例为传统治疗，结果显示，超早期使用 NPWT，在降低水肿、促进伤口愈合和预防坏死方面优于传统治疗患者。Zeng 等纳入 50 例急诊原矛头蝮蛇咬伤患者，采用多个小切口联合 NPWT 治疗的前瞻性研究，NPWT 组和对照组各 25 例，结果发现，与对照组相比，多个小切口联合 NPWT 者住院时间缩短、并发症和 IL-6 水平更低。如是等等，这部分毒蛇咬伤的疗效是建立在伤口切开的基础上，显然，早期足量给予抗蛇毒血清治疗，可大幅度降低伤口切开的必要性，即便对于典型的中华眼镜蛇咬伤（极易产生局部组织损害），在早期足量使用抗眼镜蛇毒血清治疗，也可以避免或大幅缩小组织坏死范围，显著减少伤口切开。另外，伤口切开可显著增加出血风险，潜在增加血管、神经和肌腱的损伤。因此，早期足量使用特异性抗蛇毒血清治疗，既可有效降低或防止毒素对组织的进一步损害，也会减少对伤口切开的需求，但对少数确已产生局部组织坏死或感染必须清创的患者，可以考虑在使用足量抗蛇毒血清后行 NPWT。

四、消肿止痛

伤口和伤口周围肿胀、疼痛是血液毒或细胞毒类蛇咬伤的最常见症状。有研究显示，血液毒或细胞毒类蛇咬伤的肿胀、疼痛和肢体功能受损可持续 15 ~ 21 天。最近 Roth 研究发现，疼痛平均持续时间为 10.7 天（中位数为 7 天）、肿胀平均持续时间为 13 天（中位数为 10 天）、功能恢复（修正的功能丧失评分，disability of arm-shoulder-hand，DASH）平均时间为 12.2 天（中位数为 9 天），及时给予适当措施减轻或缓解肿胀和疼痛，也是毒蛇咬伤处理的重要措施。早期使用足量抗蛇毒血清是消肿止痛的最重要治疗基础，但适当的对症治疗也不可或缺。对严重疼痛者，可给予止痛药，最常用的止痛药有非甾体抗炎药（NSAID）和阿片类药物等。

1. 止痛

疼痛往往是蛇咬伤的主要症状，解除或缓解疼痛既是基本治疗措施，也是伦理需求。解热镇痛药 NSAID 主要抑制炎症细胞的花生四烯酸代谢产物 – 环氧酶，减少炎症介质如各类前列腺素和血栓素的合成，进而缓解疼痛症状，但其会抑制血小板聚集功能，影响凝血功能，有增加或加重出血的风险，传统认为对毒蛇咬伤的疼痛应避免使用此类药物。最近 Pham 等回顾分析了一组 147 例铜头蛇咬伤患者，其中 77 例接受了 NSAID 治疗，包括静脉注射酮咯酸、口服布洛芬或萘普生 3 种药物，107 例（占 70.5%）使用阿片类药止痛，两组患者部分凝血活酶时间、纤维蛋白原、血小板数量、血清肌酐水平等指标无显著统计学意义；与非 NSAID 组相比，NSAID 治疗组的平均国际标准化比值更低（$P = 0.011$）、红细胞压积更高（$P = 0.018$）。研究认为，NSAID 对铜头蛇咬伤者止痛安全有效，且未增加出血风险。当然，其安全性需更多的研究支持，在未得到更多充分的证据确认前，建议避免或谨慎将 NSAID 用于止痛，尤其对于那些凝血功能严重障碍或有明显出血或出血倾向者。

对乙酰氨基酚是常用解热镇痛剂，属于乙酰苯胺类药，其通过抑制中枢神经系统中前列腺素的合成、阻断痛觉神经末梢的冲动而产生镇痛效应，对毒蛇咬伤后的疼痛有一定止痛效果，主要适用于缓解轻中度疼痛。阿片类镇痛药又称麻醉性镇痛药，主要作用于中枢神经组织内的立体结构特异的、可饱和的阿片受体，可产生强效止痛作用，但该药过量或长时间使用会产生呼吸抑制、心动过缓、胃肠道抑制、恶心呕吐和依赖性等不良反应，仅可短时适量用药，以缓解毒蛇咬伤所致的严重疼痛，不宜频繁给药。

2. 消肿

为了消除毒蛇咬伤所致的肿胀或水肿，传统使用的如多种药物的内服外敷、硫酸镁溶液湿敷、红外热照射、甘露醇或呋塞米利尿等多种方法，疗效不尽如人意。体位引流既可快速缓解肿胀，也有利于减轻肿胀相关性疼痛，方法是抬高肿胀的肢体，以不低于心脏水平为宜，通常抬高的高度相当于伤者胸骨角水平或略高为宜（图 12 - 4A）。这样既有利于血液和淋巴回流，也促进肿胀部位组织间隙的液体回吸收，从而快速减轻局部压力和疼痛，是非常安全可靠的消肿措施。根据临床实际，对有床栏的病床，肿胀肢体可以考虑搁置在床栏上（图 12 - 4B）或略低水平即可；但要注意，不应过度抬高，否则易增加不适，且也不利于肢端血供。

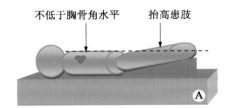 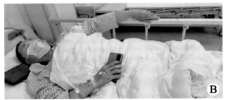

图 12 - 4　毒蛇咬伤肢体肿胀抬高示例

　　国内有学者利用针刺放血疗法观察消肿止痛的疗效，一组 106 例竹叶青蛇咬伤患者，随机分为阿是穴针刺放血治疗并传统治疗组（53 例）和单纯传统治疗组（53 例），利用视觉模拟量表（visual analogue scale，VAS）做疼痛评估和肿胀肢体周径做肿胀评估，结果发现第 1、第 3、第 7 天治疗组肿胀和疼痛程度较对照组显著改善，研究提示针灸放血疗法可有效缓解蛇咬伤引起的局部肿胀和疼痛，促进肢体功能的恢复，缩短疗程，提高临床治疗效果。当然，这种有创操作尚需更多研究论证，尤其对凝血功能严重障碍的血液毒类蛇咬伤患者的出血、局部感染方面，需更深入的大样本和多中心的随机对照研究验证。

　　3. 水疱处理
　　局部张力性水疱是血液毒和细胞毒类蛇咬伤常见症状和致痛原因之一。剪切水疱或撕裂疱膜，易继发局部感染、加重疼痛、延缓伤口愈合。正确的处理应使用无菌注射器针吸，通常在水疱的低垂位抽吸疱液（图 12 - 5），或低垂位开小口促进疱液流出，必要时抽液后行适当包扎，避免再形成水疱。如疑有疱液感染，应将抽吸出的疱液送培养，以利于及时发现致病菌并有针对性地使用抗生素。

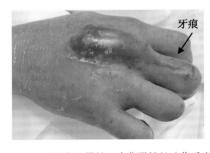 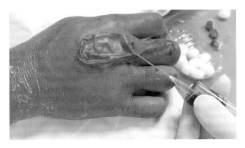

58 岁，男性，中华眼镜蛇咬伤后出现大疱，抽吸后周围组织损伤分界更明显。

图 12 - 5　水疱抽吸减压

五、高压氧治疗

高压氧治疗（hyperbaric oxygen therapy，HBOT）是指机体暴露在超过 1 个大气压的纯氧下的治疗方式，其主要机制是增加溶解氧量，使循环紊乱、供氧减少的组织重新充氧，改善循环或组织缺氧或分流。高压氧治疗通过组织氧合增加，促进创面组织增生和愈合，促进成纤维细胞增殖，重塑纤维化瘢痕，加强伤口愈合，并通过增加氧自由基杀死创面细菌，因此，具有改善组织缺氧、减少病理性炎症和缓解伤口缺血的特定潜力。通常用高压氧治疗压力为 2～3（多为 2.5）个大气压，持续 1.5～2 小时，主要用于气体栓塞、减压病、一氧化碳中毒、气性坏疽、挤压伤/室筋膜综合征或其他创伤性缺血等的治疗。

高压氧治疗也被尝试用于毒蛇咬伤患者的组织修改。奥地利一位男性 26 岁青年在家被鼓腹咝蝰蛇咬伤左手，发生手前臂进行性肿胀疼痛，继发血压下降和心率轻度下降，朋友使用止血带结扎后送医院，经用 11 支当地多价抗蛇毒血清、输注血小板 2 个单位和升压药等对症支持治疗后，局症状未缓解，并发展为骨-筋膜室综合征和组织坏死，给予高压氧治疗（2.5 个大气压 90 分钟）治疗后疼痛和肿胀轻度改善，持续治疗 9 天后，症状完全缓解，第 11 天痊愈出院。美国一位 43 岁左手优势男性，故意让他的宠物西部菱斑响尾蛇幼蛇（45.7 厘米）咬伤自己的左手小鱼际处，他曾经有被其他毒蛇咬伤病史，试图通过这种行为提高自己对蛇毒的免疫力，因此本次被咬后他坐在家里看电视并观察咬伤后效应，期间他喝了 2 听啤酒，咬伤 1 小时内他经历了难以忍受的疼痛和肿胀，随即呼救，于咬伤后 2 小时被送到急诊，发现肿胀已累及左肘，左手小鱼际处有 2 个牙痕，出现局部肿胀变硬、痛觉敏感、牵胀痛等，生命体征及局部血流未受影响，左手小鱼际处测压显著增高、达 55 mmHg，输注 4 支多价抗响尾蛇毒血清治疗，外科建议切开，患者害怕失去左手未同意手术治疗，随后继续给予抗蛇毒血清 16 支（到医院 2.5 小时先后共用抗蛇毒血清 20 支），其手和前臂肿胀明显减轻，随后给予 2.4 个大气压的高压氧治疗 2 小时，筋膜室测压降到 30～32 mmHg，后续再追加了 10 支抗蛇毒血清、3 次高压氧（2.0 个大气压）和甘露醇及吗啡等治疗等，第 3 天出院，作者认为抗蛇毒血清基础上加用高压氧等综合治疗有助于避免骨-筋膜室综合征手术切开治疗，加快康复。

意大利一例被西部菱斑响尾蛇咬伤的 61 岁男性患者，自行使用止血带结扎，局部快速肿胀，产生水疱和组织坏死，用 6 支抗蛇毒血清，其后两次共追加 14 支抗蛇毒血清，并使用 6 次高压氧（2.4 个大气压 75 分钟）治疗后，肿胀疼痛显著改善，作者认为高压氧可以作为毒蛇咬伤急性期后合理且有效的治疗措施。法国报告一组 5 例男性马提尼克矛头蝮蛇咬伤患者，均伤在四肢（腿或手部），虽然及时给予抗毒血清和伤口处理，仍出现严重并发症，如坏死性软组织感染、骨-筋膜室综合征或脓肿，给予高压氧（2.2 个大气压）1～15 次不等的治疗，取得良好预后，作者认为在抗蛇毒血清等治疗基础上，对于部分骨-筋膜室综合征、坏死性软组织感染等局部并发症蛇咬伤患者，高压

197

氧治疗具有辅助恢复的作用。印度一组 47 例毒蛇咬伤（下肢伤 30 例，上肢 17 例），其中 23 例蜂窝组织炎、7 例骨－筋膜室综合征、17 例伤口植皮或皮瓣转移，全部在抗蛇毒血清基础上接受高压氧治疗，取得良好效果，作者认为早期合并使用高压氧治疗，可降低筋膜切开术的需求，提高整形手术的有效性，可以作为毒蛇咬伤合并局部组织损害的辅助治疗。

研究发现间断高压氧治疗可减轻骨－筋膜室综合征动物模型的骨骼肌坏死。研究者使用西部菱斑响尾蛇毒注射新西兰兔进行研究，A 组在肌内注射蛇毒 1 小时后使用抗蛇毒血清，B 组在 A 组基础上给予高压氧治疗，C 组致毒后不使用抗蛇毒血清，结果发现三组在肌坏死方面无统计学意义。研究者认为，抗蛇毒血清伴或不伴高压氧治疗，并不改善西部菱斑响尾蛇咬伤继发的肌坏死。一项高压氧治疗响尾蛇毒诱导的组织损害和水肿研究发现，分别用高压氧治疗响尾蛇毒诱导的小鼠组织损害和水肿（组织损害评估用双盲组织学检查法、组织水肿用组织水含量测定法），与普通大气状态下相比，4 天内间断使用 10 次高压氧（2 个和 2.75 个大气压）并不改善蛇毒诱导的组织水肿，但显著减轻蛇毒诱导的组织损害，高压氧组还存在肌细胞增生现象，这提示高压氧治疗可限制蛇毒诱导的肌坏死、促进创面愈合。尖吻蝮蛇大鼠中毒模型显示，使用抗五步蛇毒血清联合高压氧治疗，具有减轻脑水肿、改善凝血障碍和氧化应激作用，二者联用较单独使用抗蛇毒血清疗效更佳。国内有研究者使用高压氧、NPWT 及高压氧＋NPWT 对照研究蝮蛇伤口肿胀的疗效，研究纳入蝮蛇伤患者共 88 例，对照组 32 例、高压氧组 28 例、NPWT 组 15 例、高压氧＋NPWT 组 13 例；结果发现，与对照组相比，高压氧组、NPWT 组及高压氧＋NPWT 组均可有效缓解肿胀，而与单纯高压氧或 NPWT 组相比，高压氧联合 NPWT 组在减轻蝮蛇咬伤早期炎症反应、改善局部症状方面更有效。

总之，高压氧用于毒蛇咬伤的治疗，虽然在组织修复、减少坏死等方面有一定作用，但实际病例仍较少，多为个案或小样本病例分析，其在毒蛇咬伤局部修复确切疗效上尚待更多基础和临床研究证实。值得注意的是，高压氧治疗还有一定并发症风险，其禁忌证包括未治疗的张力性气胸（绝对禁忌）、上呼吸道感染、肺气肿并二氧化碳潴留、未控制的发热、妊娠和幽闭恐惧症等，还可能产生中耳气压伤、肺气压伤、氧惊厥、减压病、窦道痛或鼻炎痛以及眼部并发症（如眼病加重、圆锥形角膜、视网膜氧毒性、近视眼或白内障等）等，不宜作为常规治疗措施。

六、新斯的明

抗胆碱酯酶药可干扰乙酰胆碱酯酶对乙酰胆碱的降解，抑制神经肌肉接头乙酰胆碱酯酶，还有一定的直接兴奋作用，并可通过增加神经肌肉接头处可用的乙酰胆碱数量，增加激活乙酰胆碱受体的机会，逆转神经肌肉阻滞剂引起的肌肉松弛，导致骨骼肌收缩力增强，改善肌力。抗胆碱酯酶药新斯的明是乙酰胆碱酯酶的外周作用抑制剂，可抑制乙酰胆碱酯酶使神经肌肉接头处的乙酰胆碱浓度上升，延长乙酰胆碱的作用时间，并克服神经性蛇毒中可能存在的 α 毒素的任何突触后阻断，发挥拟胆碱作用，即通过乙酰胆碱兴奋 M 型和 N 型胆碱受体，继而产生肌肉收缩作用，促进肌力恢复或对骨骼肌产生兴奋作用。新斯的明的半衰期为 42 ~ 60 分钟，达峰时间为 1 ~ 2 小时，作用持续 2 ~ 4 小时，经尿排泄，禁用于有机械性肠或泌尿道梗阻者，对作用于突触前膜的蛇毒中毒效应无效。

　　印度报告一例 60 岁男性室外睡觉时被印度环蛇（青环蛇或普通环蛇）咬伤左肩部，6 小时后出现呼吸和吞咽困难、上睑下垂就诊，无其他症状和病史，生命体征正常，到医院数分钟后出现心动过速、呼吸加快、意识逐渐变差，当地给予抗蛇毒血清 10 支和液体复苏，为改善下睑下垂，加用阿托品和新斯的明等治疗，6 小时和 12 小时后分别追加抗蛇毒血清各 10 支，新斯的明 0.5 mg 每 30 分钟 1 次共 5 次，每 4 小时重复使用，入院 48 小时共用新斯的明 50 mg，患者上睑下垂等神经症状逐渐改善，并完全恢复并出院，作者认为对印度环蛇咬伤产生的上睑下垂等神经肌肉症状，推荐使用大剂量新斯的明治疗。另一例印度 35 岁男性被孟加拉眼镜蛇咬伤，出现轻度疼痛，咬伤后 30 分钟就诊，咬伤后 90 分钟出现神经毒性症状，如头晕、视物模糊、吞咽困难、口腔分泌物无法排出、发音障碍、上睑下垂和进行性呼吸困难，心率 154 次/分，血压升高（170/110 mmHg），血氧下降至 89%，立即给予 10 支多价抗蛇毒血清、格隆溴铵（0.008 mg/kg）和新斯的明（0.04 mg/kg）及吸除口腔分泌物和球囊面罩通气治疗，病情进行性加重，血氧无改善，首次用药后 35 分钟，再次追加多价抗蛇毒血清 15 支、格隆溴铵和新斯的明各 1 剂，15 分钟后血氧饱和度逐渐回升至 98%，心率下降到 110 次/分，大多数神经症状消失，但视物模糊未改善，间断 30 分钟再次追加格隆溴铵和新斯的明各 2 剂，咬伤后 170 分钟，神经毒性症状消失，但 190 分钟后出现躯干皮疹等血清反应，给予肾上腺素和氢化可的松等治疗后恢复。研究者认为，对于孟加拉眼镜蛇等咬伤者，抗蛇毒血清和胆碱酯酶抑制剂同时使用可有效改善中毒症状。当然，也有病例报告新斯的明诱导反常性肌无力，1 例 8 岁印度男孩疑似被眼镜王蛇咬伤，出现上睑下垂、呼吸功能不全、意识改变（格拉斯哥评分为 7 分），经用 25 支当地多价抗蛇毒血清、新斯的明和阿托品、气管插管和机械通气等治疗 12 小时后，成功停机和拔除气管插管，拔管 8 小时后，再次出现昏睡和呼吸变浅快，血气提示呼吸性酸中毒（pH 7.12，PCO_2 85 mmHg），重新气管插管和机械通气 6 小时后完全恢复，结合文献，研究者认为是新斯的明所致的反应性肌无力，建议使用新斯的明者要注意加强呼吸和循环监测。

　　沙特阿拉伯报告 1 例 57 岁女性患者，有糖尿病、高血压和慢性肾病史，被眼镜蛇咬伤后 30 分钟出现呼吸困难，送达急诊时呼吸停止，无反应，立即给予气管插管、机械通气，考虑为眼镜蛇神经毒性导致的麻痹综合征，给予 5 支多价抗蛇毒血清，观察 6 小时无反应，考虑为脑死亡样神经麻痹综合征，转送到当地另一家高水平医院急诊，追加 5 支多价抗蛇毒血清后送入 ICU，然后每 2 小时给予 5 支多价抗蛇毒血清，共用 30 支抗蛇毒血清后无效，经头颅 CT 排除了颅脑病变，此时开始给予新斯的明 3 mg 静脉注射 5 分钟和阿托品 0.5 mg，注射新斯的明后发现瞳孔对光有轻度反应，继续追加多价抗蛇毒血清（24 小时共用 50 支），使用 3 次新斯的明后，每 6 小时给予溴吡斯的明 60 mg 共 4 次，48 小时后患者神经功能完全恢复，上肢和下肢肌力也先后恢复，1 小时内呼吸肌恢复，第 3 天拔插气管插管，第 4 天转回次诊医院，随后完全康复出院。研究者认为，对于出现脑死亡样表现的严重病例，应慎言放弃，大剂量使用抗蛇毒血清的同时，辅助使用抗胆碱能药是有效的。

美国报告 2 例孟加拉眼镜蛇咬伤患者（分别是 30 岁和 40 岁男性），30 岁男性急诊就诊时已有轻度低血压、一过性心动过缓、意识模糊和呼吸窘迫，经气管插管机械通气、抗眼镜蛇毒血清、阿托品等治疗 35 小时后停机拔管，观察 9 小时出院；40 岁男性于蛇咬伤 90 分钟后出现腹痛、视物模糊和呼吸困难，经气管插管、抗眼镜蛇毒血清等治疗 9 小时后拔管，两例患者因无药未用。但研究者认为新斯的明等胆碱酯酶抑制剂可提高神经肌肉接头处的乙酰胆碱浓度，有助于改善肌无力症状，对于有运动功能障碍者，可以考虑使用。

印度一组 13 例神经毒蛇（眼镜蛇和环蛇）咬伤发生呼吸衰竭的患者，常规使用机械通气、抗蛇毒血清（12 ~ 30 支）、抗胆碱酯酶药新斯的明（25 μg/kg/h）和抗胆碱药格隆溴铵治疗，直至眼睑下垂改善，ICU 住院时间为 42 ~ 150 小时，除 1 例于入 ICU 67 小时后死亡外，12 例完全康复。作者认为抗毒血清加抗胆碱酯酶药和心肺支持可以作为神经毒类蛇咬伤致呼吸衰竭的主流治疗。孟加拉的研究者认为，基于所有使用腾喜龙（短效抗胆碱酯酶抑制剂）的有效反应，应推荐长效抗胆碱酯酶药新斯的明作为孟加拉眼镜蛇等神经毒类蛇咬伤患者的急救用药。

巴西一组 11 例珊瑚蛇咬伤患者（南美珊瑚蛇 7 例，阿根廷珊瑚蛇 3 例），均使用抗蛇毒血清治疗，其中 3 例阿根廷珊瑚蛇为重型，给予抗蛇毒血清及抗胆碱酯酶药（2 例新斯的明，1 例氯化腾喜龙），所有病例取得良好预后，作者认为对突触后神经毒类蛇咬伤患者，抗胆碱酯酶药可作为抗蛇毒血清的辅助治疗，并有很好的作用。巴西另一项纳入 30 项研究共 194 例珊瑚蛇咬伤患者的系统综述，所有病例中男性占 70.7%，中位年龄为 27 岁，其中 150 有临床表现描述，116 例（77.3%）接受了抗蛇珊瑚蛇毒血清治疗，9 例（6%）给予了抗胆碱酯酶药，5 例肌无力改善，获得良好反应。研究者认为，这些观察结果还表明，将体外观察到的抗胆碱酯酶药的潜在有益作用，推断用于珊瑚蛇的临床中毒需要谨慎，抗胆碱酯酶药可能对珊瑚蛇和其他主要为突触后神经肌肉阻滞效应的蛇种严重咬伤患者是有效的。

因此，对严重神经毒类蛇咬伤（眼镜蛇科毒蛇，包括海蛇），如经足量抗蛇毒血清治疗后肌力不改善或改善不佳，尤其是出现脑死亡样麻痹综合征者，可以考虑给予抗胆碱酯酶药如新斯的明，但目前的研究疗效主要源于个案或病例系列分析，其确切疗效尚需更多研究论证。需要强调的是，新斯的明仅限于突触后毒素阻断者，且只能作为抗蛇毒血清的辅助用药，除非无抗蛇毒血清可用，否则其不能替代抗蛇毒血清。

腾喜龙试验　硫酸阿托品成人 0.6 mg（儿童 50 μg/kg）或格隆溴铵Ⅳ，随后给予溴化新斯的明肌内注射 0.02 mg/kg（儿童 0.04 mg/kg）或溴吡斯的明适当剂量。腾喜龙（短效依酚氯铵）是该试验的理想选择，10 mg，慢速静脉注射（儿童为 0.25 mg/kg）。新斯的明注射后 30 ~ 60 分钟或腾喜龙注射后 10 ~ 20 分钟，观察神经肌肉传递（肌力）是否改善及上睑下垂可能消失、通气能力改善（如峰流速、FEV1 或最大呼气压改善）情况。如果有改善，可用硫酸新斯的明 0.5 ~ 2.5 mg q1 ~ 3h 维持，最多 10 mg/24 h（儿童每 2～4 小时 0.01～0.04 mg/kg）肌内注射，并静脉注射或皮下注射阿托品，以防止其毒蕈碱样副作用。有吞咽能力者，可口服阿托品片 0.6 mg bid、新斯的明片 15 mg qid 或溴吡斯的明片 60 mg qid，直至肌力显著恢复。

冰敷试验　可用于替代腾喜龙试验，方法是用装有冰水的冰袋敷于一侧眼睑上方，以手指轻压以利冰袋贴敷于眼睑，观察 2 分钟，看看冰敷侧的眼裂是否较对侧改善，如有改善，提示可以使用新斯的明。其原因是冰敷可抑制内生胆碱酯酶，使下垂眼睑冷却进而改善上睑下垂。

七、感染防治

1. 抗生素

毒蛇咬伤患者经验性使用抗生素是临床预防感染较为普遍的现象，但真正发生伤口或牙痕感染者只有部分患者。伤口感染是毒蛇咬伤临床备受关注的，也的确是常见并发症之一。蛇咬伤伤口感染率为 23.3%～44.1%，一旦发生感染，可能导致更严重的并发症，如坏死加重、继发全身感染甚至脓毒症或脓毒症休克及潜在导致住院时间延长、治疗费用增加甚至致残致死率升高等。感染的原因可能多种多样，包括蛇口腔中的微生物、环境中的病原体和人体皮肤上生长的机会性细菌等。

中国香港特别行政区学者做了一项大型流行病学研究，调查探讨常见毒蛇与无毒蛇口腔病原微生物，研究者野外捕获 100 条蛇，毒蛇 47 条（中华眼镜蛇 32 条、白唇竹叶青蛇 7 条、银环蛇 3 条、金环蛇 2 条、红脖颈槽蛇 2 条和眼镜王蛇 1 条），无毒蛇 53 条（滑鼠蛇 28 条、三索锦蛇 6 条、翠青蛇 6 条、草花蛇 6 条、台湾小头蛇 4 条、草腹链蛇 2 条和繁花林蛇 1 条），分别培养出 72 种 406 株细菌，毒蛇口腔所含有的致病菌种类和数量较无毒蛇更多，中华眼镜蛇口腔病原菌种类和数量最多，白唇竹叶青蛇口腔致病菌相对较少；主要致病菌包括革兰阳性需氧菌（如乙型溶血性链球菌、凝固酶阴性葡萄球菌、肠球菌、金黄色葡萄球菌和草绿色链球菌）和革兰阴性需氧菌（如嗜水气单胞菌、柠檬酸杆菌、弗劳地枸橼酸杆菌、产气肠杆菌、成团肠杆菌、大肠杆菌、大肠埃希氏杆菌、摩氏摩根菌、变形杆菌、雷氏普罗威登斯菌、假产碱假单胞菌、亚利桑那沙门菌、液化沙雷氏菌、沙雷菌属、小肠结肠炎耶尔森菌）及厌氧菌（如类杆菌属）等。基于临床中华眼镜蛇咬伤普遍性的局部组织损伤或坏死，研究者建议给予中华眼镜蛇咬伤者预防性使用抗生素。印度学者做了同类研究，20 条当地常见的毒蛇（包括印度眼镜蛇、圆斑蝰蛇、锯鳞蝰蛇和普通环蛇）口咽部共分离到 205 株病原体，常见致病菌主要是摩氏摩根菌、大肠杆菌、嗜水气单胞菌、铜绿假单胞菌、凝固酶阴性葡萄球菌、芽孢杆菌、微球菌属和产气荚膜杆菌等，经药物敏感试验发现，革兰阴性菌对亚胺培南和左氧氟沙星全部敏感，革兰阳性菌对阿剂霉素和阿膜西林/克拉维酸敏感。

浙江杭州一组 311 例蛇咬伤患者的研究，男性为主（占 60.8%），致伤蛇种分别是短尾蝮蛇 166 例、尖吻蝮蛇 81 例、竹叶青蛇 45 例、中华眼镜蛇 9 例和银环蛇 2 例，其他不明蛇种 8 例，这组患者出现的局部并发症包括伤口感染 78 例（占 25.1%）、局部组织坏死 71 例 （占 22.8%）、淋巴管炎 9 例 （2.9%） 和坏死性筋膜炎 2 例 （0.6%），32 例伤者做了伤口手术处理 （如清创、负压吸引、筋膜切开或皮肤移植和截肢/指等）；经伤口细菌培养阳性者 40 例，分离出病原体 80 株，需氧和兼性需氧革兰阳性菌 24 株 （芽孢杆菌、沃氏葡萄球菌、表皮葡萄球菌、溶血性葡萄球菌、无乳链球菌、金黄色葡萄球菌和粪肠球菌）、需氧和兼性需氧革兰阴性菌 55 株 （布氏柠檬酸杆菌、摩氏摩根菌、大肠杆菌、肠杆菌属、铜绿假单胞菌、肺炎克雷伯菌、产酸克雷伯菌、阴沟杆菌、嗜水气单胞菌、鲍曼不动杆菌、奇异变形杆菌、杀鲑气单胞菌、少动鞘脂单胞菌和泛菌属）、厌氧菌 （溶组织梭菌），最常见的致病菌是摩氏摩根菌和金黄色葡萄球菌。根据药敏试验结果，大多数分离株对一些常见的一线抗生素耐药，如氨苄西林、氨苄西林/舒巴坦、阿莫西林/克拉维酸、头孢西丁和头孢唑啉，而对新型氟喹诺酮类抗生素敏感。

中国台湾一项名为 "中国台湾人毒蛇咬伤细菌学 （BITE）" 研究，探讨细菌学和抗生素敏感性及抗生素使用必要性，研究纳入 726 例毒蛇咬伤 （原矛头蝮蛇和福建竹叶青蛇），结果发现伤口感染 163 例 （22.45%），所有细菌培养结果阳性的伤口均为多种病原微生物混合感染，最常见的病原菌是摩根菌、肠球菌属、脆弱类杆菌和嗜水气单胞菌，庆大霉素和氟喹诺酮类是敏感抗生素。中国台湾另一项纳入 195 例中华眼镜蛇 "BITE" 研究发现，本组均为中华眼镜蛇伤，其中伤口坏死并感染 25 例，非坏死并感染 30 例，总感染率达 27.2% （53/195），共培养出 14 种不同病原体，主要病原体是粪肠球菌和摩氏摩根菌，其他较多见的细菌还有脆弱拟杆菌、雷氏普罗威登斯菌、普通变形杆菌和黏质沙雷氏菌等；这些感染菌对氨基糖苷类、头孢曲松、氟喹诺酮类抗生素较为敏感，可以考虑作为经验性用药选择依据。

美国一组纳入 114 例响尾蛇咬伤预防性使用抗生素的前瞻性随机对照研究 （干预组 59 例给予静脉注射庆大霉素和氯霉素，对照组 55 例不用抗生素），干预组 6 例发生局部脓肿，对照组 3 例发生局部脓肿，致病菌主要是大肠杆菌、肠杆菌属、克雷伯菌、变形杆菌和金黄色葡萄球菌，两组间感染发生率无显著统计学意义；该研究结论提示对于响尾蛇咬伤者，不推荐常规使用抗生素预防感染。

巴西一项纳入 187 例矛头蝮蛇咬伤预防性使用抗生素的随机对照研究 （干预组 93 例，对照组 94 例），干预组给予阿莫西林克拉维酸盐 7 天，对照组不用抗生素，主要预后是 7 天继发感染 （脓肿或蜂窝织炎），7 天后两组间的继发感染率无统计学差异 （干预组为 35.5%，对照组为 44.1%，$P = 0.235$），研究认为预防性使用阿莫西林克拉维酸对矛头蝮蛇咬伤的继发感染无效，7 天纤维蛋白原 （>4.0/L）、丙氨酸转氨酶和 C 反应蛋白水平及蛇咬伤严重程度是继发感染的独立危险因素。

蛇咬伤后伤口感染有一定发生率，致病微生物多是临床常见病原体，预防性使用抗生素无法预防感染的发生，因此，毒蛇咬伤不必常规预防性使用抗生素，对有明确感染征象者才需使用抗生素，经验性治疗药可优先考虑使用氟喹诺酮类、第三代头孢菌素、氨基糖苷类和阿奇霉素等。鉴于中华眼镜蛇咬伤的伤口坏死和感染发生率相对较高，对疑有感染 （如伤口有明显异味、皮肤或软组织坏死、脓肿、坏死性筋膜炎或蜂窝织炎等） 者，可以考虑在未获得病原体的情况下开始使用抗生素。表 12-1 为蛇咬伤继续发伤口感染的常见病原菌，供临床参考。

表12-1 蛇咬伤继发伤口感染的常见细菌

革兰阳性需氧菌	革兰阳性厌氧菌	革兰阴性需氧菌	
金黄色葡萄球菌	产气荚膜杆菌	变形杆菌	霍乱弧菌
白喉杆菌	脆弱类杆菌	嗜水气单胞菌	肺炎克雷伯菌
乳酸乳球菌	生孢梭菌	小肠结肠炎耶尔森菌病	产气肠杆菌
藤黄微球菌	鲸杆菌属	黏质沙雷氏菌	沙门氏菌
枯草芽孢杆菌	梭状芽孢杆菌属	大肠杆菌	寡养单胞菌属
巨大芽孢杆菌		弗氏柠檬酸杆菌	金黄杆菌
苏云金芽孢杆菌		摩氏摩根菌	包特氏菌属
蜡样芽孢杆菌		雷氏普罗威登菌	希瓦氏菌
嗜氢泥杆菌		伤寒杆菌	
化脓链球菌		铜绿假单胞菌	
红球菌属		鲍氏志贺菌	

资料来源：SHAIKH I K, DIXIT P P, PAWADE B S, et al. Assessment of cultivable oral bacterial flora from important venomous snakes of india and their antibiotic susceptibilities. Curr Microbiol, 2017, 74（11）：1278 - 1286.

2. 破伤风预防

破伤风是由经皮肤（伤口）或黏膜侵入人体的破伤风梭菌分泌神经毒素引起，以肌肉痉挛为特征的一种特异性感染，通常轻微的刺激即可诱发全身强直性肌痉挛发作。破伤风梭菌是革兰阳性专性厌氧菌，其芽孢广泛分布于土壤及环境中，也存在于哺乳动物的肠道中等。破伤风梭菌在厌氧环境下（如污染的伤口中）芽孢能迅速生长为增殖体，释放外毒素而致病，对活组织、淋巴结和血液无侵袭力，但可产生毒素引起发病，其毒素包括溶血素和痉挛毒素，后者是破伤风毒素，也是破伤风梭菌致病的主要因素，通常不会造成人群传播。潜伏期10天（3~21天），可表现为全身型（占88%）、局部型（12%）和头部型破伤风（约1%），病死率高，严重者甚至超过50%，因此，破伤风的预防显得尤为必要。

尼日利亚报告4例毒蛇咬伤后破伤风且产生严重后果。致伤蛇为黑颈喷毒眼镜蛇或锯鳞蝰蛇，分别是右手（37岁男性）、右脚（50岁男性）、左手（40岁女性睡眠中被咬）、右脚（64岁男性），2例严重肿胀、2例出血、1例轻度肿胀，3例毒蛇咬伤后10~25天才就到医院就诊，所有患者均作了伤口切开、用了当地的草药，1例用了"蛇石"。患者均表现为牙关紧闭、强直、背痛和肌痉挛，1人有自主神经功能障碍，所有患者均用了抗破伤风免疫球蛋白和破伤风类毒素（仅1人在受伤之前接受过破伤风免疫），并使用解痉药、气管插管、伤口处理和抗生素等治疗；2例因蛇毒中毒和严重伤风且注射了抗蛇毒血清后死亡，均每15~30分钟发生1次严重肌痉挛发作；存活者中，1人发生骨髓炎，另1人残疾，二者皆未使用抗蛇毒血清，每1~2小时产生严重肌痉挛发作。泰国报道过1例白唇竹叶青蛇咬伤者经抗蛇毒血清和口服抗生素阿莫西林治疗后好转，

3 天后出院，出院 7 天后（咬伤 10 天）发生典型破伤风（此患者从未接种破伤风免疫），经用破伤风免疫球蛋白和大剂量青霉素等治疗恢复，追踪 8 个月未发生神经功能后遗症。非洲 1 例 13 岁少年手被毒蛇咬伤，在当地给予传统植物药等治疗，咬伤 15 天后发生破伤风发作，治疗 3 周恢复。所有这些病例均未能及时就诊或没有及时给予破伤风预防。

由于免疫覆盖率的提高和卫生保健服务的改善，破伤风的发生已大幅度减少，但蛇咬伤牙痕或伤口相对比较细，加之蛇类口腔中潜藏多种需氧和厌氧菌（包括梭状杆菌）等，本身易致感染，也易产生局部厌氧环境，非常有利于破伤风梭菌的生长和繁殖，预防破伤风就成为必然。无论毒蛇抑或无毒蛇，均有破伤风感染风险，因此，蛇咬伤后均应常规做破伤风预防。目前可选择精制破伤风抗毒素、人破伤风免疫球蛋白或马破伤风免疫球蛋白，但应注意，毒蛇咬伤后应优先使用抗蛇毒血清，在中毒改善后才考虑使用破伤风抗毒素，尤其血液毒类蛇咬伤，有蛇毒诱发消耗性凝血病等严重凝血障碍可能，早期应避免肌内注射破伤风抗毒素或免疫球蛋白，以免导致局部血肿。

由于破伤风抗毒素或免疫球蛋白为异种蛋白，有产生过敏等不良反应的风险，其使用应与同样有不良反应风险的抗蛇毒血清分开，应与抗蛇毒血清间隔至少 1 小时使用，注射后应严密观察不少于 30 分钟。另外，无论破伤风抗毒素还是免疫球蛋白，均属被动免疫，可迅速获得免疫力，但持续时间短（2～4 周），对伤口较长时间不愈者，应考虑酌情给予充分清创，以消灭潜在的破伤风梭菌，预防破伤风的发生。

八、糖皮质激素

糖皮质激素是由肾上腺皮质束带以昼夜节律性方式或对压力的反应而分泌产生的类固醇激素，临床主要利用其抗炎、抗毒、抗休克和免疫抑制等作用治疗或预防相关疾病，以抗炎作用最为常用，其主要通过对血管、炎症细胞和炎症介质等作用发挥其抗炎效应。其机制包括：①直接收缩小血管，抑制血管扩张和液体渗出；②阻断初始炎症反应，抑制炎症细胞聚集；③抑制中性粒细胞和巨噬细胞释放引起的组织损伤的毒性氧自由基；④抑制成纤维细胞的功能，并因此抑制胶原和氨基多糖的生成；⑤抑制与炎症有关的细胞因子（如前列腺素、白三烯、白介素、肿瘤坏死因子和粒细胞巨噬细胞集落刺激因子）的生成；⑥抑制一氧化氮和黏附分子的生成等。

毒蛇咬伤易触发局部炎症反应和细胞因子水平升高。酶类蛇毒尤其是蝰蛇科毒蛇的酶成分，是造成在大多数毒蛇咬伤中观察到的强烈炎症过程的原因，而蛋白酶特别是金属蛋白酶，可破坏血管内皮，导致出血并加剧炎症反应。磷脂酶 A_2 可释放花生四烯酸，后者是炎症物质的前体，如白三烯，可增加毛细血管通透性。前列腺素可激活缓激肽和血栓素，增加血管扩张和外渗，导致低血压和水肿。另外，炎性细胞因子的释放也会刺激非特异性防御机制。

类固醇激素被认为可潜在减轻毒蛇咬伤局部炎症反应进而减轻肿胀，但一直未获有效证据。瑞典一项纳入 75 例极北蝰咬伤狗的随机对照研究，注射单剂甲泼尼龙

（1 mg/kg），与生理盐水作对照，结果发现，糖皮质激素并不改善极北蝰致伤狗的临床病理改变。泰国一组纳入43例3～15岁儿童竹叶青蛇咬伤的随机双盲对照临床试验，所有患者均为肢体受伤，随机分为口服泼尼松（1 mg/kg·d）治疗组或安慰剂组，两组各用药3天，未接受抗蛇毒血清及预防性抗生素治疗，每天评估肢体肿胀程度，72小时后，两组患者肢体肿胀均显著减轻，每个时间点肢体肿胀程度的改善相仿。结果表明，与对照组相比，泼尼松在治疗毒蛇咬伤肿胀程度的改善方面无额外益处。世界卫生组织等机构蛇伤救治指南或专家共识均不推荐常规使用糖皮质激素，糖皮质激素用于抗蛇毒血清不良反应的预防和治疗均未取得显著疗效，因此，毒蛇咬伤不必常规使用糖皮质激素。

九、蛇毒相关性眼炎

毒蛇致伤分为咬伤和毒液沾染两种，以毒蛇咬伤为主，少数也可因毒液沾染黏膜或直接喷入眼睛等，主要是眼镜蛇科毒蛇和部分游蛇科毒蛇。研究发现，普通眼镜蛇与喷毒眼镜蛇毒牙结构有明显差别，前者毒牙开口为长扁圆形，毒液朝下排出（图12-6B），而后者毒牙开口类圆形，因此毒液方向朝前（图12-6A）。亚洲常见的喷毒眼镜蛇，主要有中华眼镜蛇、马来射毒眼镜蛇（又称爪哇眼镜蛇或南洋眼镜蛇）、缅甸眼镜蛇、萨马眼镜蛇、菲律宾眼镜蛇、苏门答腊喷毒眼镜蛇和泰国眼镜蛇，非洲喷毒眼镜蛇包括黑颈喷毒眼镜蛇、莫桑拿比克射毒眼镜蛇、努比亚射毒眼镜蛇、红颈射毒眼镜蛇、马里眼镜蛇和唾蛇（环颈射毒眼镜蛇）等（图12-7B）。游蛇科具有喷毒能力的主要是虎斑颈槽蛇，其通过颈腺（图12-7A）喷射毒液，不排除其他杜氏腺毒液可喷射毒液。一组759例喷毒眼镜蛇分析发现，大多是红颈喷毒眼镜蛇（40.8%）、莫桑比克射毒眼镜蛇（18.2%）、泰国眼镜蛇（16.1%）和唾蛇（15.5%）和黑颈喷毒眼镜蛇（9.4%），红颈喷毒眼镜蛇和莫桑比克眼镜蛇短时间内可以反复喷毒，甚至可以达到10分钟内喷毒15次，喷射距离为1.0～2.5米，且每喷都有毒，未发现有"干喷"（即喷而无毒）现象。

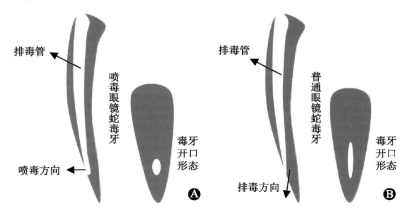

A. 喷毒眼镜蛇毒牙开口类圆形，排毒朝前；B. 普通眼镜蛇毒牙开口扁圆形，排毒朝下。

图12-6 普通眼镜蛇与喷毒眼镜蛇毒牙结构特点示意

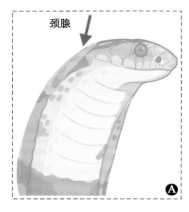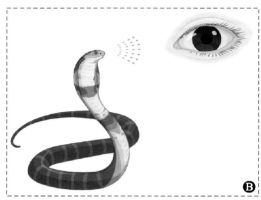

图 12 −7　喷毒眼镜蛇射毒示意

［资料来源：CHANG K C, HUANG Y K, CHEN Y W, et al. Venom ophthalmia and ocular complications caused by snake venom. Toxins（Basel），2020，12（9）：576. ］

　　毒液喷入眼睛会立即引起持续强烈的烧灼感和刺痛感，然后大量流泪，产生白色分泌物，出现结膜充血、眼睑痉挛和肿胀、畏光、视力模糊和暂时失明等（图 12 −8）。角膜溃疡、永久性角膜瘢痕和继发性眼内炎是公认的非洲喷毒眼镜蛇毒液的并发症，但亚洲鲜有描述。并发症包括角膜水肿、角膜侵蚀、白内障、眼部炎症、视网膜出血、急性闭角型青光眼及上睑下垂、复视和畏光等。中国台湾一组 39 例中华眼镜蛇喷毒致急性眼炎，其中结膜炎 26 例（66.7%），角膜上皮侵蚀 12 例（30.8%），角膜结膜炎 6 例（15.4%），角膜炎 5 例（12.8%），结膜上皮缺损 2 例（5.1%），视敏度异常 2 例（5.1%）；亚急性眼病（伤后 3 天至 1 个月）包括无异常眼病 30 例（76.9%），结膜炎 2 例（5.1%），角膜上皮缺失、畏光、眼干各 1 例（2.6%）。澳大利亚一组病例分析提示，毒液喷入眼睛后立即表现为剧烈疼痛、结膜充血、明显的眼睑和角膜水肿、球结膜水肿、眼睑痉挛、流泪、白色分泌物、角膜无感觉、角膜混浊、弥漫性浅表性角膜炎、钱币状或浅层点状角膜炎；第 2 天的症状主要是虹膜炎、畏光、睫状体充血、前房积液、虹膜浑浊和角膜上皮缺损；第 4 ~ 9 天后主要是疼痛、视力降低或仅光感、角膜上皮异常再生，类似于神经麻痹性角膜炎的上皮溶解或复发性糜烂、角膜感觉恢复；2 周后眼部损伤恢复，可遗留角膜混浊和弥漫性浅表性角膜炎等。

　　眼镜蛇毒导致眼炎的急救措施包括：①眼睛冲洗，现场或急诊使用大量的清水、生理盐水、乳酸林格液甚或牛奶及其他任何可用的清洁、清淡液体（乃至尿液）等，冲洗受累眼睛及黏膜，此处所指的大量清水冲洗是漫灌式或细水长流式的冲洗，为低压冲洗，而非大水高压冲洗，以免加重伤害甚至导致角膜穿孔；②尽快送医，现场不应使用油类、传统软膏等放入眼睛，也不应因此延迟送医；③不要捕杀，以免致伤蛇二次喷毒伤害或被咬伤中毒，因这类蛇不仅会喷毒致伤，也会咬人致伤；④药物治疗，如镇痛和预防性局部应用抗生素等。

　　毒液喷入眼睛后常产生剧烈疼痛，现场急救处理后，还需眼科再次给予大量清水彻底冲洗。可用局部缩血管药（如滴注 0.5% 肾上腺素滴剂），因其散瞳活性较弱，有助于

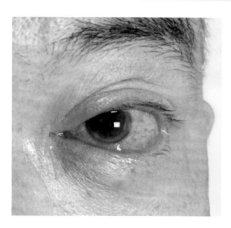

图12-8 中华眼镜蛇喷毒致眼炎（宰杀中华眼镜蛇被
毒液喷眼，致剧痛、流泪、无法睁眼）

缓解疼痛和炎症效应。局部麻醉剂（如0.4%盐酸氧丁卡因、4%盐酸利多卡因或盐酸丁卡因）更有效，不过使用麻醉剂后，眼睛对外界（包括异物）暂时不敏感，易造成角膜受伤，通常只能使用1次，并需保护眼睛（如纱布外敷），直到感觉恢复后再拆除敷料。用药后眼睑痉挛改善，更便于冲洗。

充分冲洗后，必须做裂隙灯角膜检查或荧光素染色，以排除角膜擦伤。局部常规预防性使用抗生素（如四环素、氯霉素、环丙沙星、青霉素霉素软膏、加替沙星或莫西沙星等），以预防眼内炎或致盲性角膜混浊。

局部外用2%阿托品或东莨菪碱等睫状肌麻痹药，有利于预防角膜后粘连、睫状肌痉挛和不适，但要注意散瞳可能会引发急性青光眼表现。喷毒或其他习惯性暴露于蛇毒而致敏的人群中，易发生过敏性角膜结膜炎，可用抗组胺药治疗。眼部滴注稀释后的抗蛇毒血清没有益处，且会引起刺激症状，而冲洗可去除结膜囊中的任何残留毒液，因此，单纯蛇毒喷入眼睛无需使用抗蛇毒血清。2020年中国台湾一组39例中华眼镜蛇喷毒入眼睛患者，进一步证实使用抗蛇毒血清未能额外获益；但同年中国香港报道1例83岁女性在距中华眼镜蛇1米处，右眼被其毒液喷入，局部滴入稀释后的抗蛇毒血清获得良好地缓解疼痛作用。对于毒蛇咬伤后发生眼部并发症者，应该早期给予足量抗蛇毒血清，禁忌外用皮质类固醇，因为其有诱发单纯疱疹性角膜炎的风险。

十、重症蝰蛇伤诊疗策略

拉塞尔蝰蛇（russell's viper）属蝰蛇科的重要毒蛇，是亚洲最常引起严重中毒的蛇种之一，其引起的中毒往往比其他毒蛇更严重，最常见的是圆斑蝰蛇（daboia russelii）和泰国圆斑蝰蛇（daboia siamensis）。圆斑蝰分布于东南亚、中国南方和中国台湾等地区，多见于斯里兰卡、印度、巴基斯坦、尼泊尔和孟加拉国；泰国圆斑蝰分布于东亚和东南亚部分地区，如柬埔寨、缅甸、泰国、中国南方（含中国台湾）和印度尼西亚部分地区（如东爪哇地区）。圆斑蝰蛇是蝰蛇科主要致伤毒蛇之一，以严重血液毒性综合征或蛇毒诱发消耗性凝血病为主，极易累及肾脏，短时间可发生急性肾损伤，1~2小时即可出现肉眼血尿、黑尿或酱油样尿等，而急性肾损伤诱发全身多脏器功能障碍综合征或多器官衰竭，以肾、肺、心、血液系统最为常见，局部症状往往不太严重。

　　缅甸分析的一组965例的大样本毒蛇咬伤（男性64.9%）病例，临床表现具有一定代表性（表12-2）。本组中686例（72%）是圆斑蝰蛇咬伤，其中急性肾损伤488例（71%），几乎所有（98.9%）患者均用了缅甸抗蝰蛇毒单价血清。研究发现，肾损害与病情严重程度呈正相关，总死亡率达12.2（84/686），需要透析组的死亡率达20.2%（43/213），急性肾损伤非透析组死亡率为10.2%（28/275），非急性肾损伤组死亡率为6.6%（13/198）。

表12-2　686例圆斑蝰蛇咬伤的临床表现及发生率

临床表现	总病例686（%）	急性肾损伤488（%）	非急性肾损伤198（%）
急性肾损伤	488（71%）		
凝血功能障碍	465（68%）	373（76%）	92（47%）
血小板减少	461（67%）	414（85%）	47（24%）
毛细血管渗漏	240（35%）	216（44%）	24（12%）
肺水肿	16	14	2
眶周水肿	118	106	12
结膜水肿	91	82	9
全身水肿	15	14	1
休克	103（15%）	92（19%）	11（6%）
伤口感染	74（11%）	51（11%）	23（12%）
局部坏死	44（6.4%）	33（7%）	11（6%）
胃肠出血	38（5.5%）	33（7%）	5（3%）
脓毒症	29（4.2%）	26（5%）	3（2%）
垂体功能减退	19（2.7%）	19（4%）	0
眼肌麻痹	2（0.29%）	2（0.4%）	0
无症状	59（8.6%）		

　　资料来源：ALFRED S, BATES D, WHITE J, et al. Acute kidney injury following Eastern Russell's viper (Daboia siamensis) snakebite in myanmar. Kidney Int Rep, 2019, 4 (9): 1337-1341.

　　笔者团队分析了本院诊治的一组61例泰国圆斑蝰蛇咬伤病例，平均年龄50岁，男性占61%，中重度占75.4%（重症占57%）。主要症状为肿胀（占86.9%）、疼痛（83.6%）、瘀斑（37.7%）和出血（27.9%），急性肾衰竭发生率达70.5%，弥散性血管内凝血发生率42.6%，黑尿或肉眼血尿发生率41%，肺部渗出发生率36.1%，多脏器功能障碍综合征发生率9.8%；实验室主要异常包括血小板减少（82%）、贫血（57.3%）、凝血功能严重障碍、尿蛋白阳性（87%），70%~82%有不同程度的转氨酶或肌酶升高，少数有胰酶升高，但胰腺影像无明显改变。

印度南部和斯里兰卡圆斑蝰蛇有神经毒性并可产生横纹肌溶解。斯里兰卡一组 245 例圆斑蝰蛇咬伤，中位年龄 41 岁，男性为主，所有患者均有局部中毒表现，199 例（78%）有全身中毒，凝血障碍 166 例（68%），130 例（53%）具有轻度神经毒性。这种神经毒性主要出现于体型大的圆斑蝰蛇咬伤，特征是上睑下垂（130 例，发生率 100%）、视力模糊（93%）和眼肌麻痹（90%）伴眼外活动、斜视和复视。所有神经毒性在咬伤后 8 小时内出现，该毒性较轻且无长期效应，印度多价血清可有效中和游离毒素，但无法逆转已经发生的神经毒性表现。

与其他毒蛇咬伤处理一样，抗蛇毒血清是根本性的抗蛇毒治疗措施。印度多价抗蛇毒血清、泰国和缅甸单价抗蝰蛇毒血清均对圆斑蝰蛇有效，我国抗蝰蛇毒血清尚在临床试验中，具体疗效尚待临床验证。结合蝰蛇毒素特点及抗蛇毒血清的"异种联合"原则，当前我国圆斑蝰蛇伤的治疗以抗蝮蛇毒血清和抗五步蛇毒血清联合使用为主，即使适当加大给药剂量，现有疗效仍然不够理想，对症治疗就显得尤为必要。其他治疗主要是对症支持和脏器功能支持，联合使用足量抗蛇毒血清后，仍有严重凝血功能障碍且有出血或出血倾向者，可以考虑给予血制品替代治疗，在凝血功能或血小板数量允许的基础上，可以考虑给予血浆置换治疗或血液灌流，但应严密观察出血情况。对符合急性肾损伤或肾衰血透标准者，应及时给予血液透析或 CRRT。鉴于毛细血管渗漏或出血等易致血容量绝对或相对不足，应及时给予容量复苏，也要严密观察尿量，以免产生容量超负荷或急性心力衰竭。

十一、其他

1. 血制品 蛇毒诱发消耗性凝血病是毒蛇咬伤后的严重效应，新鲜冰冻血浆（fresh frozen plasma，FFP）对蛇毒诱发消耗性凝血病的作用一直备受争议。澳大利亚一组 322 例毒蛇咬伤患者进行多中心开放性随机对照试验，65 例患者符合蛇毒诱发消耗性凝血病的标准且 INR > 3，41 例为 FFP 组，对照组 24 例，研究主要终点是使用 FFP 后 6 小时患者 INR < 2 的比例，次要预后是从使用抗蛇毒血清开始到出院的时间、不良反应、严重出血和死亡。结果发现，使用抗蛇毒血清后加用 FFP，大多数患者可更快恢复凝血功能，但并未缩短出院时间，且毒蛇咬伤后早期使用 FFP（6~8 小时）不太可能有效，原因在于此期内凝血因子仍有持续进行性的消耗。斯里兰卡一项纳入 2 家医院共 141 例圆斑蝰蛇咬伤的随机对照试验，一组 69 例为大剂量抗蛇毒血清（20 支）、一组 67 例为小剂量抗蛇毒血清（10 支）加 FFP（4 U），结果显示 FFP 并未加快 INR 或纤维蛋白原的恢复，但 FFP 组的 V 和 X 因子恢复更快。广州一组纳入 123 例竹叶青蛇咬伤患者，分别用 FFP、冷沉淀、FFP 加冷沉淀三组与单独抗蛇毒血清治疗组作对照研究，结果发现，抗蛇毒血清后加用凝血因子替代治疗的竹叶青蛇伤中毒者的凝血功能障碍并未得到改善。韩国一组纳入 226 例毒蛇咬伤患者的多中心回顾性研究中，21 例发生显性弥散性血管内凝血，5 例入院时已处于休克状态，最终 1 例死亡，2 例发生严重出血，平均住院 4 天

（间距 2～7 天），结果发现大剂量抗蛇毒血清和输注 FFP 或冷沉淀并未改善显性非出血性弥散性血管内凝血患者的住院时间和 INR，即非出血性凝血功能障碍患者并未因此获益。因此，FFP 或冷沉淀等血制品不应作为毒蛇咬伤伴凝血病患者的常规治疗，但对于严重凝血功能障碍需紧急手术等患者，可以考虑在足量抗蛇毒血清治疗基础上，加用 FFP 等血制品，以期短期改善凝血功能而有利于有创操作的完成。

2. 血浆置换（therapeutic plasmapheresis，TPE） 土耳其一组 204 例毒蛇咬伤患者（未提具体蛇种），经抗蛇毒血清和支持治疗后 167 例康复。另有 37 例经前述积极处理仍未能康复或症状加重，其中 35 例为外院送入，且入院前平均已使用抗蛇毒血清（5.7 ± 1.6）（3～9）天。本组患者平均年龄（43.8 ± 18.5）（13～79）岁，男性占 56.8%，其中 8 例入住 ICU，2 例需机械通气辅助治疗。给予这组患者血浆置换，在开始血浆置换疗法前平均使用抗蛇毒血清和支持治疗（5 ± 1）（2～6）天，平均每位患者接受了 2.1（1～4）次血浆置换，每次置换液为（14.2 ± 17）（12～18）包新鲜冰冻血浆（每包 200～250 mL），平均血浆置换时间为（97.1 ± 13.8）分钟，或（7 ± 0.8）（6～8）包 20% 的人血白蛋白溶液（每包 100 mL，加生理盐水 400 mL 稀释），平均置换时间（52.3 ± 5.8）分钟。结果 37 例患者全部完全康复，平均住院时间为 12.2（4～28）天，3 个月内随访未发现并发症。研究者认为血浆置换可以作为毒蛇咬伤的辅助治疗，尤其适于有血液问题的蛇咬伤患者和肢体保存或挽救策略患者。本组研究资料无法判断患者前期抗蛇毒血清用量是否充足，但也提示，在抗蛇毒血清和支治疗效果欠佳的情况下，可以考虑辅助使用血浆置换。当然，本研究是单中心、小样本的前后对照结果，而且平均住院时间长、成本高昂，需要特定设备和较高的操作技术作保障，确切效果需要更严格的多中心、大样本和随机对照验证。斯里兰卡一组 52 例瘤鼻蝰蛇咬伤并发血栓性微血管病患者，其中 21 例接受血浆置换、26 例未接受血浆置换，结果发现血浆置换早期可改善患者血小板数量及微血管病性溶血性贫血、凝血酶原/国际标准化比值和 20 分钟凝集试验，但与出院时的透析依赖性、住院时间和出院前透析周期数之间无相关性。正如研究者所说，该研究存在一些局限性，如样本量小、非随机、血浆置换仅给予标准治疗无反应的严重中毒患者等，增加了研究偏倚，而且也未提示是否使用抗蛇毒血清，其结论需要大样本随机对照验证。该国另一项圆斑蝰蛇和瘤鼻蝰蛇伴血栓性微血管病患者的小规模研究显示，血栓性微血管病的存在延长了患者急性肾损伤的时间，与未接受血浆置换组相比，血浆置换并未改善患者的早期或后期预后。一份纳入 72 项研究共 351 例蛇伤相关性血栓性微血管病患者的前瞻性系统研究，入组患者主要致伤蛇为瘤鼻蝰蛇、圆斑蝰蛇和澳洲褐蛇，结果显示没有证据表明血浆置换对蛇咬伤相关血栓性微血管病患者有益，不推荐血浆置换用于蛇毒相关性血栓性微血管病的治疗；该研究也发现，虽然抗蛇毒血清是毒蛇咬伤的标准治疗药物，但没有证据支持其用于蛇毒相关性血栓性微血管病能够获益。美国血液净化协会将血浆置换在蛇毒中毒中的作用列为第 3 类，证据级别为 2C 级（弱推荐）。因此，血浆置换不应作为常规治疗，但可以考虑作为足量抗蛇毒血清后效果仍然不佳患者的治疗选择。

（赖荣德）

参考文献

1. ELLIOTT M. The global elements of vital signs' assessment: a guide for clinical practice. Br J Nurs, 2021, 30(16): 956 – 962.

2. OLASVEENGEN T M, SEMERARO F, RISTAGNO G, et al. European resuscitation council guidelines 2021: basic life support. Resuscitation, 2021, 161: 98 – 114.

3. ZARBOCK A, KELLUM J A, SCHMIDT C, et al. Effect of early vs delayed initiation of renal replacement therapy on mortality in critically ill patients with acute kidney injury: The ELAIN randomized clinical trial. JAMA, 2016, 315(20): 2190 – 2199.

4. BARBAR S D, CLERE-JEHL R, BOURREDJEM A, et al. IDEAL-ICU trial investigators and the CRICS TRIGGERSEP network. timing of renal-replacement therapy in patients with acute kidney injury and sepsis. N Engl J Med, 2018, 379(15): 1431 – 1442.

5. GAUDRY S, HAJAGE D, BENICHOU N, et al. Delayed versus early initiation of renal replacement therapy for severe acute kidney injury: a systematic review and individual patient data meta-analysis of randomised clinical trials. Lancet, 2020, 395(10235): 1506 – 1515.

6. HUANG T T, LYNCH J B, LARSON D L, et al. The use of excisional therapy in the management of snakebite. Ann Surg, 1974, 179(5): 598 – 607.

7. GLASS T G J R. Early debridement in pit viper bites. JAMA, 1976, 235(23k0): 2513 – 2516.

8. TOSCHLOG E A, BAUER C R, HALL E L, et al. Surgical considerations in the management of pit viper snake envenomation. J Am Coll Surg, 2013, 217(4): 726 – 735.

9. VON KEUDELL A G, WEAVER M J, APPLETON P T, et al. Diagnosis and treatment of acute extremity compartment syndrome. Lancet, 2015, 386(10000): 1299 – 1310.

10. LONG B, KOYFMAN A, GOTTLIEB M. Evaluation and management of acute compartment syndrome in the emergency department. J Emerg Med, 2019, 56(4): 386 – 397.

11. OSBORN C P M, SCHMIDT A H. Management of acute compartment syndrome. J Am Acad Orthop Surg, 2020, 28(3): e108 – e114.

12. LU H Y, MAO Y C, LIU P Y, et al. Clinical predictors of early surgical intervention in patients with venomous snakebites. Eur J Med Res, 2023, 28(1): 131.

13. NORMANDIN S, SAFRAN T, WINOCOUR S, et al. Negative pressure wound therapy: Mechanism of action and clinical applications. Semin Plast Surg, 2021, 35(3): 164 – 170.

14. LI Y, LI P Y, SUN S J, et al. Chinese Trauma Surgeon Association for management guidelines of vacuum sealing drainage application in abdominal surgeries-Update and systematic review. Chin J Traumatol, 2019, 22(1): 1 – 11.

15. ARMSTRONG D G, LAVERY L A, Diabetic Foot Study Consortium. Negative pressure wound therapy after partial diabetic foot amputation: a multicentre, randomised controlled trial. Lancet, 2005, 366(9498): 1704 – 1710.

16. HUANG Q, WANG J T, GU H C, et al. Comparison of vacuum sealing drainage and traditional therapy for treatment of diabetic foot ulcers: A meta-analysis. J Foot Ankle Surg, 2019, 58(5): 954 – 958.

17. ZWANENBURG P R, TOL B T, OBDEIJN M C, et al. Meta-analysis, meta-regression, and GRADE assessment of randomized and nonrandomized studies of incisional negative pressure wound therapy versus

control dressings for the prevention of postoperative wound complications. Ann Surg, 2020, 272(1): 81 – 91.

18. JUNG Y S, KIM H H, SHIN K C, et al. Worsening pain after a snakebite. Wilderness Environ Med, 2021, 32(3): 381 – 382.

19. SEIDEL D, DIEDRICH S, HERRLE F, et al. Negative pressure wound therapy vs conventional wound treatment in subcutaneous abdominal wound healing impairment: The SAWHI randomized clinical trial. JAMA Surg, 2020, 155(6): 469 – 478.

20. ÄLGÅ A, HAWEIZY R, BASHAIREH K, et al. Negative pressure wound therapy versus standard treatment in patients with acute conflict-related extremity wounds: a pragmatic, multisite, randomised controlled trial. Lancet Glob Health, 2020, 8(3): e423 – e429.

21. COSTA M L, ACHTEN J, KNIGHT R, et al. WHIST trial collaborators. Effect of incisional negative pressure wound therapy vs standard wound dressing on deep surgical site infection after surgery for lower limb fractures associated with major trauma: The WHIST randomized clinical trial. JAMA, 2020, 323(6): 519 – 526.

22. COSTA M L, ACHTEN J, BRUCE J, et al. UK WOLLF collaboration. Effect of negative pressure wound therapy vs standard wound management on 12-month disability among adults with severe open fracture of the lower limb: The WOLLF randomized clinical trial. JAMA, 2018, 319(22): 2280 – 2288.

23. KIM K J, MIN J H, YOO I, et al. Negative pressure wound therapy for skin necrosis prevention after snakebite in the emergency department: A retrospective cohort study. Medicine (Baltimore), 2021, 100 (3): e24290.

24. ZENG F, CHEN C, CHEN X, et al. Small incisions combined with negative-pressure wound therapy for treatment of protobothrops mucrosquamatus bite envenomation: A new treatment strategy. Med Sci Monit, 2019, 25: 4495 – 4502.

25. ROTH B, SHARMA K, ONISKO N, et al. Prospective evaluation of pain, swelling, and disability from copperhead envenomation. Clin Toxicol (Phila), 2016, 54(3): 271 – 276.

26. PHAM H X, MULLINS M E. Safety of nonsteroidal anti-inflammatory drugs in copperhead snakebite patients. Clin Toxicol (Phila), 2018, 56(11): 1121 – 1127.

27. 曾林生, 曾仲意, 刘禹翔, 等. 阿是穴针刺放血治疗蛇伤局部肿痛临床疗效观察(英文). 世界针灸杂志(英文版), 2021, 31(3): 197 – 201.

28. RAINER P P, KAUFMANN P, SMOLLE-JUETTNER F M, et al. Case report: Hyperbaric oxygen in the treatment of puff adder (Bitis arietans) bite. Undersea Hyperb Med, 2010, 37(6): 395 – 398.

29. GOLD B S, BARISH R A, DART R C, et al. Resolution of compartment syndrome after rattlesnake envenomation utilizing non-invasive measures. J Emerg Med, 2003, 24(3): 285 – 288.

30. ZANON V, MORRI A, LONATI D, et al. HBO_2 in snake envenomation (atrox albinus rattlesnake): a case report in a human. Undersea Hyperb Med, 2016, 43(4): 473 – 476.

31. HOCHEDEZ P, THOMAS L, MEHDAOUI H. Hyperbaric oxygen therapy after Bothrops lanceolatus snake bites in Martinique: a brief report. Undersea Hyperb Med, 2010, 37(6): 399 – 403.

32. STOLPE M R, NORRIS R L, CHISHOLM C D, et al. Preliminary observations on the effects of hyperbaric oxygen therapy on western diamondback rattlesnake (Crotalus atrox) venom poisoning in the rabbit model. Ann Emerg Med, 1989, 18(8): 871 – 874.

33. KELLY J J, SADEGHANI K, GOTTLIEB S F, et al. Reduction of rattlesnake-venom-induced myonecrosis in mice by hyperbaric oxygen therapy. J Emerg Med, 1991, 9(1/2): 1 - 7.

34. LI M, XIE Z H, YU A Y, et al. Increased efficacy of antivenom combined with hyperbaric oxygen on deinagkistrodon acutus envenomation in adult rats. Chin Med J (Engl), 2018, 131(3): 323 - 329.

35. 刘梦龙, 王海燕, 周馨, 等. 高压氧联合负压创面治疗技术对早期蝮蛇咬伤的疗效观察. 遵义医科大学学报, 2022, 45(3): 383 - 386.

36. GIRI S, TAYE S J, SHYAM R, et al. Recurrent neurotoxicity in Naja kaouthia envenomation: A case report from Assam, India. Toxicon, 2023, 222: 106990.

37. KARTHIKA I K, SATAPATHY A K. Neurotoxic snake envenomation: Neostigmine-induced paradoxical weakness. Indian J Pediatr, 2021, 88(4): 406.

38. ALFAIFI M S, ALOTAIBI A E, ALQAHTANI S A, et al. Cobra snakebite mimicking brain death treated with a novel combination of polyvalent snake antivenom and anticholinesterase. Am J Emerg Med, 2020, 38 (11): 2490. e5, e7.

39. FAIZ M A, AHSAN M F, GHOSE A, et al. Bites by the monocled cobra, naja kaouthia, in chittagong division, bangladesh: Epidemiology, clinical features of envenoming and management of 70 identified cases. Am J Trop Med Hyg, 2017, 96(4): 876 - 884.

40. BUCARETCHI F, HYSLOP S, VIEIRA R J, et al. Bites by coral snakes (Micrurus spp.) in Campinas, State of São Paulo, Southeastern Brazil. Rev Inst Med Trop Sao Paulo, 2006, 48(3): 141 - 145.

41. BUCARETCHI F, CAPITANI E M, VIEIRA R J, et al. Coral snake bites (Micrurus spp.) in Brazil: a review of literature reports. Clin Toxicol (Phila), 2016, 54(3): 222 - 234.

42. SENTHILKUMARAN S, SALIM A, ALMEIDA J R, et al. The Effectiveness of Antibiotics in Managing Bacterial Infections on Bite Sites following Snakebite Envenomation. Toxins (Basel), 2023, 15(3): 190.

43. LAM K K, CROW P, NG K H, et al. A cross-sectional survey of snake oral bacterial flora from Hong Kong, SAR, China. Emerg Med J, 2011, 28(2): 107 - 114.

44. SHAIKH I K, DIXIT P P, PAWADE B S, et al. Assessment of cultivable oral bacterial flora from important venomous snakes of india and their antibiotic susceptibilities. Curr Microbiol, 2017, 74(11): 1278 - 1286.

45. HU S, LOU Z, SHEN Y, et al. Bacteriological studies of venomous snakebite wounds in Hangzhou, Southeast China. Am J Trop Med Hyg, 2022, 107(4): 925 - 929.

46. LIN C C, CHEN Y C, GOH Z N L, et al. Wound infections of snakebites from the venomous protobothrops mucrosquamatus and viridovipera stejnegeri in Taiwan: Bacteriology, antibiotic susceptibility, and predicting the need for antibiotics-a BITE study. Toxins (Basel), 2020, 12(9): 575.

47. YEH H, GAO S Y, LIN C C. Wound Infections from Taiwan cobra (Naja atra) bites: Determining bacteriology, antibiotic susceptibility, and the use of antibiotics-a cobra BITE study. Toxins (Basel), 2021, 13(3): 183.

48. KERRIGAN K R, MERTZ B L, NELSON S J, et al. Antibiotic prophylaxis for pit viper envenomation: prospective, controlled trial. World J Surg, 1997, 21(4): 369 - 372.

49. SACHETT J A G, DA SILVA I M, ALVES E C, et al. Poor efficacy of preemptive amoxicillin clavulanate for preventing secondary infection from Bothrops snakebites in the Brazilian Amazon: A randomized controlled clinical trial. PLoS Negl Trop Dis, 2017, 11(7): e0005745.

50. 张炜. 成人破伤风急诊预防及诊疗专家共识. 临床急诊杂志, 2018, 19(12): 801 - 811.

51. HABIB A G. Tetanus complicating snakebite in northern Nigeria: clinical presentation and public health implications. Acta Trop, 2003, 85(1): 87 - 91.

52. SUANKRATAY C, WILDE H, NUNTHAPISUD P, et al. Tetanus after white-lipped green pit viper (Trimeresurus albolabris) bite. Wilderness Environ Med, 2002, 13(4): 256 - 261.

53. EHUI E, KRA O, OUATTARA I, et al. Tétanos généralisé compliquant un traitement traditionnel instauré après une morsure de serpent [Generalized tetanus complicating a traditional medicine applied for snakebite]. Bull Soc Pathol Exot, 2007, 100(3): 184 - 185.

54. BRANDEKER E, HILLSTRÖM A, HANÅS S, et al. The effect of a single dose of prednisolone in dogs envenomated by Vipera berus—a randomized, double-blind, placebo-controlled clinical trial. BMC Vet Res, 2015, 11: 44.

55. NUCHPRAYOON I, PONGPAN C, SRIPAIBOONKIJ N. The role of prednisolone in reducing limb oedema in children bitten by green pit vipers: a randomized, controlled trial. Ann Trop Med Parasitol, 2008, 102 (7): 643 - 649.

56. KULARATNE S A, WEERAKOON K, SILVA A, et al. Efficacy of intravenous hydrocortisone administered 2-4 h prior to antivenom as prophylaxis against adverse drug reactions to snake antivenom in Sri Lanka: An open labelled randomized controlled trial. Toxicon, 2016, 120: 159 - 165.

57. CHANG K C, HUANG Y K, CHEN Y W, et al. Venom ophthalmia and ocular complications caused by snake venom. Toxins (Basel), 2020, 12(9): 576.

58. PITTMAN H J. A 49-year-old male private snake keeper with venom-spit ophthalmia. J Emerg Nurs, 2019, 45(6): 712 - 714.

59. CHU E R, WEINSTEIN S A, WHITE J, et al. Venom ophthalmia caused by venoms of spitting elapid and other snakes: Report of ten cases with review of epidemiology, clinical features, pathophysiology and management. Toxicon, 2010, 56(3): 259 - 272.

60. TSAI T H, LIN C C, MAO Y C, et al. Naja atra venom-spit ophthalmia in Taiwan: An epidemiological survey from 1990 to 2016. J Chin Med Assoc, 2020, 83(1): 77 - 83.

61. FUNG H T, LAM K K, WONG O F, et al. Local antivenom treatment for ophthalmic injuries caused by a Naja atra. J Med Toxicol, 2010, 6(2): 147 - 149.

62. SILVA A, JOHNSTON C, KURUPPU S, et al. Clinical and pharmacological investigation of myotoxicity in Sri Lankan Russell's viper (Daboia russelii) envenoming. PLoS Negl Trop Dis, 2016, 10(12): e0005172.

63. ALFRED S, BATES D, WHITE J, et al. Acute kidney injury following Eastern Russell's viper (Daboia siamensis) snakebite in myanmar. Kidney Int Rep, 2019, 4(9): 1337 - 1341.

64. SILVA A, MADUWAGE K, SEDGWICK M, et al. Neurotoxicity in Russell's viper (Daboia russelii) envenoming in Sri Lanka: a clinical and neurophysiological study. Clin Toxicol (Phila), 2016, 54(5): 411 - 419.

65. ISBISTER G K, BUCKLEY N A, PAGE C B, et al. ASP investigators. A randomized controlled trial of fresh frozen plasma for treating venom-induced consumption coagulopathy in cases of Australian snakebite (ASP-18). J Thromb Haemost, 2013, 11(7): 1310 - 1318.

66. ISBISTER G K, JAYAMANNE S, MOHAMED F, et al. A randomized controlled trial of fresh frozen plasma for coagulopathy in Russell's viper (Daboia russelii) envenoming. J Thromb Haemost, 2017, 15 (4): 645 - 654.

67. ZENG L, LIANG Q, LIANG Z, et al. Effectiveness of clotting factor replacement therapy after antivenom treatment on coagulopathic envenomation following green pit viper bites: a retrospective observational study. BMC Emerg Med, 2022, 22(1): 9.

68. JEON Y J, KIM J W, PARK S, et al. Risk factor, monitoring, and treatment for snakebite induced coagulopathy: a multicenter retrospective study. Acute Crit Care, 2019, 34(4): 269 – 275.

69. ZENGIN S, YILMAZ M, AL B, et al. Plasma exchange as a complementary approach to snake bite treatment: an academic emergency department's experiences. Transfus Apher Sci, 2013, 49(3): 494 – 498.

70. RATHNAYAKA R M M K N, NISHANTHI RANATHUNGA P E A, KULARATNE S A M, et al. Therapeutic plasma exchange for venom-induced thrombotic microangiopathy following hump-nosed pit viper (genus: hypnale) bites: A prospective observational study. Wilderness Environ Med, 2022, 33(4): 386 – 398.

71. WIJEWICKRAMA E S, GOONERATNE L V, GNANATHASAN A, et al. Thrombotic microangiopathy and acute kidney injury following Sri Lankan Daboia russelii and Hypnale species envenoming. Clin Toxicol (Phila), 2020, 58(10): 997 – 1003.

72. NOUTSOS T, CURRIE B J, LEK R A, et al. Snakebite associated thrombotic microangiopathy: a systematic review of clinical features, outcomes, and evidence for interventions including plasmapheresis. PLoS Negl Trop Dis, 2020, 14(12): e0008936.

73. CONNELLY-SMITH L, ALQUIST C R, AQUI N A, et al. Guidelines on the use of therapeutic apheresis in clinical practice-evidence-based approach from the writing committee of the American Society for apheresis: The ninth special issue. J Clin Apher, 2023, 38(2): 77 – 278.

　　毒蛇咬伤最关键最有效的治疗药物是抗蛇毒血清，而且其的确挽救了无数生命，避免或减少了不计其数的残疾发生，而多克隆抗体或来自超免疫动物（如马或绵羊等）血浆的抗体片段是抗蛇毒血清的有效成分。尽管如此，异源性抗体［如 IgG、F(ab)₂ 和 Fab］无法消除局部组织损伤，具有免疫原性的固有风险，且某些抗蛇毒血清产品的纯化程序不足，导致抗蛇毒血清不良反应（如过敏反应和变应原反应等）时有发生，部分国家抗蛇毒血清不良反应的发生率甚至高达 50% 或以上，这也是异源性抗体的必然现象。种间和毒素成分的差异性导致部分抗蛇毒血清疗效欠佳、可能对远端组织中的毒素中和不足、生产成本高和不太友好的价格、运输和存贮要求高、部分地区抗蛇毒血清的生产不足和有限供应、低免疫原性相关毒素的低滴度（即无法产生抗体或刺激产生的抗体水平较低）、抗蛇毒血清无法对抗所有毒蛇的毒性、抗蛇毒血清使用条件苛刻（肌注效果差）、需要做皮试导致无法立即用药且有过敏风险、部分抗蛇毒血清可能存在蛋白沉淀从而降低抗效价并可能增加不良反应风险，更加突出了临床上对改善治疗特性的期许和对新型抗蛇毒血清或其制剂的渴求。新一代毒蛇咬伤的抗毒治疗可能不一定只基于某一种抗毒素形式（如抗体或小分子抑制剂），而可能包含不同模式混合物的复合产品，以确保毒素中和的广度能跨越多种不同的蛇毒。

　　科技的发展及其向医疗领域的迈进，尤其是基于重组 DNA 和蛋白质工程技术的抗体工程的展露、高通量筛选平台的创建、毒液组学的兴起和高密度肽微阵列技术在抗蛇毒血清抗体副位识别的应用等，加深和拓展了研究人员和临床医生对毒素和抗体的认识及理解，多种新型抗蛇毒制剂逐渐步入人们的视野。目前正在研发的新一代抗蛇毒血清包含了一系列不同的模式，包括单克隆抗体和抗体片段、纳米体、小分子抑制剂、适配体和肽、金属离子螯合剂和使用合成免疫原制造的抗蛇毒血清等。因为其仍然来源于动物多克隆抗体，与传统抗蛇毒血清没有根本区别，但其模式的组成和制造完全不同。纵使下一代抗蛇毒血清的制造本身并不依赖于毒液，但抗蛇毒血清的配方和剂量高度依赖对所指向蛇种的毒液组成和毒性的了解。新型抗蛇毒制剂或可扬长避短，在促进或改善传统抗蛇毒血清的疗效方面可能发挥重要的辅助作用，在降低自身免疫原性、增强稳定性等方面可弥补传统抗蛇毒血清覆盖面的不足，提高抗毒强度，进而大大改善临床蛇咬伤的救治成功率，避免不良反应的发生，减少致死、致残率。

一、单克隆抗体

单克隆抗体已在临床上被广泛使用，典型的抗蛇毒血清抗体的 IgG 结构是由两个相同的重链（H）和两个相同的轻链（L）组成。H 链由三个恒定结构域（CH1、CH2 和 CH3）和一个可变结构（VH），VH 与 CH1 相连；L 链由一个恒定结构（CL）和一个可变结构（VL）组成（图 13 – 1A 不同颜色和节段分别为恒定或可变结构域）。单克隆抗体是对抗原或表位具有高度特异性（单特异性）的免疫球蛋白，其作用与我们体内抗体相仿。其始于 20 世纪 90 年代，目前已被广泛用于临床疾病的治疗，其通常源于 IgG 抗体或其片段的克隆扩增而来，也是实验室制造的蛋白质，具有与第一代抗蛇毒血清（多克隆 IgG）相似的生物分布效应。单克隆抗体可以不经纯化或纯化后使用，针对性强，特异性高，几乎 100% 针对特定抗原，有较强的稳定性和可靠的安全性，一般无交叉反应。

由于毒蛇咬伤后中毒往往起病急，患者体内存在大量分子结构复杂的毒素须中和，需要在短时间内进行治疗，且大多数患者来自热带贫困地区，产品运送和保存条件不健全，所以对抗体的稳定性和安全性要求较高。目前有多种形式的抗体有望被用于治疗或对抗毒素，但不同抗体形式有不同的优缺点（表 13 – 1）。更重要的是，所选择的抗体形式应与人体免疫系统兼容，即安全性好，应很容易地被开发且能够中和不同毒素家族，且制造成本低廉，并有较高的毒素结合亲和力，这对单克隆抗体提出了极高的挑战，其临床应用尚需更进步研究和论证。

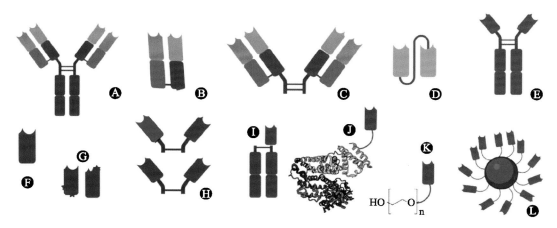

A. 完整免疫球蛋白 G（IgG）结构（2 个重链加 2 个轻链）；B. Fab 片段抗体；C. F(ab)₂ 片段抗体；D. 单链可变片段（scFv）单克隆抗体；E. 骆驼重链抗体（HCAbs）；F. 纳米抗体；G. 改善亲和力和稳定性的点突变策略抗体；H. 二价和双特异性 VHHs；I. 与人 Fc 结合改善短半衰期的 VHH；J. 与白蛋白结合改善 VHH 的短半衰期；K. 聚乙二醇化改良短半衰期的 VHH；L. 基于 VHH 构建的纳米颗粒（G ~ L 是用于血清治疗的工程 VHH）。

图 13 – 1　蛇咬伤治疗的常规和工程单克隆抗体

［资料来源：FERNANDES C F C，PEREIRA S S，LUIZ M B，et al. Engineering of single-domain antibodies for next-generation snakebite antivenoms. Int J Biol Macromol，2021，185：240 – 250.］

表 13-1　不同形式抗体的优缺点

抗体形式	优点	缺点
动物源性抗体	有较好的体内亲和力，可制造	有免疫原性，生产成本中等
人 IgG	安全，可制造，半衰期长，为临床较成功的形式	生产成本中等
人 F(ab)$_2$	安全，半衰期中等	不适合重组表达，制造成本较高
人 Fab	安全，可制造，为临床成功的形式	制造成本中等，半衰期短
人 scFv	易发现，生产成本低，组织分布或穿透性强	易发生聚集和聚合，分子量低（约为 25 kDa），肾清除率高（使用后 1 小时清除超 50%），半衰期短
人 VH	易发现，生产成本极低，组织穿透力强	半衰期短
骆驼 VHH	易发现，体内亲和力较好，生产成本很低，组织穿透性强，稳定性好，结构和功能与 Fab 相同	半衰期短，与人类兼容性欠佳
双特异性 IgG	针对不同毒素所需的不同抗体克隆数量较少	制造复杂，产量低，中和所需的总抗体量相同
双/多特异性 VH 和 VHH	针对不同毒素所需的不同抗体克隆数量较少	中和所需的抗体总量相同，半衰期短
抗体样支架	生产成本很低，组织穿透性好	实现高亲和力更难，可能存在知识产权问题

资料来源：HAMZA M，KNUDSEN C，GNANATHASAN C A，et al. Clinical management of snakebite envenoming：Future perspectives. Toxicon X，2021，11：100079.

二、寡克隆抗体

近几十年中，开发用于治疗各种疾病的人类治疗性生物抗体制剂已逐渐成主流，人类抗体及其片段可用于多种急慢性疾病治疗，这些应用进而促进了生产高质量人抗体技术的改进。制造一种对大多数或所有毒蛇咬伤所需的高质量、有效的生物合成寡克隆抗体（biosynthetic oligoclonal antibodies，BOA），成为必然需求。对于一定数量的特定蛇毒，BOA 可能含有 20~40 种或更多种毒素中和抗体，但与马源性多聚体不同的是，这种 BOA 将选择重组人抗体的精确混合物，以期既提高疗效，又可避免抗蛇毒血清的不足。

与传统的马抗蛇毒血清相比，BOA 的潜在优点包括与人组织相容性好、富含中和抗体、可持续且重复生产、可定制具有理想药代动力学和药效学的抗体、安全性更高、可快速应用（无需皮试）、无不良反应、适合当地多种毒蛇咬伤、生产时无需收集毒蛇的毒液、可消除组织局部组织损伤、可预防性使用而无不良反应、价格亲民等。

基于人抗体寡克隆混合物的重组抗蛇毒血清，已被提出可作为当前抗蛇毒血清的具有成本竞争力的替代品，被称为寡克隆抗体。与单克隆抗体源自单一浆细胞株（即同一祖先分裂）不同，寡克隆抗体来源于多种细胞株。一项非洲的研究发现，当前治疗毒蛇咬伤的抗蛇毒血清费用平均约为 640 美元；寡克隆抗体基于工业化资料，治疗费用可能仅需 60～250 美元。因此，如果能获得相当的治疗效果，寡克隆抗体较目前使用的抗蛇毒血清有非常好的价格优势。寡克隆抗体可以提供更安全、更有效的疗效，它们与人体免疫系统完全相容，而且可能是抗蛇毒血清中只含有治疗价值的抗体，可以直接靶向蛇毒毒素，无其他任何成分。这方面，噬菌体展示已被确定为一种有前途的技术，并已经产生了许多针对蛇毒毒素的中和抗体片段。根据抗体与人类氨基酸序列结合量的不同，潜在的抗体分为异源（马、绵羊等）抗体、嵌合抗体、人源化抗体和完全人类抗体（图 13 - 2）。目前主要是异源抗体，尚没有针对任何多细胞生物毒素的全人源 IgG 抗体，更别说人源化的蛇毒抗体。

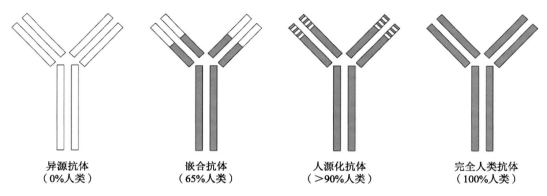

|异源抗体|嵌合抗体|人源化抗体|完全人类抗体|
|（0%人类）|（65%人类）|（＞90%人类）|（100%人类）|

图 13 - 2　四种潜在类型的抗体（抗体中所含有的
人氨基酸序列越多，免疫原性程度随之降低）

黑曼巴蛇是非洲大草原上最令人恐惧的毒蛇之一，其含有一种强效、快速作用的神经毒性毒液，该毒液主要由树毒素和α-神经毒素组成，是未经治疗受害者高死亡率的主要元凶。研究者通过毒理学和噬菌体展示技术相结合的方法，开发了实验性重组抗蛇毒血清。该重组抗蛇毒血清是一种完全人免疫球蛋白 G（IgG）单克隆抗体混合物，能够在啮齿类动物模型中中和树眼镜蛇毒素介导的黑曼巴蛇全毒液的神经毒性。结果表明，完全人 IgG 单克隆抗体混合物可用于中和动物毒素，而人 IgG 寡克隆混合物也首次被用于实验性毒蛇咬伤中。

三、小分子抑制剂

小分子抑制剂主要针对特定蛇毒成分，如磷脂酶抑制剂、金属蛋白酶抑制剂、丝氨酸蛋白酶抑制剂等，可与抗蛇毒血清或人类寡克隆抗体联合使用。与抗蛇毒血清相比，小分子抑制剂有多种潜在优点，例如：①使用方便，可在毒蛇咬伤现场口服用药（如甲基伐瑞他迪），缩短治疗时间窗；②可快速且有效穿透组织，分布范围广，提高疗效；

③热稳定，安全性高，不良反应少；④经济性更佳等；不足之处是其半衰期短。因此，小分子抑制剂是抗蛇毒血清非常有希望的辅助治疗措施，有望作为毒蛇咬伤后院前初始治疗药物。有研究估计，50%～75%的毒蛇咬伤死亡发生在受害者到达医院进行抗蛇毒血清治疗之前（院前），迫切需要新的干预措施来解决在毒蛇咬伤和医院救治之间的时间窗内的治疗。未来可期的小分子抑制剂或小分子治疗，或许可以在毒蛇咬伤后至院前的第一时间作为初始用药，对降低毒蛇咬伤死亡有重要意义。

1. 磷脂酶 A_2 抑制剂

蛇毒中含有磷脂酶 A_2（PLA_2）、金属蛋白酶、丝氨酸蛋白酶、α 毒素和其他数量较少或不常见毒素。PLA_2 是多成员的蛋白质超家族，蛇毒中所含的 PLA_2 是分泌型（$sPLA_2$）。$sPLA_2$ 通常被认为是蛇毒中酶活性最高的成分之一，95% 以上的毒蛇都有其存在，其在毒蛇的捕猎和防御等方面起着重要作用。眼镜蛇科和蝰蛇科毒蛇均含有 $sPLA_2$，平均含量各占 27% 和 21% 左右。

蛇毒 $sPLA_2$ 表现出广泛的药理毒性，包括神经毒性、血液毒性和细胞毒性，可影响肌肉、心脏、肾脏、内环境稳定，产生水肿等效应，其被认为是某些蛇毒咬伤抗蛇毒血清耐受或低效副特异性的生物学基础。蛇毒 $sPLA_2$ 有强大的酶活性和循环扩散到间质空间的能力，甚至看似低 $sPLA_2$ 含量的毒液也可能具有剧毒。其神经毒性可阻断脊椎动物骨骼肌神经递质的传递，引起急性神经肌肉无力和麻痹效应，可导致呼吸抑制甚至停止；其血液毒性表现出为溶血、抗凝和蛇毒消耗性凝血病，产生出血、贫血、低氧、急性肾损伤和严重且难以调节的凝血功能障碍。$sPLA_2$ 还可以诱发骨骼肌严重肿胀和急性坏死（肌坏死），导致永久性组织丢失或截肢，且可诱导肌红蛋白尿、溶血和血小板聚集或抑制活性等中毒表现。$sPLA_2$ 被认为是早期药物干预重要的潜在靶标，阻断或抑制 $sPLA_2$ 的效应被认为是抗蛇毒血清的辅助手段。小分子 $sPLA_2$ 抑制剂伐瑞拉迪（varespladib，LY315920）的发现，给毒蛇咬伤的有效治疗带来新的希望。

伐瑞拉迪是一种合成的小分子化合物，作用广泛，能有效抑制蛇毒 $sPLA_2$，最初被设计用于抑制非蛇毒 $sPLA_2$ 亚型的炎症效应。目前已有近 30 项临床研究评估了其安全性、药代动力学和非蛇伤相关性中毒，并已完成 Ⅰ～Ⅲ 期临床研究，有超过 4600 人试用；还有多项研究评估了伐瑞拉迪和甲基伐瑞拉迪治疗溃疡性结肠炎、类风湿性关节炎、哮喘、脓毒症、急性冠脉综合征等的有效性；该药的不良反应与安慰剂相当，无明显过敏反应。鉴于蛇毒中 PLA_2 含量丰富，研究者探索伐瑞拉迪及其口服生物活性前药甲基伐瑞拉迪（LY333013）在毒蛇咬伤治疗中潜在的用途，发现其可能抑制各种蛇毒中磷脂酶的活性。Lewin 等使用伐瑞拉迪及其口服生物活性前药甲基伐瑞拉迪对蛇毒进行体外研究，发现它们在纳摩尔和皮摩尔浓度下，对源自六大洲的 28 种医学上重要毒蛇表现出高水平的 $sPLA_2$ 的抑制活性（表 13 - 2），显示它们对蝰蛇科和眼镜蛇科不同蛇种的毒液 $sPLA_2$ 均有抑制能力，抑制毒液谱广，所需的抑制剂浓度非常低，抑制效力强，且可以口服。

表 13 - 2　伐瑞拉迪和甲基伐瑞拉迪对缘自六大洲的 28 种医学上重要毒蛇的毒液抑制效率

不同蛇种毒液	区域	伐瑞拉迪 IC$_{50}$*/μM	甲基伐瑞拉迪 IC$_{50}$/μM
南棘蛇/死亡蛇	澳大利亚/PNG	0.0006	未测
日本蝮短尾亚种	日本	0.0005	0.04
铜头蛇/铜头蝮	北美	0.0002	未测
棉口蝮	北美	0.0003	未测
加蓬咝蝰	非洲	0.0003	未测
三色矛头蝮	南美	0.0001	未测
美洲矛头蝮	南美	0.0002	未测
青环蛇/印度环蛇	印度	0.0001	0.02
金环蛇	印度	0.00003	0.01
红口蝮/马来亚蝮蛇	东南亚	0.002	未测
东部菱斑响尾蛇	北美	0.0002	0.02
西部菱斑响尾蛇	北美	0.0003	0.04
南美响尾蛇	南美	0.005	0.26
莫哈韦响尾蛇	北美	0.002	0.21
黑曼巴蛇	非洲	0.00003	0.02
锯鳞蝰蛇	印度/巴基斯坦	0.00006	0.009
半环扁尾海蛇	太平洋	0.00006	0.02
黄金珊瑚蛇	北美	0.001	0.08
中华眼镜蛇/舟山眼镜蛇	中国/中国台湾	0.0008	0.01
孟加拉眼镜蛇	印度/亚洲	0.00005	0.02
印度眼镜蛇	印度	0.001	0.02
虎蛇	澳大利亚	0.00006	0.03
眼镜王蛇	印度/亚洲	0.003	0.001
海岸太攀蛇	澳大利亚/PNG	0.001	0.01
棕伊澳蛇	澳大利亚	0.003	0.09
竹叶青蛇	东南亚	0.0007	未测
极北蝰	欧洲/亚洲	0.00002	0.03
拉塞尔蝰蛇	印度/亚洲	0.0006	0.02

注：PNG，巴布亚新几内亚；IC$_{50}$，半抑制浓度（被抑制一半时抑制剂的浓度）。

至今已有超过 30 项伐瑞拉迪用于不同毒蛇咬伤的临床前期研究，实验对象包括小鼠、大鼠、猪和人血。中国台湾蛇毒蛋白质组检测该地原矛头蝮蛇毒液中 PLA$_2$ 含量，发现其占总蛋白量的 15.9%，伐瑞拉迪可有效抑制原矛头蝮蛇毒液 PLA$_2$ 活性，而且能延缓毒液在啮齿类动物（小鼠）模型中诱导的死亡；研究也发现，其对蛇毒诱发模型动物的局部出血控制作用有限。研究证实，黑颈喷毒眼镜蛇毒会引起显著的抗凝活性，尽管三指毒素是其主要毒素成分，但这种抗凝活性是由 PLA_2 引起的，而小分子 PLA_2 抑制剂伐瑞拉迪可抑制该蛇粗毒和纳米分离毒素后的 PLA_2 活性，进而可以改善其抗凝功能。一项针对中国地区泰国圆斑蛇毒的体外研究显示，虽然小分子抑制剂伐瑞拉迪不太可能取代抗蛇毒血清的使用，但可用于短期、即时治疗，以延缓毒液毒性的发作，并在疗效减弱之前增加抗蛇毒血清给药的机会窗口。

虎蛇、南美响尾蛇、银环蛇和太攀蛇均有强大的突触前神经毒素 PLA_2，只是在各种蛇中的含量不同。一项针对这四种毒蛇的小鼠动物研究发现，给不同小鼠皮下分别注射超剂量毒素后，立即静脉伐瑞他迪或口服甲基伐瑞拉迪，并在其后不同时间段追加给药。结果发现，单独接受毒液而未给药的对照组小鼠在注射毒液后 3 小时内死亡；注射了太攀蛇毒液并用伐瑞他迪或甲基伐瑞他迪处理的小鼠在 24 小时观察期内存活，而接受了南美响尾蛇和银环蛇毒液的小鼠在单剂量伐瑞拉迪治疗的 3 小时或 6 小时内存活，但存活时间未超过 24 小时；而注射了虎蛇毒液的小鼠也在 3 小时内死亡，与对照动物相似。这提示伐瑞拉迪及其前体甲基伐瑞他迪均可以逆转南美响尾蛇、银环蛇和太攀蛇毒液的严重神经麻痹表现，且均可有效消除或延缓由某些毒液诱导的神经毒性表现，但其神经毒性主要取决于 PLA_2 的突触前作用。这证明伐瑞他迪及其前体甲基伐瑞他迪在减轻动物中毒模型中某些引起神经毒性眼镜蛇对生命威胁作用方面非常有效，而且这两药口服生物利用度较高，静脉注射的半衰期约为 5 小时，但其确切疗效需要更多研究论证。另外，伐瑞他迪及其前体甲基伐瑞他迪在急性冠脉综合征 I、II 期试验中也显示有良好的耐受性。

目前研究证实，伐瑞拉迪对毒蛇咬伤患者具有以下潜在作用：①抑制多种毒蛇毒液中 sPLA$_2$ 的活性；②在体外和体内均可阻断 sPLA$_2$ 的活性；③在整个中毒过程中均能提供治疗益处；④保护或逆转毒液 sPLA$_2$ 引起的神经损伤；⑤抗凝血型 sPLA$_2$ 导致的不凝血或 sPLA$_2$ 驱动的消耗性凝血病；⑥与抗蛇毒血清联用对多种毒性有协同作用。现有研究结果提示，伐瑞拉迪是一种非常有临床应用前景的小分子抗蛇毒药物。

正在进行的 BRAVO 试验（广谱快速解毒剂 – 口服伐瑞拉迪治疗蛇咬伤），是多中心、随机、双盲、安慰剂对照的 II 期研究。该研究是一项跨越美国到印度的全球性大型研究，纳入 16 个地区的蝰蛇科（含蝰亚科及腹亚科）和眼镜蛇科毒蛇；研究在标准抗蛇毒血清治疗（标准治疗）基础上分为 2 大组，即使用伐瑞拉迪的口服制剂甲基伐瑞拉迪加标准抗蛇毒血清治疗和安慰剂加标准治疗，治疗 5 岁及以上人群的毒蛇咬伤，旨在评估伐瑞拉迪的安全性、耐受性和有效性，目前该研究仍在进行中，相信其对伐瑞拉迪的临床安全性、有效性和耐受性有较为客观可信的结论。

2. 蛋白酶抑制剂

蛇毒蛋白酶主要有金属蛋白酶（SVMP）和丝氨酸蛋白酶（SVSP）。SVMP 是蝰蛇科毒蛇含量最丰富的毒素，是一种锌离子依赖性内肽酶，分子量在 $20 \sim 100$ kDa，其主要生物活性是局部组织损坏，可产生局部和全身性出血，蛋白水解酶可介导降解毛细血管外层基质蛋白（如IV型胶原、巢蛋白、层黏连蛋白等），其还能引起肌肉毒性、局部炎症、水肿和水疱。这种效应起效迅速，在抗蛇毒血清来不及使用或中和前就已经发生。

（1）金属蛋白酶抑制剂　蛇毒金属蛋白酶抑制剂主要有金属螯合剂〔如2,3-二巯基-1丙磺酸（DMPS）及二巯丙醇〕和拟肽异羟肟酸抑制剂（如马立马司他及巴马司他）两类。金属螯合剂减少了SVMP生物活性所需的Zn^{2+}可用量，而拟肽异羟肟酸抑制剂可直接结合金属蛋白酶催化核心中存在的Zn^{2+}离子，从而抑制SVMP的活性。一种合成的羟肟酸肽拟似物有望抑制SVMP，目前有希望的是SVMP抑制剂马立马司他和巴马司他。这两药最早研究目的是针对癌症基质金属蛋白酶（matrix metalloproteinase，MMP），后来发现其能中和三色矛头蝮蛇的蛇毒金属蛋白酶生物活性。马立马司他和巴马司他均是一种广谱金属蛋白酶抑制剂。马立马司他较巴马司他有许多潜在的临床优势，即溶解度更高、耐受性更好，且与肠外给药相比，口服生物利用度非常好。

三色矛头蝮蛇是中美洲地区最重要的毒蛇，该蛇的重要蛋白类毒素是蛇毒金属蛋白酶，其病理生理或毒性效应包括出血、肌坏死、水肿、水疱、补体活化、促凝和促进毒液扩散等。金属蛋白酶广谱抑制剂巴马司他可抑制三色矛头蝮蛇产生的致命效应，阻止局部组织呈损伤进展，阻断其出血和促凝效应，因此，被认为可以作为抗蛇毒血清的输助治疗措施，尤其适合三色矛头蝮蛇和其他蝮蛇咬伤患者。

Albulescu研究了尼日利亚锯鳞蝰蛇（非洲）、印度锯鳞蝰蛇（亚洲）、哥斯达黎加的三色矛头蝮蛇（美洲）和尼日利亚的鼓腹咝蝰四种毒蛇毒液的蛇毒金属蛋白酶，体外研究发现，马立马司他在150 μmol～150 nmol浓度范围均可中和这四种毒蛇SVMP的生物活性；巴马司他在低浓度（1.5 μmol～152 nmol）可达到马立马司他相同的效应。金属螯合剂通常在低至1.5 μmol（$IC_{50}=0.02～0.4$ μmol）时有效，并且需要15 μmol才能完全抑制SVMP活性（$IC_{50}=0.29～4.19$ μmol）。这提示两种拟肽抑制剂均可抑制非洲、亚洲和美洲毒液中SVMP的活性，并可取代金属螯合剂的SVMP抑制效应。

CP471474是一种广谱口服型基质金属蛋白酶抑制剂，具有含吡喃磺酰胺异羟肟酸酯结构的拟肽化合物，用于呼吸、循环等多个系统抑制基质蛋白酶。研究显示，CP471474可抑制矛头蝮蛇毒的I型SVMP，降低该毒素诱导的酶和出血活性及水肿形成；还能抑制矛头蝮蛇毒素SVMP的蛋白水解、出血和水肿活性；部分抑制（约25%）三色矛头蝮蛇和委内瑞拉响尾蛇SVMP的致命活性，但缺乏抑制三色矛头蝮蛇的肌肉毒性。分子动力学模拟表明，该化合物与酶的结合是通过异羟肟酸酯基团与锌辅因子之间的静电相互作用，以及化合物侧链与位于底物结合亚位点中的氨基酸的接触（主要是疏水的）介导的。这些结果表明，CP471474是一种有前途的化合物，可用以辅助中和蛇毒金属蛋白酶引起的局部组织损伤。

拟肽抑制剂和金属螯合剂均可拮抗SVMP的促凝活性。研究发现，金属螯合剂DMPS可有效中和亚洲和非洲锯鳞蝰、美洲三色矛头蝮蛇毒SVMP的促凝活性，但对圆斑蝰蛇毒（斯里兰卡）无效；二巯丙醇在抑制所有毒液（含圆斑蝰蛇毒）促凝活性方面优于DMPS；两种拟肽异羟肟酸抑制剂的促凝抑制活性相当，高剂量的马立马司他和巴马司他可完全中和圆斑蝰蛇毒液中的 SVMP，显示出强大的对抗 SVMP 促凝效应。

不同酶抑制剂联合使用可抑制不同毒素的促凝和抗凝毒性。马立马司他可有效中和圆斑蝰蛇毒液中 SVMP 相关性促凝活性，PLA_2 抑制剂伐瑞他迪在较高剂量（15 μmol 和 150 μmol）可抑制 PLA_2 抗凝活性，两者联合使用表明，合理设计的小分子毒素抑制剂混合物能够同时抑制蛇毒相关性促凝和抗凝活性。而伐瑞他迪和 CP471474 联合使用部分抑制了哥伦比亚三色矛头蝮蛇和委内瑞拉响尾蛇中毒（静脉注射）引起的致死、水肿形成和肌肉毒性作用。

DMPS 是一种 Zn^{2+} 螯合剂，是主要用于治疗重金属中毒的口服药物。最近体外研究发现，在临床前中和富含 Zn^{2+} 依赖性 SVMP 的锯鳞毒蛇毒液的局部和全身毒性方面特别有效。

（2）丝氨酸蛋白酶抑制剂　蛇毒丝氨酸蛋白酶（SVSP）是重要蛋白家族之一，除可促进毒蛇猎物消化外，还可产生多种局部和全身效应。其类凝血酶可裂解消耗纤维蛋白原，活化Ⅶ因子、X因子、凝血酶原和蛋白 C 等，还能促使抗凝血酶、纤溶蛋白酶、纤溶酶原激活从而发挥蛋白水解、影响血小板聚集、出血和促凝等活性。

丝氨酸蛋白酶抑制剂萘莫司他（nafamostat）作为抗凝药已被用于临床。最近研究发现，它可抑制蛇毒 SVSP 的活性，可以剂量依赖性方式广泛中和抑制亚洲和非洲锯鳞蝰、美洲三色矛头蝮蛇毒 SVMP 的活性，最高剂量（150 μmol 和 15 μmol）可完全抑制这些蛇毒中 SVSP 的活性。小鼠动物试验显示，丝氨酸蛋白酶抑制剂联合抗蛇毒血清治疗美洲矛头蝮蛇中毒，可提高抗蛇毒血清的凝血障碍中和能力，可能是由抑制矛头蝮蛇毒液中参与人体凝血激活或人体纤维蛋白原消耗的酶所致。

四、纳米抗体

骆驼科血清含有缺乏轻链的异常抗体，并且缺少重链的第一恒定结构域（CH1）。这类抗体被称为重链抗体（HCAb），其抗原结合片段包含在这些重链抗体的可变结构域（VHH）中，而 VHH 正是抗原结合片段，也被称为纳米抗体（Nb）。重组抗体技术的快速发展，使单克隆抗体和纳米抗体的生产非常成功，这些重组抗体片段在中毒受害者的毒素中和方面有巨大潜力。抗原结合纳米抗体与传统抗体相比具有多个优点，如对热、化学和酸碱度的稳定性高，在微生物宿主中易于产生，可溶性好（在水溶液中的溶解度增加），高特异性和亲和力，分子量小，分布容积相对较大，具有识别常规抗体无法识别的表位能力等，但半衰期较短。纵然每条毒蛇有多种不同的毒素成分，但针对这些毒素蛋白的抗体或纳米抗体可以降低蛇毒引起的发病和死亡率。

纳米技术的发展，在工业催化、制药、半导体、电池等领域具有广泛的应用范围。脂质体、金属纳米颗粒、纳米微滴和树枝状聚合物都是纳米颗粒的形式，为医药领域带来更多新的应用。纳米颗粒是胶体分散体，已被用于有生物活性的生物化合物的药物输送系统。基于纳米颗粒的技术注意效率和可持续性，代表了一种新的技术途径，可能促进开发抑制蛇毒成分活性的新疗法。有研究表明，基于植物合成的纳米颗粒，如金

（AuNPs）、银（AgNPs）、铜（CuNPs）、锌（ZnNPs）、铂（PtNPs）、铁（FeNPs）、镍（NiNPs）、钴（CoNPs）等，具有抗癌、抗菌、抗氧化、抗炎和抗病毒特性。负载毒液的纳米颗粒可调节蛋白质释放并激活免疫反应从而产生特异性抗体。

Silva 制备了具有高美洲矛头蝮蛇毒液蛋白的稳定、小分子球形颗粒，结果表明，美洲矛头蝮蛇毒液吸附在颗粒表面，在 6 周内保持稳定的胶体分散体，缓慢地释放蛋白质并遵循抛物线扩散释放动力学。体内研究表明，载有毒液的纳米颗粒能够产生类似于传统免疫佐剂氢氧化铝的免疫反应，提示已成功开发出的阳离子纳米颗粒（CNp），可作为生物活性分子的载体，并证明其是一种有前途的免疫佐剂。Baudou 等使用吸附美洲响尾蛇毒素 V 蛋白的硅纳米颗粒制成纳米毒素，研究发现该纳米毒素保留了毒素蛋白 V 的细胞毒素效应，提示开发纳米毒素可以用作生产特异性纳米抗蛇毒血清或免疫疗法的新途径。用金纳米粒子偶联的 2-羟基-4-甲氧基苯甲酸（GNP-HMBA）中和罗素蝰蛇毒素诱导的肾毒性、肌肉毒性和肝毒性小鼠的研究表明，GNP-HMBA 可以部分保护罗素蝰蛇毒素诱导的肝肾等组织损伤，提示该金纳米颗粒能够中和罗素蝰蛇毒素所致的肝毒性、肌毒性和肝毒性等。

Calderon 等开发了一组纳米体（来自骆驼重链抗体的重组单结构域抗原结合片段），用于对抗美洲矛头蝮蛇的出血和肌肉毒性成分。研究者用美洲矛头蝮蛇的完整毒液免疫骆马（南美大羊驼）后，构建了一个免疫库，通过噬菌体展示，从部分纯化的出血性和肌肉毒性蛋白中选择纳米体。针对出血蛋白和肌毒蛋白，经生物筛选，分别获得了 18 个和 8 个不同的纳米体。小鼠体内试验表明，5 个纳米体抑制了蛋白质的出血活性，3 个纳米体中和了整个美洲矛头蝮蛇毒液的出血活性，而 4 个纳米体抑制了肌肉毒性蛋白。使用抗出血和抗肌肉毒性纳米体的混合物，中和了由完整毒液引起的局部组织出血和肌肉坏死，但未能阻止毒液的致命性。这表明这些纳米体在中和毒液的重要病理学方面的有用性和有效性，突出了它们作为创新治疗剂的潜力，有助于对抗在南美洲造成许多人员伤亡的矛头蝮蛇毒性。

（赖荣德）

参考文献

1. KNUDSEN C, LEDSGAARD L, DEHLI R I, et al. Engineering and design considerations for next-generation snakebite antivenoms. Toxicon, 2019, 167: 67-75.

2. FERNANDES C F C, PEREIRA S S, LUIZ M B, et al. Engineering of single-domain antibodies for next-generation snakebite antivenoms. Int J Biol Macromol, 2021, 185: 240-250.

3. KINCH M S, KRAFT Z, SCHWARTZ T. Monoclonal antibodies: Trends in therapeutic success and commercial focus. Drug Discov Today, 2023, 28(1): 103415.

4. HAMZA M, KNUDSEN C, GNANATHASAN C A, et al. Clinical management of snakebite envenoming: Future perspectives. Toxicon X, 2021, 11: 100079.

5. KINI R M, SIDHU S S, LAUSTSEN A H. Biosynthetic Oligoclonal Antivenom (BOA) for snakebite and next-generation treatments for snakebite victims. Toxins (Basel), 2018, 10(12): 534.

6. LAUSTSEN A H, JOHANSEN K H, ENGMARK M, et al. Recombinant snakebite antivenoms: A cost-competitive solution to a neglected tropical disease? PLoS Negl Trop Dis, 2017, 11(2): e0005361.

7. LAUSTSEN A H, ENGMARK M, MILBO C, et al. From fangs to pharmacology: the future of snakebite envenoming therapy. Curr Pharm Des, 2016, 22(34): 5270－5293.

8. LAUSTSEN A H, KARATT-VELLATT A, MASTERS E W, et al. In vivo neutralization of dendrotoxin-mediated neurotoxicity of black mamba venom by oligoclonal human IgG antibodies. Nat Commun, 2018, 9 (1): 3928.

9. BULFONE T C, SAMUEL S P, BICKLER P E, et al. Developing small molecule therapeutics for the initial and adjunctive treatment of snakebite. J Trop Med, 2018, 2018: 4320175.

10. LEWIN M, SAMUEL S, MERKEL J, et al. Varespladib (LY315920) appears to be a potent, broad-spectrum, inhibitor of snake venom phospholipase A2 and a possible pre-referral treatment for envenomation. Toxins (Basel), 2016, 8(9): 248.

11. LIU C C, WU C J, HSIAO Y C, et al. Snake venom proteome of Protobothrops mucrosquamatus in Taiwan: Delaying venom-induced lethality in a rodent model by inhibition of phospholipase A2 activity with varespladib. J Proteomics, 2021, 234: 104084.

12. KAZANDJIAN T D, ARRAHMAN A, STILL K B M, et al. Anticoagulant Activity of Naja nigricollis Venom Is Mediated by Phospholipase A2 Toxins and Inhibited by Varespladib. Toxins (Basel), 2021, 13(5): 302.

13. LAY M, LIANG Q, ISBISTER G K, et al. In vitro efficacy of antivenom and varespladib in neutralising Chinese russell's viper (daboia siamensis) venom toxicity. Toxins (Basel), 2023, 15(1): 62.

14. GUTIÉRREZ J M, LEWIN M R, WILLIAMS D J, et al. Varespladib (LY315920) and methyl varespladib (LY333013) abrogate or delay lethality induced by presynaptically acting neurotoxic snake venoms. toxins (Basel), 2020, 12(2): 131.

15. LEWIN M R, CARTER R W, MATTEO I A, et al. Varespladib in the treatment of snakebite envenoming: development history and preclinical evidence supporting advancement to clinical trials in patients bitten by venomous snakes. Toxins (Basel), 2022, 14(11): 783.

16. CARTER R W, GERARDO C J, SAMUEL S P, et al. BRAVO Study Group. The BRAVO clinical study protocol: oral varespladib for inhibition of secretory phospholipase A2 in the treatment of snakebite envenoming. Toxins (Basel), 2022, 15(1): 22.

17. RUCAVADO A, ESCALANTE T, GUTIÉRREZ J M. Effect of the metalloproteinase inhibitor batimastat in the systemic toxicity induced by Bothrops asper snake venom: understanding the role of metalloproteinases in envenomation. Toxicon, 2004, 43(4): 417－424.

18. QUIROZ S, HENAO CASTAÑEDA I C, GRANADOS J, et al. Inhibitory effects of varespladib, CP471474, and their potential synergistic activity on bothrops asper and crotalus durissus cumanensis venoms. Molecules, 2022, 27(23): 8588.

19. ALBULESCU L O, HALE M S, AINSWORTH S, et al. Preclinical validation of a repurposed metal chelator as an early-intervention therapeutic for hemotoxic snakebite. Sci Transl Med, 2020, 12(542): eaay8314.

20. PRECIADO L M, PEREAÑEZ J A, COMER J. Potential of matrix metalloproteinase inhibitors for the treatment of local tissue damage induced by a type P-I snake venom metalloproteinase. Toxins (Basel), 2019, 12(1): 8.

21. ALBULESCU L O, XIE C, AINSWORTH S, et al. A therapeutic combination of two small molecule toxin inhibitors provides broad preclinical efficacy against viper snakebite. Nat Commun, 2020, 11(1): 6094.

22. KINI R M. Serine proteases affecting blood coagulation and fibrinolysis from snake venoms. Pathophysiol Haemost Thromb, 2005, 34(4/5): 200 – 204.

23. SILVA G M, BERTO D H, LIMA C A, et al. Synergistic effect of serine protease inhibitors and a bothropic antivenom in reducing local hemorrhage and coagulopathy caused by Bothrops jararaca venom. Toxicon, 2021, 199: 87 – 93.

24. ALIRAHIMI E, KAZEMI-LOMEDASHT F, SHAHBAZZADEH D, et al. Nanobodies as novel therapeutic agents in envenomation. Biochim Biophys Acta Gen Subj, 2018, 1862(12): 2955 – 2965.

25. KNUDSEN C, LAUSTSEN A H. Recent advances in next generation snakebite antivenoms. Trop Med Infect Dis, 2018, 3(2): 42.

26. SANTOS-SILVA E D, TORRES-RÊGO M, GLÁUCIA-SILVA F, et al. Cationic PLGA nanoparticle formulations as biocompatible immunoadjuvant for Serum production and immune response against bothrops jararaca venom. Toxins (Basel), 2022, 14(12): 888.

27. BAUDOU F G, FUSCO L, GIORGI E, et al. Physicochemical and biological characterization of nanovenoms, a new tool formed by silica nanoparticles and Crotalus durissus terrificus venom. Colloids Surf B Biointerfaces, 2020, 193: 111128.

28. SAHA K, GOMES A. Russell's viper venom induced nephrotoxicity, myotoxicity, and hepatotoxicity—Neutralization with gold nanoparticle conjugated 2-hydroxy-4-methoxy benzoic acid in vivo. Indian J Exp Biol, 2017, 55(1): 7 – 14.

29. BAILON CALDERON H, YANIRO CORONEL V O, CÁCERES REY O A, et al. Development of nanobodies against hemorrhagic and myotoxic components of bothrops atrox snake venom. Front Immunol, 2020, 11: 655.

第 14 章
植物药治疗蛇咬伤

　　毒蛇咬伤是致命性中毒类疾病，已被世界卫生组织纳入优先关注的被忽略的热带病，全球每年有 500 余万人被蛇咬伤，近 50 万人被致死或致残。抗蛇毒血清是目前公认的毒蛇咬伤特效解毒药，然而，因其可获取性欠充分、价格相对高昂、生产不足、运输及存贮要求高和固有的不良反应等，使不少患者无法及时获得，所以动植物药在毒蛇咬伤中的应用便油然而生。据世界卫生组织估计，全球近 70% 以上的人依赖植物药或草药，其中有不少品种被尝试用于蛇毒中毒的治疗，世界上几乎所有出现毒蛇咬伤的地方，都有许多植物物种被民间用于治疗蛇咬伤。这些药物通常是植物的水性、甲醇或乙醇提取物，但用于对抗蛇毒的应用范围和数量总体有限，且大多疗效未能确知。实际上，在抗蛇毒血清被发现之前，其已在蛇咬伤救治领域普遍存在。鉴于时代发展、技术水平、植物药成分的多样性和复杂性等，其在毒蛇咬伤中未能取得理想的疗效。不同区域、国家、民族和肤色的民间或学术机构中的科技人员，始终不渝地探索植物药对毒蛇咬伤的救治方法，在亚洲、美洲、非洲和欧洲均有植物药或草药被使用。

　　植物药或草药是天然大宝库，全世界都在努力从这个大宝库中开发药物，并已获得不少成就，如从柳树中发现阿司匹林、茄科植物（颠茄和曼陀罗等）中发现阿托品、毛地黄叶中提取出洋地黄、秋水仙中发现秋水仙碱、罂粟花中发现罂粟碱、木瓜中发现木瓜蛋白酶、金鸡纳中发现奎宁，如是等等，不一而足。中草药在我国古代已高度发达，我国医药先驱们在毒蛇咬伤中的探索也颇具开拓性，大量先行先试，不断创新和验证，汇集编纂了多种多样的古今名著或名方，如《黄帝内经》、《伤寒杂病论》、《神农本草经》和《本草纲目》等。新中国成立后，我国至少有 130 种临床使用的新药，源于草或是提纯合成改性的化合物。最为典型的是，青蒿在中国的使用已有 2000 多年历史，屠呦呦教授带领团队创造性地从中发现和提取出青蒿素，并证实其在疟疾治疗中的独特疗效，挽救了全球特别是发展中国家数以百万人的生命，斩获了 2015 年诺贝尔生理学或医学奖，这也是中医药成果获得的最高奖项。在蛇伤救治领域，在先辈经验的基础上，先后研制出南通蛇药、福州蛇伤解毒片、广东蛇药、湛江蛇药散、广西蛇药和云南蛇药等一大批各具地方特色的蛇伤救治验方和产品，取得一定疗效。

抗蛇毒血清和现有动植物制剂的有效性和安全性仍有不尽人意之处，促使医药科技临床和研究者持续深入地探索，以寻求到更加安全可靠和有效的动植物药。到目前为止，传统草药在抗蛇毒方面仍未得到现代医学技术的验证和普遍认可，一些成分虽已确证有某方面作用，然其总体有效性仍需继续探索和验证。

一、蛇毒与抗蛇毒植物成分

每种毒蛇的毒液中包含至少20种甚至上百种不同的成分，主要有蛋白、酶类、肽类、非酶蛋白、金属离子或碳水化合物等，其中90%~95%是酶或非酶蛋白类。因此，蛇毒成分具有高度复杂性和多样性的特点，导致毒蛇咬伤后机体发生各种各样的生物化学和毒物学反应，产生一系列神经、血液或细胞毒性综合征。虽然抗蛇毒血清是目前最有效的特异性抗毒药，但鉴于其可获得性欠佳、生产和运输要求高、价格相对昂贵、固有不良反应风险以及对已损坏组织的可修复能力差等因素，各地各民族的传统医学都在不断地探索蛇伤救治方法。传统药物主要是植物药或草药制剂，包括内服和外敷制剂均得到长足的发展，尤其在亚洲（包括中国）、非洲和中南美洲国家，得到广泛使用。这些传统药物多以汤剂内服，存在使用不方便、成分不稳定和药性不稳定等诸多问题，而植物提取物可以克服汤剂和外用药的不足；不过植物提取物成分同样复杂多样，多达数以百计的成分，即便如此，其为中草药、植物药或其他民族药物的发展提供了可借鉴的发展方向。

据统计，所有天然来源植物药中至少有15种主要化学基团，包括类黄酮、生物碱、葡萄糖苷、糖苷、挥发油、树脂、光敏色素、有机酸、氨基酸、单宁、蛋白质、酶、微量元素、多糖和矿物盐等。每种化学基团可能包含多种不同的结构或成分，如类黄酮中已发现9000多种结构；生物碱是一大类主要的化合物，已分离到数以千种的生物碱，其中数百种已在临床上得到使用，用于毒蛇咬伤治疗的生物碱有10多种。这些天然来源的次级代谢物具有止血、止泻、抗溃疡、抗菌、抗病毒、促进伤口愈合、抗肿瘤、抗炎和抗氧化等多种特性，或可作为抗蛇毒药物的基础。常见植物生物活性化合物的生物活性见表14-1。

表14-1　植物生物活性化合物的活性

活性成分	酶抑制活性	抗出血活性	抗炎活性	抗凝活性	抗微生物	抗肌毒性活性
萜烯类	+	-	+	-	-	-
多酚、槲皮素、姜黄素、单宁酸	+	+	-	-	-	-
马兜铃酸	+	-	-	-	-	-

（续）

活性成分	酶抑制活性	抗出血活性	抗炎活性	抗凝活性	抗微生物	抗肌毒性活性
蟛蜞菊内酯、D-甘露醇、谷甾醇、豆甾醇	-	+				
邻苯二甲酸酯三萜类化合物	+	+	+	-	-	+
三萜皂苷	+	-	-	-	-	-
2-羟基-4甲氧基二苯甲酸、醋酸羽扇豆醇	+	+	+	+	-	-

资料来源：DAGAR P, MISHRA A. Herbal compounds as an antidote against snake bite. Curr Pharm Des, 2022, 28（21）：1714 - 1719.

传统和现代科技已发现和探索出多种从植物或草药中获取有效提取物的方法。传统提取方法包括新鲜草药或干草药、耐热和不稳定成分、经水提取和有机溶剂萃取；现代技术提取方法包括半仿生提取、微波提取、酶法提取、蒸汽蒸馏和超临界流体萃取等。当然，这些提取方法只是药物制备过程中的一个步骤，要从草药中开发典型的药物甚至植物疗法，是一个很漫长的过程，至少应包括 4 个阶段：①从天然来源的草药原料中分离或衍生出生物活性物质；②利用药理学方法评估其安全性和有效性；③通过常规药理学方法（药效学、毒理学和药代动力学）评估其安全性和有效性；④监管部门批准用于市场和上市后监督的治疗药物，以及药物警戒等。

研究表明，从植物中分离的次级代谢物，可以明显影响人体稳态，这是许多植物疗法生产和新药设计的基础。目前，超过 55% 的药用化合物来自天然产物，约有 60% 的抗癌化合物和 75% 传染病治疗药是天然产物或衍生于天然来源或是受天然来源启发的产品，抑或使用其药效基团作为药物开发模型。用于蛇咬伤治疗的诸多药物中，草药（约占 55%）是蛇咬伤的主要补救或辅助性药物，其次是灌木（约 31%）和树木材料（约 14%）。

植物提取物、馏分和分离物已经被证明对蛇毒（包括纯化毒素）具有抑制活性。这些抑制剂不仅可以减少局部组织的损伤，而且可延缓全身毒素的扩散，进而增加伤者的生存时间。对这些提取物或分子的作用机制及安全性的研究，提示它们在蛇咬伤新疗法开发中所具备的潜在用途。有研究统计，已经公开发表的世界各地用于民间医学有或潜在具有抗蛇毒活性的药用植物已有 1000 多种，但从这些植物中分离出来的不同抗蛇毒活性成分的有效性仍需要充分验证。

二、主要植物成分及抗蛇毒效应

1. 生物碱 是人类历史上最重要的药物之一，包含一大类低分子含氮化合物，如吡咯烷生物碱类、莨菪烷生物碱、哌啶生物碱、吡啶生物碱、喹嗪生物碱和吲哚生物碱等，其生物活性多种多样，但用于蛇毒酶抑制的并不多，有研究显示到目前已报道用于治疗蛇伤的生物活性碱有 10 余种。①舒曼尼磷脂（schumanniofoside），是从尼日利亚茜草科植物大叶茜草的茎皮中分离得到的糖化苯并吡喃基哌啶酮生物碱，可降低不同浓度（10～100 mg/kg）森林眼镜蛇毒液在体内的致死作用。②12-甲氧基-4-甲基伏寨洛汀，是一种从巴西夹竹桃科植物根皮中分离出来的吲哚生物碱，可抑制南美响尾蛇毒液对小鼠的致死性。从巴西龙葵科植物还分离出以下 7 种甾体生物碱，对莱米矛头蝮蛇毒有一定作用。其中，A. 22α,23α 环氧茄烷-1,4,9-三烯-3-酮和 22α,23α-环氧茄烷-1,4-二烯-3-酮具有抑制蛇毒肌毒性、坏死和出血活性；B. 22β,23β-环氧茄烷-1,4-二烯-3-酮有抑制出血和肌酶升高效应；C. 22α,23α-环氧茄烷-4-烯-3-酮有抑制出血、坏死和肌酶升高活性；D. 22β,23β-环氧茄烷-4-烯-3-酮有抑制坏死和肌酶升高活性；E. 22α,23α-环氧茄烷-1,4,9-三烯-3-亚胺有抑制坏死活性；F. 22α,23α-环氧茄烷-1,4-二烯-3-亚胺有抑制出血、坏死和蛋白水解活性。③小檗碱，是从印度无患子科植物倒地铃中分离出的异喹啉生物碱，对罗氏蝰蛇毒素 PLA_2 有酶促竞争抑制性。④马兜铃酸是马兜铃中分离到的硝基蒽羧酸生物碱，对山蝰蛇、圆斑蝰蛇、巴西矛头蝮蛇、三色矛头蝮蛇、巴伊亚矛头蝮和印度眼镜蛇毒液中的 L-氨基酸氧化酶、透明质酸酶和 PLA_2 等有抑制作用，进而可抑制炎症、水肿、肌肉毒性、肌肉损伤和溶血性等毒性效应；其中羟基马兜铃酸和氯马兜铃酸可作用于圆斑蝰蛇和印度眼镜蛇毒液中的 L-氨基酸氧化酶，抑制酶催化效应。

2. 苯环型化合物（benzenoids） 植物中许多具有取代苯核的简单物质，可能是潜在的蛇毒抑制分子。①2-羟基-4-甲氧基苯甲酸，是印度菝葜提取物，可抑制圆斑蝰蛇、孟加拉眼镜蛇、眼镜王蛇和锯鳞蝰蛇毒液导致的出血、水肿、凝血、去纤维蛋白、炎症和致死性。②2-羟基-4-甲氧基苯甲醛，也是印度菝葜提取物，能抑制圆斑蝰蛇、圆斑蝰蛇和孟加拉眼镜蛇毒液中的 PLA_2 活性，降低其致出血、炎症和致死性。③茴香酸，可抑制圆斑蝰蛇、锯鳞蝰蛇、孟加拉眼镜蛇、眼镜王蛇毒液中的 PLA_2（VRV-PL-Ⅷa 亚型），抑制其去纤维蛋白、致死性、出血和水肿效应。④水杨酸，能抑制圆斑蝰蛇、锯鳞蝰蛇、孟加拉眼镜蛇和眼镜王蛇毒的出血效应。⑤没食子酸，能抑制圆斑蝰蛇毒的蛋白水解、出血、水肿、皮肤和肌肉坏死效应。⑥香草酸，可抑制印度眼镜蛇毒 5' 核苷酸酶产生的酶促凝活性。

3. 羟基肉桂酸及其衍生物 ①迷迭香酸，是从多种植物中分离出来的酯化羟基肉桂酸，具有公认的抗毒特性，而从马鞭草中分离的迷迭香酸可抑制黄绿烙铁头蛇、日本蝮蛇、鼓腹咝蝰、西部菱斑响尾蛇、墨西哥蝮（纹面蝮蛇）和尖吻蝮蛇毒液中碱性 PLA_2（BthTX-Ⅰ 和 BthTX-Ⅱ 亚型）所诱导的水肿和肌肉毒性活性。②咖啡酸，可抑制巴伊亚矛头蝮蛇和委内瑞拉响尾蛇毒液 PLA_2（PrTX-Ⅰ 亚型）和金属蛋白酶所致的血浆纤维蛋白原减少、肌肉毒性、肌肉损伤和细胞毒性。③对香豆素三酰酯，是巴西木棉科植物分离到的肉桂酸类物质，可抑制莱米矛头蝮蛇毒液金属蛋白酶或 PLA_2（BnSp-6 亚型）所致的血浆纤维蛋白原降低、凝血、出血和肌毒性效应。④对香豆酸，可抑制圆斑蝰蛇毒 PLA$_2$ 的催化作用。⑤绿原酸，对美洲矛头蝮蛇和圆斑蝰蛇毒液中 PLA$_2$ 所致的催化活性产生抑制作用。⑥洋蓟酸，可降低美洲矛头蝮蛇毒致伤小鼠的致死率。⑦阿魏酸，一种肉桂酸衍生物，能抑制南美响尾蛇和委内瑞拉响尾蛇毒液 PLA$_2$ 的催化活性、水肿和细胞毒性。⑧丙基没食子酸，可抑制委内瑞拉响尾蛇毒 PLA$_2$ 所致的酶催化、细胞毒性和肌毒性。

4. 单宁 研究发现，单宁对蛇毒分子有一定抑制活性。①单宁酸，在多种植物均存在，可抑制东部菱斑响尾蛇毒透明质酸酶及其致出血效应，增加小鼠中毒模型的生存时间，降低致死性。②鞣花酸和 3'-O-甲基鞣花酸，是从巴西杨柳科植物叶中分离出来的鞣花单宁，对巴西矛头蝮蛇毒 PLA$_2$ 的酶活性有抑制作用，继而抑制其所致的催化活性、水肿和肌毒性。③木麻黄素，是从使君子科植物对叶榄李叶中分离得到的鞣花单宁，能抑制美洲响尾蛇毒 PLA$_2$ 诱导的水肿和肌坏死活性。④戊四酰基吡喃葡萄糖，是泰国芒果种子颗粒的乙醇提取物，可抑制马来亚蝮蛇（红口蝮）和孟加拉眼镜蛇 PLA$_2$、透明质酸酶和 L-氨基酸氧化酶的酶催化活性。

5. 香豆素类 ①伞形酮，一种柑橘属植物提取物，可抑制诺维特矛头蝮蛇毒 PLA$_2$ 所致的水肿、炎症和血小板聚集效应。②二氢呋喃香豆素(＋)-交替胺，从缅甸植物九里香（芸香科）地上部分提取的一种新物质，可抑制黄绿原矛头蝮蛇所致的出血效应。③佛手柑（香柠檬内酯），从巴西桑科植物巴西背藤中分离得到物质，可中度降低巴西矛头蝮蛇小鼠中毒模型的死亡率（约降低 20%）。

6. 黄酮类化合物 有多种生物活性，抗炎和抗氧化活性较为突出，有潜在抗蛇毒作用。①橙皮素，从芸香科植物橙子中分离所得，可作为南美洲新热带响尾蛇毒液中的凝血酶样丝氨酸蛋白酶（SP1 和 SP2）的有效非竞争性抑制剂（针对 SP1）或混合抑制剂（针对 SP2），还可抑制西部菱斑响尾蛇 PLA$_2$；橙皮中提取的橙皮素能可逆性抑制巴西矛头蝮蛇的丝氨酸蛋白酶的催化活性。②球松素（北美乔松黄烷酮），是哥伦比亚姜科植物高山艳苞姜叶中分离出来的黄酮类物质，能抑制委内瑞拉响尾蛇和三色矛头蝮蛇毒 PLA$_2$ 诱导的酶催化活性、肌毒性、蛋白水解活性、溶血和凝血活性。③橙皮苷，是一种柑橘（芸香科）分离到的糖化黄烷酮，可抑制透明质酸酶诱导的催化活性、出血，降低致死风险。④芹菜素，可抑制东或西部菱斑响尾蛇、爪哇喷毒眼镜蛇透明质酸酶活性，继而抑制其酶催化活性、出血和致死性。⑤苷元芹菜素和木樨草素，可抑制东部菱斑响尾蛇透明质酸酶，降低出血活性和致死性；苷元芹菜素还能抑制西部菱斑响尾蛇 PLA$_2$ 的出血活性。⑥黄酮果胶和粗毛豚草素，是从巴西马鞭草科植物中分离出的黄酮类物质，可部分抑制西部菱斑响尾蛇毒 PLA$_2$ 和透明质酸酶活性。⑦藤黄双黄酮，是一种从哥伦比亚藤黄中分离出来的二聚体黄酮，可抑制委内瑞拉响尾蛇毒 PLA$_2$ 诱导的催化活性、凝血、肌毒性、水肿等效应。⑧槲皮素，桑科黑桑、叶下珠科和古柯科得到的糖苷元槲皮素，可抑制巴西矛头蝮蛇、巨蝮蛇和美洲矛头蝮蛇毒诱导的水肿、蛋白水解活性和致死性，抑制圆斑蝰蛇和印度眼镜蛇毒的 PLA_2 活性（最大抑制率为40%），抑制南美响尾蛇毒诱导的血小板聚集和肌毒性（抑制率约40%），并可完全抑制印度眼镜蛇毒透明质酸酶活性。⑨山奈酚，对东部和西部菱斑响尾蛇、南洋眼镜蛇透明质酸酶有抑制效应，可抑制其酶催化活性、出血和致死性。⑩黄酮类漆黄素和杨梅素，均可人工合成，对西部菱斑响尾蛇毒中的 PLA_2 具有抑制潜力，可抑制其催化活性、蛋白水解活性和出血效应。⑪糖化黄酮醇槲皮苷，也是人工合成物质，同样对西部菱斑响尾蛇 PLA_2 有潜在抑制效应。⑫槲皮素-3-奥沙木糖苷，缘自大戟科植物飞扬草，可抑制印度眼镜蛇毒 PLA_2 诱导的催化活性、溶血、水肿，降低其致死性。⑬芦西（芸香苷），可抑制亚马孙巨蝮蛇的出血活性，抑制西部菱斑响尾蛇 PLA_2 活性达40%。⑭二氢槲皮素（黄杉素），是一种具有抗氧化活性的黄酮醇，对西部菱斑响尾蛇毒 PLA_2 有抑制效应；源自中国的大风子科植物莿柊，对蛇毒磷酸二酯酶 I 有抑制活性（抑制率约16%），对西部菱斑响尾蛇毒 PLA_2 也有抑制活性。⑮没食子儿茶素，是从豆科植物粘叶豆的叶中提取的一种酯化黄烷-3-醇，可抑制巴西矛头蝮蛇、诺维特矛头蝮蛇和美丽矛头蝮蛇毒金属蛋白酶（bjussu-MP-I，bjussu-MP-II亚型）和 PLA_2 的酶活性，抑制其出血、纤溶活性和肌毒性。⑯表没食子酸，在冬青科植物巴拉圭冬青（马黛茶）中含量丰富，可抑制南美响尾蛇毒 PLA_2 活性，降低其细胞毒性效应。⑰紫铆花素（紫铆因），豆科植物紫矿分离到的物质，可抑制印度眼镜蛇毒、青环蛇、圆斑蝰蛇和南美响尾蛇毒液中的 PLA_2（daboxin P亚型）活性（抑制率分别为100%、49%、72%和47%）。

7. 类黄酮及其衍生物 ①异黄酮（HP-2），豆科植物中提取的一种类黄酮，民间医学将其用于蛇咬伤后的抗炎，可抑制巴伊亚矛头蝮蛇、美响尾蛇毒和印度眼镜蛇毒 PLA_2 诱导的酶活性、水肿和细胞毒性效应（抑制率别为59%、79%和88%）。②7,8,3'-三羟基-4'-甲氧基异黄酮，豆科植物巴茹树中分离到的化合物，可抑制巴西矛头蝮蛇毒所致的神经毒性（BthTX-I）和肌毒性（PLA_2）。③紫檀碱，一种墨西哥豆科植物根中分离到的类黄酮，可降低矛头蝮蛇小鼠中毒模型致死率（约降低30%），抑制巴西矛头蝮蛇 PLA_2 诱导的肌毒性、蛋白水解活性和酶促活性。④cabenegrins A-I 和 A-II，是番荔枝中提取的异戊酸紫檀，在巴西地区用于治疗矛头蝮蛇咬伤，可降低致死率。⑤蟛蜞菊内酯，菊科植物鳢肠和旱莲草中提取的一种香豆素，可抑制巴西矛头蝮蛇和南美响尾蛇毒液中 PLA_2 所致的肌毒性，还可抑制巴西响尾蛇毒蛋白的水解活性。⑥去甲蟛蜞菊内酯，醴肠提取物，可抑制南美响尾蛇和巴西矛头蝮蛇毒 PLA_2（BthTX-I和II亚型）所诱导的肌毒性。

8. 改性糖苷 对蛇毒磷酸二酯酶 I 有一定的抑制作用，但与其他自然物质相比，其抑制效能相对较低。①2-(6-苯甲酰基-β-吡喃葡萄糖基氧基)-7-($1\alpha,2\alpha,6\alpha$-三羟基-5-氧代环己-3-烯基)-5-羟基苄醇，是从山桂花和刺篱木树皮和树枝中提取的物质，可抑制蛇毒磷酸二酯酶Ⅰ的酶促效应（抑制率约为14%）；从该植物中提取的另一种改性糖苷Homaloside D，与之有相似作用，对蛇毒磷酸二酯酶Ⅰ的酶促活性抑制率为13%。②伊桐苷B和F，是杨柳科植物伊桐的提取物，可抑制蛇毒磷酸二酯酶Ⅰ的活性（抑制率分别是21%和13%）。③Scoloquinenoside C和Scoloposide C，是从五味子茎中提取的酚类糖苷，可抑制蛇毒磷酸二酯酶Ⅰ的酶促活性。④柳匍匐甙和benzoylsalreposide，是从山矾科植物珠子树中提取的新型酚类糖苷，对蛇毒磷酸二酯酶Ⅰ有一定抑制作用。

9. 聚酮类 ①拉帕醇及类似物，紫葳科植物紫花风铃木分离得到的天然生物活性醌类，对矛头蝮蛇毒的蛋白水解酶活性和胶原酶活性有抑制作用（抑制率达70%或更高），减轻其所致的出血效应。②异半棉酚酮，是锦葵科植物海葵根的提取物。体外试验显示其可抑制莱米矛头蝮蛇和茂基蝮蛇毒的促凝活性；体内研究发现其可抑制肌毒性，对金属蛋白酶活性的抑制率为40%~70%。③埃赫替酮，是紫草科植物小叶厚壳树根皮中分离出的醌类黄嘌呤，可抑制锯鳞蝰蛇毒，降低其致死率。④黑色素，是红茶中一种非水解的茶多酚复合物。体外研究发现其可抑制铜头蝮、蝮蛇、西部菱斑响尾蛇毒素PLA_2活性（抑制率约为43%），体内研究发现其可延长小鼠中毒模型的生存时间。

10. 萜烯化合物 ①芳姜黄酮，姜科植物黄姜（观音莲）根中提纯的倍半萜，可中和美洲矛头蝮蛇毒的出血活性，降低南美响尾蛇小鼠中毒模型死亡率达70%，还能降低美丽矛头蝮蛇毒的出血活性和水肿、逆转组织坏死。②（E）-17-亚乙基-十二烯-15,16-二醛，是从姜科植物莪术分离所得的二萜。体外研究显示，其可呈剂量依赖性方式拮抗眼镜王蛇毒性，并可提高小鼠中毒模型的存活率（>80%），还能拮抗蛇毒神经肌肉接头的作用，保护小鼠免受毒液的致命性伤害；其能将二醛不可逆地引导到毒素的肽靶点，当二醛与肽靶点形成复合物后，蛇毒无法阻断乙酰胆碱受体，进而阻断其中毒效应。③半日花烷型内酯和半日花烷型三醛，姜黄属植物提取物，可抑制眼镜王蛇毒神经毒性和膈肌毒性。④新克罗烷型二萜复合物，由从紫菀科植物三叶浆果分离所得，可显著抑制蝮蛇和巴西矛头蝮蛇毒金属蛋白酶（Bjussu-MP-Ⅰ型）的出血活性，还能抑制其蛋白水解酶活性（抑制率约为70%），并有抗微生物和抗水肿特性。⑤乙酸羽扇豆醇，萝摩科木槿（美丽芙蓉）根等植物中提取的三萜亚型复合物，可抑制圆斑蝰蛇毒液PLA_2诱导的出血、水肿、去纤维蛋白活性和致命性；能抑制孟加拉眼镜蛇毒的心脏毒性、神经毒性、呼吸改变和致命性，与抗蛇毒血清联合使用可产生更强的保护能力。⑥11-脱氧甘草次酸和新的糖苷萜SID249494135，是印度毛茛科铁线莲根中分离到两个三萜烯类化合物，体外研究显示其均能抑制印度眼镜蛇毒PLA_2的活性。⑦齐墩果酸，是多种植物均有的具抗炎活性的主要代谢物，可抑制圆斑蝰蛇和印度眼镜蛇毒PLA_2活性（分别达90%和83%），还能抑制其间接溶血和水肿效应，还显示出对矛头蝮蛇毒金属蛋白酶（Batx-Ⅰ型）的蛋白水解活性和水肿效应。⑧桦木酸和熊果酸，为合成的五环三萜类化合物，可抑制蛇毒金属蛋白酶（Batx-Ⅰ型）的蛋白水解活性；紫菀科植物钩状浆果所得的这两种复合物，还能抑制南美响尾蛇毒 PLA$_2$ 诱导的水肿效应，熊果酸可有效抑制圆斑蝰蛇毒 PLA$_2$ 活性、抑制印度眼镜蛇毒的溶血和水肿效应。⑨喹啉酸和喹啉苷 C，是从喀麦隆茜草科帽柱木属植物分离所得，可显著抑制蛇毒磷酸二酯酶 I 活性。⑩阿江榄仁酸，从巴西使君子科植物鳞状风车子根中分离到的复合物，可降低蝮蛇毒素的致命性，能降低美洲矛头蝮蛇毒的出血活性，一定浓度下可抑制巴西矛头蝮蛇和美洲矛头蝮蛇毒 PLA$_2$、胶原酶、蛋白水解酶和透明质酸酶的活性。⑪软木三萜酮（无羁萜），是从高根科植物卵叶赤藓和近无柄赤藓茎分离所得的复合物，能抑制亚马孙巨蝮蛇毒的出血活性。⑫羽扇豆醇，可抑制亚马孙巨蝮蛇毒所致的蛋白水解和出血活性。⑬三萜类化合物、桦木碱、羽扇烯酮、28-羟基羽扇酮，是从豆科植物大薯等中分离到的三萜类化合物，可抑制巴西矛头蝮蛇毒所致的不可逆性神经肌肉阻滞效应。⑭β 香树脂醇，是从巴西豆科植物白蜡树（黑檀）分离到的复合物，可使巴西矛头蝮蛇中毒模型动物存活率达 60%，即可降低毒蛇咬伤死亡率。⑮7α-羟基谷甾醇 3-O-β-D-葡萄糖苷，是毛茛科植物小蓑衣藤（串鼻龙）提取物，对印度眼镜蛇毒素 PLA$_2$ 有中度抑制活性（约30%）。⑯β 谷固醇和豆甾醇，是菊科植物阔苞菊根提取物，对圆斑蝰蛇和孟加拉眼镜蛇毒死命性有保护作用，可抑制 PLA$_2$ 所致的出血活性、去纤维蛋白活性、心脏毒性、神经毒性、呼吸改变和水肿效应。⑰皮质酮，是合成的皮质类固醇，可有效抑制圆斑蝰蛇毒 PLA$_2$ 活性。⑱补骨脂酚，是一种合成的亚萜类化合物，可抑制圆斑蝰蛇毒 PLA$_2$（daboxin P 亚型）诱导的促凝活性。

11. 皂苷类　①Bredemeyeroside B 和 D，均是远志科植物提取的三萜皂苷，可抑制巴西矛头蝮蛇毒导致的致命性，动物实验表明两者可降低死亡率，B 型还可显著抑制蛇毒血栓形成，与抗蛇毒血清联合使用可消除毒液所致的出血。②甘草酸苷，是豆科植物光叶甘草（洋甘草）根的提取物，体外试验表明其可抑制巴西矛头蝮蛇毒所致的纤维蛋白聚集效应。③大黄素 A 和 B，是豆科植物大裂叶五桠木提取物，可显著抑制蝮蛇毒诱发的出血和纤维蛋白溶解活性，还能抑制美洲矛头蝮蛇毒金属蛋白酶（Bjussu-MP-I 亚型）毒性作用，并与剂量有相关性。④喹啉酸-3-O-a-L-鼠李吡喃糖苷、喹啉酸-3-O-b-D-岩藻吡喃糖苷和喹啉酸-3-O-b-D 吡喃葡萄糖基(1→4)-b-D-岩藻吡喃糖苷，是大戟科植物恩代土蜜树皮分离得到的喹啉酸的糖苷衍生物，可抑制蛇毒磷酸二酯酶 I 的活性。

12. 其他复合物　①中合子素 B 和 Artonine I，是桑科植物黑桑（东非桑）叶中分离到的复合物，可抑制蛇毒磷酸二酯酶 I 的活性。②二苯乙烯白藜芦醇和禾草碱（一种脂肪族衍生物多胺葡萄胺），有抑制圆斑蝰蛇毒 PLA$_2$ 的活性。③含羞草碱，是一种氨基酸含羞草素，体外试验显示其可抑制透明质酸酶的活性，且有剂量相关性；对圆斑蝰蛇毒素也有相同作用，可抑制 PLA$_2$ 所致的肌毒性（对印度眼镜蛇毒、锯鳞蝰蛇和圆斑蝰蛇毒 PLA$_2$ 的抑制率分别为 47%、47% 和 27%），对 PLA$_2$ 的 daboxin P 亚型还有抗凝特性。④邻苯二甲酸丁基异丁酯，是大戟科叶下珠属余甘果的根中分离得到的药用植物成分，可拮抗圆斑蝰蛇的肌毒性作用。⑤姜黄素，是一种多酚物质，可抑制印度眼镜蛇透明质酸酶活性。⑥4-内酰邻苯二酚，是从胡椒科植物大胡椒（台湾胡椒）和盾叶胡椒分离得到的复合物，可抑制矛头蝮和三色矛头蝮蛇毒 PLA$_2$ 所致的肌毒性和炎症效应，并可抑制胰蛋白酶的蛋白溶解活性，还能抑制美洲矛头蝮蛇毒丝氨酸蛋白酶的促凝活性。⑦脂肪醇 1-羟基四萜-4-酮，是唇形科植物蜂巢草叶中分离到的复合物，有一定的抑制印度眼镜蛇毒素能力。⑧酸性糖蛋白，茄科植物睡茄（南非醉茄）提取得到的一种酸性糖蛋白，可能抑制印度眼镜蛇毒 PLA$_2$ 活性及水肿效应，对蛇毒磷脂酶诱导的肌毒性也有中和效应，还可抑制透明质酸酶活性。⑨姜黄蛋白，姜科植物姜黄根提取的一种抗氧化蛋白，可有效抑制印度眼镜蛇磷脂酶的细胞毒性和水肿效应，且有剂量相关性。⑩刀豆球蛋白，能抑制印度眼镜蛇、孟加拉眼镜蛇、森林眼镜蛇、三色矛头蝮蛇和太攀蛇等蛇毒 5' 核苷酸酶活性。

三、抗蛇毒植物作用机制

植物药或草药类复合物如何中和或对抗蛇毒成分尚无确切机制，现有多种假说解释或阐述其对蛇毒的潜在作用机制，如蛋白沉淀、酶失活、螯合作用、辅助作用、抗氧化效应、蛋白折叠和结合作用等，这些假说或推测各有其合理性和不足，其中蛋白沉淀和酶抑制被接受度最高。毒蛇咬伤中毒后的常用治疗示意图可较为直观了解毒蛇咬伤临床治疗尤其植物药的作用机制（图 14 - 1）。

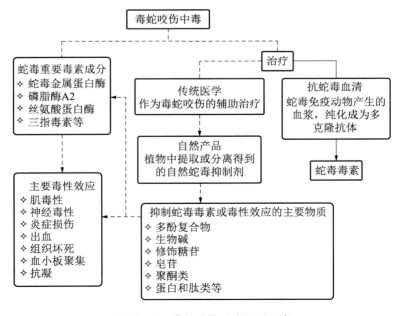

图 14 - 1　毒蛇咬伤治疗机制示意

1. 蛋白沉淀或失活

具有蛋白质结合特性且能对抗蛇毒的草药次级代谢物有多种，主要包括类黄酮、多酚、皂苷、单宁、萜类化合物、黄烷烃、奎诺类、类固醇和生物碱。它们与蛇毒蛋白质结合，继而使其失活，还可以竞争性地阻断靶受体。一种从高山山姜属植物的叶子中分离得到的乔松酮（一种黄烷酮），具有抗出血和抗肌毒活性，以及中和体外抗三色矛头蝮蛇毒液的能力。乔松酮抑制委内瑞拉响尾蛇毒提取的 PLA_2 诱发的酶活性、抗凝活性、肌毒性和水肿的研究发现，当给小鼠注射乔松酮预孵育的 PLA_2 时，PLA_2 诱导的肌肉毒性活性被抑制（抑制率高达87%）；而小鼠在 PLA_2 注射后再注射乔松酮时，这种抑制效应下降了56%。乔松酮可抑制 PLA_2 诱导的水肿和抗凝活性，提示黄酮类化合物可与蛇毒成分相互作用并抑制其蛋白活性的能力。从椭圆叶水麻和金虎尾科植物中分离得到的杨梅素、槲皮素和穗花杉双黄酮等黄酮类化合物具有抗美洲矛头蝮蛇毒的凝血活性。某些植物提取物中的一些酚类化合物，如单宁酸、二甘酸、原花青素二聚体和原花青素三聚体等可与 α-眼镜蛇毒素结合位点周围氨基酸残基之间形成氢键，从而抑制其毒性作用，分子模型已证实单宁有此作用。

2. 酶失活或抑制

蛇毒中已发现近20种不同的毒性酶类，虽然不是每种毒蛇均含全部毒性酶，但大多数毒蛇含有 $6\sim12$ 种不同毒性酶类，其中蛇毒磷脂酶 A_2、金属蛋白酶、透明质酸酶等是蛇毒毒素中的主要酶类，如能让这些酶活性失活或抑制，将是毒蛇咬伤处理的关键一步。多酚类化合物如单宁，是许多植物中都有的一种特殊代谢产物，已被证明可通过非特异性结合蛋白与蛇毒的酶发生相互作用。泰国芒果籽仁的提取物对蛇毒分子对接研究及抗酶活性的体外检测发现，泰国芒果子仁的乙醇提取物及其主要酚类成分，对泰国红口蝮蛇和泰国眼镜蛇毒液中的 PLA_2、透明质酸酶和 L-氨基酸氧化酶（LAAO）的酶活性表现出剂量依赖性抑制作用，还对这两种蛇毒的出血和皮肤坏死具有对抗活性。分子对接研究表明，这种提取物中的酚类分子，可选择性地与活性位点或其附近结合，或修饰对 PLA_2 催化起至关重要的保守残基，并选择性地与这两种蛇的 LAAO 结合，从而抑制其酶活性。多项研究表明，多酚类化合物对蛇毒的作用是由于毒液中的酶与这些代谢产物中的羟基（通过氢键）之间的相互作用，从而形成稳定的复合物。广泛分布于多种绿色植物中的 7 羟基香豆素（伞形酮）可与南美响尾蛇毒液中的分泌型 PLA_2 相互作用，并致其某些结构产生修饰作用，导致该酶诱发的水肿和肌肉毒性活性急剧降低或抑制，这表明其可被用于抑制由蛇毒中的分泌型 PLA_2 诱导的炎症。表 14-2 为常见蛇毒酶类及植物抑制剂。

表 14 - 2　常见蛇毒酶及植物抑制剂

蛇毒酶	植物抑制剂
磷脂酶 A$_2$	姜黄素、蟛蜞菊内酯、4-橙花酰基甲酯、鞣花酸、绿原酸、咖啡酸、迷迭香酸、白桦酸、单宁酸、羽扇豆醇乙酸酯、槲皮素等
ATP 酶	三萜皂苷
透明质酸酶	单宁酸、糖蛋白
胶原酶	马兜铃酸
L-氨基酸氧化酶	马兜铃酸
脂氧化酶	三萜类化合物
丝氨酸蛋白酶	葫芦素、单宁酸
乙酰胆碱酯酶	芳姜黄酮
蛋白酶	马兜铃酸
金属蛋白酶	单宁酸、芳姜黄酮
5'-核苷酸酶	单宁酸

资料来源：DAGAR P, MISHRA A. Herbal compounds as an antidote against snake bite. Curr Pharm Des, 2022, 28 (21): 1714 - 1719.

3. 螯合活性

植物提取物含有与二价金属离子结合的化合物，而这些金属离子是某些酶活性所必需的。由于金属离子的适当配位是 PLA$_2$ 和金属蛋白酶水解活性的先决条件，任何能削弱酶-金属离子相互作用的代谢物都会导致水解活性失活。植物提取物中酚类成分的螯合特性可导致蛇毒蛋白酶失活或受抑；而酚类化合物形成的氢键，可与金属蛋白酶的 Zn^{2+} 结合基序中的组氨酸残基强结合，导致酶的水解活性降低。儿茶素、黄酮、花青素和单宁等植物化学物质与蛇毒 PLA$_2$ 催化活性所需的 Ca^{2+} 螯合，可导致 PLA$_2$ 活性降低或受抑。

4. 辅助作用

从印度半枝莲根提取物中分离到的2-羟基-4-甲氧基苯甲酸，可通过佐剂作用和抗蛇毒血清的增强作用，中和蛇毒所致的病理生理变化。蛇毒的中和能力增强（致命性和出血活性），证明了高免疫兔体内抗体产生增加。该化合物还可通过触发小分子毒液抗原颗粒的潴留和辅助抗体形成，起到佐剂的作用。该化合物还可增强抗蛇毒血清的中和效能，对促进抗蛇毒血清对眼镜蛇和蝰蛇科毒蛇的毒液中和均有一定作用，其很可能是通过增加抗蛇毒血清的保留和毒液抗原的呈递而发挥这种中和效应。

5. 抗氧化活性

植物中的维生素 A、维生素 C 和维生素 E、类黄酮、萜类、单宁、多酚和一些矿物质（如硒）等化合物，具有中和自由基的能力。这些天然抗氧化剂，可以清扫和清除氧自由基，稳定细胞膜，并可被用作免疫调节剂。这类化合物在亲水和亲脂性环境中都是强大的抗氧化剂，可以通过选择性结合活性位点，或修饰对 PLA$_2$ 催化至关重要的保守残基来预防、阻止或减少由蛇毒 PLA$_2$ 活性引起的氧化损伤。维生素 E 能降低 PLA$_2$ 的酶和炎症活性，螯合剂可通过络合金属离子稳定其促氧化转变过程，也被认为是二级抗氧化剂。

四、抗蛇毒植物的应用

1. 抗蛇毒植物药种类

研究显示多种植物均有不同程度的抗蛇毒活性成分，有研究者统计发现150个科植物有潜在抗蛇毒效应，其中应用最多的是豆科、番荔枝科、菊科（或紫婉科）、夹竹桃科、唇形科、茜草科（或红宝石科）、大戟科、天南星科、锦葵科、五加科（爵床科）和姜科等植物。表14-3为部分抗蛇毒植物及主要活性成分。

表14-3 部分抗蛇毒植物及主要活性成分

植物	活性成分	植物	活性成分
土牛膝	糖苷类、齐墩果酸	林木脚骨脆	鞣花酸
洋葱	含硫挥发油、槲皮素、原儿茶酸、齐墩果酸	姜黄	姜黄素、姜黄酮
刺苋	齐墩果酸、α菠甾醇、马栗树皂素	獐牙菜苦苷	单宁
蓟罂粟	生物碱、单宁酸、萜类化合物、黄酮类化合物	嘉兰	酯类
落地生根	生物碱、三萜类化合物、糖苷类	印度蛇根木	生物碱
小叶厚壳树	厚壳树素、香树脂醇	白柳	水杨酸
七爪龙	三萜类化合物、黄酮类化合物	苦郎藤	白藜芦醇
茴芹	茴香酸（对甲氧基苯甲酸）	马钱子	酰胺、咖啡酸
灰毛豆	生物碱、黄酮类、皂苷、单宁、三萜类化合物	马鞭草	迷迭香酸
三尖栝楼	葫芦苷、葫芦素	菝葜	羽扇豆醇乙酸酯
余甘果	三萜类、邻苯二甲酸酯	绒叶柳	单宁酸
普萨果/树葡萄	杨梅素、槲皮素、紫薇酮	槟榔	多酚类
五桠果科	杨梅素、槲皮素、紫薇酮	栎树	多酚类
紫锥花	松果菊苷、柠檬酸、酮烯烃、烷基酰胺、多糖卤化物	牛蹄豆	多酚类
阔苞菊	β-谷甾醇、豆甾醇	苦郎藤	白藜芦醇
牡荆	三萜类化合物、邻苯二甲酸盐	广木香	迷迭香酸
鳢肠	蟛蜞菊内酯、豆甾醇、谷甾醇、D-甘露醇	睡茄	糖蛋白
白凤凰木、三齿鱼黄草、匙羹藤	生物碱、类固醇、皂苷、糖苷、三萜类化合物、单宁	刺毛黧豆	糖蛋白

2. 抗蛇毒植物药使用部位

传统医学中，植物的不同部位对蛇毒作用不一，有用全植物的、有用叶的、有用根的、有用花或子甚至皮等。用于抗蛇毒的植物，几乎各个部位都有不同用法，而且不同地方使用植物的部位也有差别，如有些地方用根、在另一地方可能全植物均可用等。有研究模型发现植物叶是使用最多的，依次分别是根、全植物、茎、皮、种子、花等（图14-2）。数以百种的抗蛇毒植物药在不同国家或地区使用部位各不相同，表14-4列出部分常见抗蛇毒植物药、所属植物分科及主要使用部位。

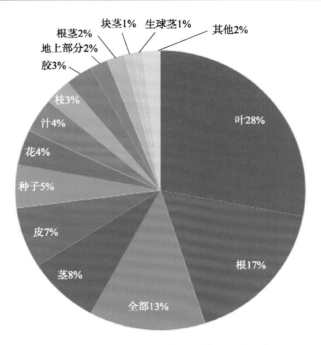

图 14 -2　传统医学抗蛇毒植物的利用部位构成

［资料来源：FÉLIX-SILVA J, SILVA-JUNIOR A A, ZUCOLOTTO S M, et al. Medicinal plants for the treatment of local tissue damage induced by snake venoms: an overview from traditional use to pharmacological evidence. Evid Based Complement Alternat Med, 2017, 2017: 5748256. ］

表 14 -4　部分抗蛇毒植物及使用部位

植物名	所属科	使用部位	植物名	所属科	使用部位
蛇根草	茜草科	根	余甘子	大戟科	根
双萼观音草	爵床科	根	印度萝芙	夹竹桃科	根
土坛树	山茱萸科	根	马钱子	马钱科	根、皮、种子
相思树	豆科	根	灰毛豆	豆科	根
刺苋	苋科	根	狗牙花	夹竹桃科	根
决明子	豆科	根	睡茄	茄科	根
三叶乌蔹莓	葡萄科	根	南山藤	萝藦科	根
锡生藤	防己科	根	匙羹藤	夹竹桃科	根、全植物
饭包草	鸭跖草科	根	土牛膝	苋科	根、叶
印度马兜铃	马兜铃科	叶	木棉花	木棉科	叶
獐牙菜苦苷	龙胆科	叶	落地生根	景天科	叶
萼翅藤	使君子科	叶	蝶豆	豆科	叶
圣罗勒	唇形科	叶	土丁桂	旋花科	叶
白鲜状牛至	唇形科	叶	野烟叶（烟叶半边莲）	桔梗科	叶

（续）

植物名	所属科	使用部位	植物名	所属科	使用部位
号角树	荨麻科	叶	心叶青牛胆	防己科	叶
达斯帕鲁斯	紫草科	叶	蜂巢草	唇形科	叶、全植物
磨盘草	锦葵科	叶	印度苦楝树	楝科	叶、花、皮、种子
印度紫草	大戟科	叶	林木脚骨脆（香芹酮）	杨柳科	叶、皮
塞内加尔番荔枝	番荔枝科	叶	牛角瓜	萝藦科	叶、乳胶
总序天冬	百合科	叶	蓟罂粟	罂粟科	叶、子
药西瓜（苦苹果）	葫芦科	种子	夹竹桃	夹竹桃科	种子
拟黄荆	马鞭草科	种子	补骨脂	豆科	果
穿心莲	爵床科	全植物	多枝雾水葛	荨麻科	全植物
旱莲草（鳢肠）	菊科	全植物	石榴	石榴科	全植物
含羞草	豆科	全植物	槲寄生	桑寄生科	地上部分
珍珠藤	豆科	茎皮	木棉	木棉科	地上部分
香蕉树	芭蕉科	茎	辣木	辣木科	茎、叶
糖胶树	夹竹桃科	茎皮	止泻木	夹竹桃科	茎皮
紫矿	茜草科	树皮	大沙叶	茜草科	树皮
曲序南星	天南星科	块茎	洋葱	鸢尾科	块茎、叶
斑龙芋	天南星科	块茎	菖蒲	菖蒲科	根茎
昂天莲	梧桐科	叶、根、茎	黄葵	锦葵科	汁、叶、种子
黄细心	紫茉莉科	叶、根、全植物			
美丽海金沙	海金沙科	地上部分、叶、茎、全植物			

3. 抗蛇毒植物药用法

不同植物药的使用方法也各不相同，既有外用，又有内服，还有些内服和外敷同用，可将植物或其汁液局部用于被咬伤的区域或伤口，或咀嚼树叶、树皮，或饮用植物提取物、汤剂或胶质。外敷的如蛇根草根、双萼观音草根、匙羹藤根、相思树根、土牛膝根或叶、药西瓜种子和旱莲草等；用汁的如土坛树根、印度苦楝树叶、萼翅藤叶、蜂巢草叶等；用提取物的如印度马兜铃叶、獐牙菜苦苷叶、牛角瓜叶和穿心莲等。

五、中医药治疗蛇咬伤

中医药是我国传统医学的基础，中国传统医学本质就是中医中药。中医药治疗蛇咬伤在世界范围内也是最早、最全、最成体系的。我国中医药既有中草药，还有少量药用动物材料和矿物质等。最近学者统计分析了我国自汉朝至清朝共 50 余部本草和医籍方书，针对"蛇伤"和"蛇毒"的治疗方药，涵盖中药 127 种、方剂 16 种，前 3 位的依次是雄黄、麝香和水蓼，前 13 位的还有重楼、大（独）蒜、蛇含、香白芷、合口椒、乌桕（叶或根皮）、茴香子、蜈蚣、狼牙和莴苣。其他药物包括堇菜、菜苴、麦门冬、红芽大戟、山茨、续随子、五灵脂、靛蓝汁、石龙藤、重台、豆豉、黄荆叶、犀角、薤白（小蒜）、射罔、桂心、瓜蒌、干姜、生姜、细辛、蛇芮、葵根、榆根皮、白矾、茺蔚、决明子、荨麻、药实根、黄药子、乌蔹莓、荚蒾、樱桃叶（或汁）、佛指甲草、白花草、煮甘草、马兰草、小青草、白糖、蛇怕草、试剑草、白头蚯蚓、钩吻、铁蛟龙、知母、天雄、草河车、大川乌、巴豆霜、蜡、鬼针草、酸草、菰蒋草根、生麻、楮叶、胡荽、硝石、大黄、蚰蛇、青椿、铁精、蛤蟆、马蹄、青黛、半枝莲、蜘蛛、鸡子、鹤虱、黑豆叶、天南星、桑叶、龙脑、薄荷、榉叶、槲叶、文蛤、全蝎、山豆根、朱砂、鹿角灰、砒霜、姜黄、水萍、蒲公英、辣母藤、蚕蛾、夹蛇龟肉、梓木皮（或叶）、韭叶、荏子叶、苦杖叶、独行根、茱萸子、万一藤、马兜铃、蒿草根、紫珠、独脚莲、黄药子、千里及、风延莓、田字草、菟葵、山枇杷、老虎蒙、宝剑草根、万年青、八角末、预知子和半边莲等。这些植物中包含黄酮类、醌类、二苯乙烯类、苯丙素类、甾体类、生物碱类、没食子酸、多糖类、香豆素类、挥发油及其他类型的化合物，其化学成分主要有异槲皮素、β-谷甾醇、熊果酸、槲皮苷、芦、山奈酚-3-O-β-D-葡萄糖苷、绿原酸、咖啡酸、棕榈酸、硬脂酸、豆甾醇、螺甾烷-5-烯-3，17-二醇、角鲨烯及烯烃、醛、醇、胡萝卜苷、齐墩果酸、乌苏酸、委陵菜酸、槲皮素-3-O-α-L-鼠李糖苷、槲皮素-3-O-β-D-葡萄糖苷等。这些化学成分对某些蛇毒可能存在一定抑制效应。

以蛇伤解毒片为例，主要药物成分包括光慈姑、山豆根、拳参、黄连、白芷、红大戟、冰片、雄黄、朱砂、大黄和硫酸镁等。他们各有不同的化学成分，如光慈姑含秋水仙碱等生物碱；山豆根主要活性成分是生物碱类，如苦参碱、氧化苦参碱和山豆根黄酮等；拳参主要含挥发油、有机酸和酚类等成分；黄连主要含生物碱（如苄基异喹啉类）和黄酮类等；白芷主要含挥发油、香豆素和多糖等；红大戟有蒽醌类和黄酮苷等成分；大黄主要含蒽醌类、蒽酮类、鞣质类等。这些药物中，部分对蛇毒 PLA_2、蛋白水解酶或磷酸二酯酶等或许有不同程度的抑制效应，提示其对毒蛇咬伤可能有一定的疗效，如将其用于抗蛇毒血清前，或许对抗蛇毒血清有一定辅助或增强效应。另外，某些药物如黄酮类具有一定抗炎和抗氧化作用，对促进蛇伤相关性肿胀的消肿等可能有效。

《毒蛇咬伤中医诊疗方案专家共识（2016 版）》推荐了若干种中药及组方，与文献中方剂的部分药物基本相仿。显然，中医药在毒蛇咬伤的治疗方面重在辨证施治，多是多味中草药联合组方，本质上或许相当于联合用药，取长补短，这可能对提高某些抗蛇毒有效成分的种类或含量有所帮助，进而在增强抗蛇毒效能方面或有裨益。当然，确切疗效及有效成分仍需更多基础和临床验证。一项纳入 12 份研究资料共 4143 例蝮蛇咬伤的荟萃分析显示，中医药可以显著改善局部症状和肿胀积分。研究者认为中医药能有效治疗蝮蛇咬伤，但纳入研究的数量和质量不高，结论可靠性有待高质量研究证实。

目前植物药的使用经验提示，其能抑制特定蛇毒成分的活性、降低局部组织损害、提高生存时间等，但还存在一些不足，如植物药有效成分的含量相对较低，仅作用于磷脂酶 A_2 等少数毒素成分，抗蛇毒强度不足、纯度不够，分离和提纯是较为突出的难题。部分药物成分虽有抗蛇毒效应，不过其含量很低，分离和提纯更加困难。因此，无论分离技术、提纯时间和成本均有一定难度，当然其有效性还有待更多更深入的验证，这些都是限制其发挥理想作用的重要障碍。另外，无论内服抑或外敷，决定了其发挥效应相对缓慢温和，对毒蛇咬伤这种发展迅速的急症，早期效应稍显乏力等。部分植物药可能有明显不良反应甚或毒性作用，尤其是肝、肾毒性效应，甚至某些如部分生物碱等可能存在致畸毒性等，是临床用药过程中值得关注的。

总之，抗蛇毒血清虽已被人们广为接纳，但其可及性不高且价格相对高昂等。植物药获取方便、价格相对便宜、并发症相对较少，尤其在偏远地区，更多地被人们接受，纵然疗效不甚理想，仍成为这些地方蛇咬伤后的首选治疗药物。目前看来，使用低分子量的天然分子，显然不是将其作为抗蛇毒血清的替代品，而是用作毒蛇咬伤的辅助疗法，特别是在未获得抗蛇毒血清之前，其可能有助于减少毒液造成的更进一步局部或全身性伤害。因此，一些植物天然物质分子，可以用作患者在前往医疗机构的途中使用的首批辅助治疗药物。蛇毒成分多样且复杂，一些植物药只对个别毒素成分有效，且含量较低，作用强度有限。现有研究显示，植物药天然分子不太可能中和所有毒素，即便是通用的抗蛇毒血清，似乎也不太可能达到这种疗效。利用传统民族植物学医学知识，来发掘天然产物，当前只处于起始阶段，随着药物分析学等技术的发展和药物提取技术的提高，植物药或中草药成分的分离和提纯会更加方便有效，或有利于发现更多安全可靠的治疗药物，甚或更多更有效的蛇毒抑制剂，可能在未来蛇伤救治领域探索出一系列新的治疗方法。

（赖荣德）

参考文献

1. FÉLIX-SILVA J, SILVA-JUNIOR A A, ZUCOLOTTO S M, et al. Medicinal plants for the treatment of local tissue damage induced by snake venoms: an overview from traditional use to pharmacological evidence. Evid Based Complement Alternat Med, 2017, 2017: 5748256.

2. PAN S Y, CHEN S B, DONG H G, et al. New perspectives on chinese herbal medicine (zhong-yao) research and development. Evid Based Complement Alternat Med, 2011, 2011: 403709.

3. DAGAR P, MISHRA A. Herbal compounds as an antidote against snake bite. Curr Pharm Des, 2022, 28(21): 1714 – 1719.

4. TORRES M C, DAS CHAGAS L PINTO F, BRAZ-FILHO R, et al. Antiophidic solanidane steroidal

alkaloids from Solanum campaniforme. J Nat Prod, 2011, 74(10): 2168 - 2173.

5. ALAM M I, ALAM M A, ALAM O, et al. Molecular modeling and snake venom phospholipase A2 inhibition by phenolic compounds: Structure-activity relationship. Eur J Med Chem, 2016, 114: 209 - 219.

6. PEREIRA N A, PEREIRA B M, NASCIMENTO M C, et al. Pharmacological screening of plants recommended by folk medicine as snake venom antidotes: IV. Protection against jararaca venom by isolated constituents1. Planta Med, 1994, 60(2): 99 - 100.

7. FERREIRA S S, SILVA D P, TORRES-RÊGO M, et al. The potential of phenolic acids in therapy against snakebites: A review. Toxicon, 2022, 208: 1 - 12.

8. KUPPUSAMY U R, DAS N P. Protective effects of tannic acid and related natural compounds on Crotalus adamenteus subcutaneous poisoning in mice. Pharmacol Toxicol, 1993, 72(4/5): 290 - 295.

9. ADRIÃO A A X, DOS SANTOS A O, DE LIMA E J S P, et al. Plant-Derived Toxin Inhibitors as Potential Candidates to Complement Antivenom Treatment in Snakebite Envenomations. Front Immunol, 2022, 13: 842576.

10. PUZARI U, FERNANDES P A, MUKHERJEE A K. Pharmacological re-assessment of traditional medicinal plants-derived inhibitors as antidotes against snakebite envenoming: a critical review. J Ethnopharmacol, 2022, 292: 115208.

11. GOMES A, DAS R, SARKHEL S, et al. Herbs and herbal constituents active against snake bite. Indian J Exp Biol, 2010, 48(9): 865 - 878.

12. GÓMEZ-BETANCUR I, PEREAÑEZ J A, PATIÑO A C, et al. Inhibitory effect of pinostrobin from Renealmia alpinia, on the enzymatic and biological activities of a PLA2. Int J Biol Macromol, 2016, 89: 35 - 42.

13. LEANPOLCHAREANCHAI J, PITHAYANUKUL P, BAVOVADA R, et al. Molecular docking studies and anti-enzymatic activities of Thai mango seed kernel extract against snake venoms. Molecules, 2009, 14(4): 1404 - 1422.

14. TOYAMA D O, MARANGONI S, DIZ-FILHO E B, et al. Effect of umbelliferone (7-hydroxycoumarin, 7-HOC) on the enzymatic, edematogenic and necrotic activities of secretory phospholipase A2 (sPLA2) isolated from Crotalus durissus collilineatus venom. Toxicon, 2009, 53(4): 417 - 426.

15. GÓMEZ-BETANCUR I, GOGINENI V, SALAZAR-OSPINA A, et al. Perspective on the therapeutics of anti-snake venom. Molecules, 2019, 24(18): 3276.

16. GUPTA Y K, PESHIN S S. Do herbal medicines have potential for managing snake bite envenomation? Toxicol Int, 2012, 19(2): 89 - 99.

17. 师为人. 历代治疗毒蛇咬伤的方药整理. 中医文献杂志, 2022, 40(6): 31 - 33.

18. 尹艺林, 郭雷. 光慈姑主要成分分析测定. 中国林副特产, 2009, (3): 32 - 35.

19. 傅月朦, 余登香, 王淑娜, 等. 山豆根黄酮类成分药理作用及机制研究进展. 中草药, 2022, 53(19): 6234 - 6244.

20. 王皓南, 黄必胜, 詹志来, 等. 拳参的化学成分和药理作用最新研究进展. 世界科学技术-中医药现代化, 2020, 22(8): 2998 - 3007.

21. 付琳, 付强, 李冀, 等. 黄连化学成分及药理作用研究进展. 中医药学报, 2021, 49(2): 87 - 92.

22. 李冰, 宋欢, 王露露, 等. 白芷的化学成分和药理作用研究进展. 人参研究, 2022, 34(6): 50 - 52.

23. 洪一郎，马丽，王垣芳，等. 红大戟中的蒽醌和三萜类化学成分. 中国中药杂志, 2014, 39 (21)：4230 – 4233.

24. 韩思琪，哈伟，师彦平. 大黄及其有效成分抗炎作用的研究进展. 中草药, 2023, 54 (1)：303 – 316.

25. 徐小港，王钰，徐义峰，等. 中医药治疗蝮蛇咬伤临床疗效的 Meta 分析. 蛇志, 2022, 34 (4)：445 – 451.

第 15 章
毒蛇咬伤护理

一、分检

急诊医学发展非常快速，就诊的患者逐渐增加，危重患者优先处理、轻症或相对平稳的患者等候处理是基本救治原则，如何在众多患者中快速简捷、高效准确地甄别出病情的轻重缓急，尤其是迅速筛选出可能威胁生命、需要紧急处理的危重患者，既有利于挽救患者生命，也是医疗安全保障的底线。急诊预检分诊正是急诊诊疗的基础和必备工作，也是急诊护理的开端。分检工作主要通过初步病史问询和基本生命体征等简单指标，从而能够快速有效地判断出疾病的轻重。

2011 年 8 月，卫生部发布《急诊患者病情分级试点指导原则（征求意见稿）》，提出结合国际分类标准及我国大中城市综合医院急诊医学科现状，拟根据病情危重程度和所需医疗资源的情况，将急诊患者病情分为 4 级。2012 年 9 月卫生部发布了我国首部《医院急诊科规范化流程》（简称《流程》），规定医院急诊科应设置预检分诊台，将患者诊治区域分为红、黄、绿区，分诊护士应根据患者病情严重程度及患者占用的医疗资源数目将其分为 4 级。2018 年发布的《急诊预检分诊专家共识》也将急诊患者按轻重缓急分为 I 级（红色标记）、II 级（橙色标记）、III 级（黄色标记）、IV 级（绿色标记），并与卫生部《流程》相呼应，I～IV 级分别对应复苏区、抢救区、优先诊疗区和普通诊疗区。毒蛇咬伤作为急诊优先处理的动物性中毒急症，也有轻重之分，对毒蛇咬伤患者的严重程度做出较为准确的判断，也遵循急诊预检分诊或分级诊疗原则。结合蛇种和毒蛇咬伤症状体征，可将毒蛇伤患者按严重程度分为 4 级，即 1 级（重度）、2 级（中度）、3 级（轻度）、4 级（无中毒）。

1 级（重度）：意识改变、神经功能异常表现、呼吸异常或窘迫、血流动力学不稳定或休克等，蛇咬伤严重度评分为 8～20 分，改良早期预警评分（modified early warning score，MEWS）≥6 分；以严重神经毒类蛇咬伤或血液毒类蛇咬伤伴活动性出血者为主，主要表现为呼吸暂停或严重呼吸困难、无反应、皮肤或面色苍白、出汗、头晕或虚弱无力、活动性出血或低血压、无法说话、严重舌或咽喉肿胀、经皮血氧饱和度＜90%。处理原则是立即开始抢救或复苏措施，包括立即处理（生命支持和抗蛇毒血清使用等）、需要多种资源、医务人员床边监护和观察、动员复苏或抢救团队。

2级（中度）：肿胀进行性发展，有全身症状或体征和（或）实验室结果异常，蛇咬伤严重度评分为 4～7 分，MEWS 为 4～5 分，疼痛评分为 7～10 分（数字评分法）；主要是被严重毒性的毒蛇咬伤、表现为胸痛、吞咽或呼吸不适、严重凝血功能障碍有出血倾向者。处理原则是紧急且不延误，需马上通知医生，给予多项诊断性检查或操作，持续监护，频繁问询病情变化。

3级（轻度）：仅有局部表现，如疼痛、瘀血、肿胀进展缓慢或非进行性肿胀，蛇咬伤严重度评分为 1～3 分，MEWS 为 2～3 分，疼痛评分为 4～6 分（数字评分法）；主要表现为严重疼痛、不明蛇咬伤、紫色皮疹、发热、皮肤苍白或面部麻木或刺痛，既往对蛇咬伤有过敏反应者需要给予肾上腺素处理。处理原则是尽快处理，可能需要多种诊断检查或操作，观察病情变化如生命体征异常，必要时升级为 2 级甚至 1 级处理。

4级（无中毒或干咬）：仅有牙痕（"干"咬），蛇咬伤严重度评分为 0 分，MEWS 为 0～1 分，疼痛评分为 1～3 分（数字评分法）；表现为中度疼痛，被无毒蛇多次或多处咬伤，有局部感染征象如咬伤后渗出、局部发热、红肿或脓液流出，通常咬伤超过 24 小时。处理原则是等待评估，给予对症处理，需要简单检查或诊疗操作或仅需破伤风预防。

二、病情观察

蛇毒是自然界成分最复杂、最浓缩的天然高效价毒素之一。各种毒性组分在不同毒蛇间的含量有较大差异，同种毒蛇的毒性组分可因地域分布、季节性、蛇龄等而不同。蛇毒一般由酶、多肽、糖蛋白和金属离子等组成。神经毒素可阻断神经肌肉接头的神经冲动传导，引发横纹肌弛缓性瘫痪，严重者出现呼吸肌麻痹甚至呼吸衰竭导致死亡；血液毒素可引起心、肝、肾等多个器官功能损害，并能引起广泛溶血和出血。护理措施主要关注病情变化，如密切观察患者神志、生命体征、经皮血氧饱和度、症状体征、患肢出血等情况，同时记录患者 24 小时出入量及抗蛇毒血清使用疗效及不良反应。

1. 神经毒类蛇咬伤 主要是金/银环蛇、海蛇和眼镜王蛇等咬伤，根据其毒素作用部位的不同分为两种情况，一是突触前神经毒素，该毒素可以抑制乙酰胆碱的释放，虽不影响乙酰胆碱和胆碱受体的结合但可作用于运动神经末梢骨骼肌联结处突触前膜，使电位去极化而不是超极化，潜伏期长，持续时间长；另一种为突触后神经毒素，能够与运动终板乙酰胆碱受体结合从而导致神经传导阻断。主要临床表现为渐进性乏力、呼吸困难、昏迷、呼吸衰竭、脑死亡样状态或"假性脑死亡"，严重者可致呼吸心搏骤停。一般神经毒临床症状出现的高峰期在咬伤后 3 天内，应密切观察患者有无眼睑下垂，以及意识、呼吸及血氧饱和度的变化情况，必要时给予吸氧甚至行气管插管机械通气辅助呼吸。

2. 血液毒类蛇咬伤 如竹叶青蛇、尖吻蝮蛇、蝮蛇（含少量神经毒素）、原矛头蝮蛇、红脖颈槽蛇等咬伤，临床中主要观察皮肤黏膜出血情况，严密监测凝血功能情况，未经治疗患者临床症状出现的高峰期在咬伤后 5～7 天内，伤者在治疗后应避免碰撞，尽量减少活动。严密观察咬伤后伤口局部有无肿胀、伤口或皮肤黏膜有无出血不止，周围皮肤有无水疱或血疱及组织溃烂坏死，注意观察大小便性状，及时发现呕血、黑便、血尿及尿量变化等，在此基础上记录患者 24 小时出入量尤其是尿量，为临床合理用药、维持水电解质和酸碱平衡提供参考依据。如发现患者面色苍白、皮肤黏膜出血点、瘀斑或紫癜、少尿、血压下降、咯血等出血征兆，及时报告医生，并配合抢救处理和抗蛇毒血清使用。对于这类患者还应注意的是，在做护理操作时，要尽量减少有创操作，避免或减少注射和抽血次数，尤其要严格避免肌内注射，密切观察，及时发现潜在的出血或血肿。

3. 细胞毒类蛇咬伤 对于中华眼镜蛇和尖吻蝮蛇咬伤患者，临床中应密切关注伤口局部情况。细胞毒素可引起兴奋细胞去极化，增加细胞膜的通透性。毒液中的透明质酸酶可使伤口组织的通透性增加，出现局部剧痛、红肿、水疱，肿胀可延及整个患肢甚至躯干，溃烂坏死严重者可致患肢残废。蛇毒活性成分的相对分子量高达 11100 kDa，一般不易进入血管，可经淋巴回流或直接通过结缔组织流动，导致局部毛细血管和组织损伤、坏死。观察伤口及其周围皮肤软组织红肿热疼痛、渗出或分泌物、瘀黑或坏死、气味或颜色的改变等动态变化，有利于及时发现和处理局部感染和坏死等。

4. 用药观察 在使用抗蛇毒血清或其他辅助药物治疗时，应观察有无并发不良反应，特别是抗蛇毒血清、抗生素预防和治疗过程中的不良反应等。

三、一般护理

1. 伤口护理 保持创面清洁和伤口引流通畅。注意观察伤口渗血、渗液及肿胀程度、全身性出血点或瘀斑等，有无继续坏死或脓性分泌物等。

2. 疼痛护理 血液毒类蛇毒经伤口吸收迅速，常引起伤肢肿胀明显、疼痛剧烈。应做好疼痛护理，采用行为观察法及面部表情疼痛量表，进行疼痛严重程度评估，动态评估疼痛部位、程度、持续时间、伴随症状等，提供有效的疼痛管理、心理护理和舒适护理等。必要时遵医嘱及时给予镇静、止痛药物等，还建议患者听音乐、看书以及做一些力所能及的事情，通过转移注意力来缓解疼痛等。

3. 基础护理 做好患者伤肢体位的护理，在被毒蛇咬伤之后、未使用抗蛇毒血清前，伤肢处于低位，应该保持低于心脏水平，以减缓血液回流，减慢蛇毒随循环的扩散，减轻中毒症状，减慢中毒进展。对已使用抗蛇毒血清者，应适当抬高伤肢，通常不低于心脏水平，通常以不低于胸骨角高度为宜，也不必过度抬高，以免影响末梢血供，这样可促进血液和组织液回流和吸收，减轻肿胀，利于消肿，还需定时测量肿胀肢体周径了解肿胀消长情况。应密切监测患者生命体征、意识、面色、尿量及伤肢温度情况等，尤其是针对血液毒类蛇咬伤患者应严密观察伤肢瘀斑、肿胀、出血及疼痛情况，警惕弥散性血管内凝血、急性肾功能衰竭的发生。危重症患者应做好患者口腔、会阴的护理，防止患者出现压疮，并准确记录24小时出入量。

四、常见护理问题及处理

1. 主要护理问题 蛇咬伤后毒素进入机体可迅速扩散，从而导致心脏、肾脏、肺、血液和皮肤软组织等单个或多个重要器官损害，如急性肾损伤、弥漫性血管内凝血，甚或多器官功能障碍综合征等，加大了救治难度，具有较高的病死率。主要护理问题包括：①恐惧，与毒蛇咬伤、生命受到威胁及担心预后有关。②皮肤完整性受损，与毒蛇咬伤、组织结构破坏有关。③潜在并发症感染、多脏器功能障碍等。

2. 护理措施及依据

（1）恐惧：由于毒蛇咬伤属于突发事件，病情发展迅速且严重，对疾病本身的不了解、对治疗的不确定性及陌生的环境等给患者造成巨大的压力，多表现为恐惧、焦虑、不配合治疗等各种心理反应，易产生焦虑、紧张等负面情绪。作为护理人员，应做好心理护理，主动与患者沟通，耐心、细致地讲解该病发生发展及转归情况，缓解或消除患者的心理压力，增强其治疗依从性。安慰患者，告知毒蛇咬伤的治疗方法及治疗效果，帮助其树立战胜疾病的信心，以减轻恐惧，保持情绪稳定，积极配合治疗和护理。从身体、心理、社会、精神等方面关注患者的健康，做好患者的健康教育，告知其毒蛇咬伤的治疗方法及治疗效果，使其正确认识相关疾病，帮助其树立战胜疾病的信心，以减轻恐惧，保持情绪稳定，积极配合医护人员完成各项治疗护理。

（2）皮肤完整性受损：主要包括蛇咬伤相关性皮肤损害和危重病患卧床所致的压疮等，每班护士应及时观察并测量伤肢肿胀程度、观察伤口周围瘀斑消退情况，避免在患者补液、测量血压等时引发新发创伤，如因无法一次建立注射通道、液体外渗、长时间同一部位测血压、长时间同一体位等导致原发或继发性皮损；应适当抬高患肢并增加关节活动，减少血栓形成风险和关节僵直等；适当抬高床头，定时翻身叩背，减少坠积性肺炎、减少食物反流、避免压疮等。

（3）肾功能损伤的预防与护理：蛇毒相关性急性肾损伤是毒蛇咬伤后的常见表现，主要见于圆斑蝰蛇咬伤，主要表现为少尿、血尿、蛋白尿等，严重者可引起肾功能损害甚至衰竭。发病率为5%~29%，可在蛇咬伤后1小时至数天内发生。蛇毒相关性急性肾损伤主要与蛇毒直接毒性作用、血流动力学改变、炎症氧化应激、凝血障碍、色素性肾病、从蛇咬伤到使用抗蛇毒血清治疗的时间间隔、免疫等相关，而高龄和延迟抗蛇毒血清治疗是蛇咬伤所致急性肾功能衰竭的独立危险因素。急性肾损伤病理形态丰富，以急性肾小管坏死多见，临床应避免使用肾毒性药物，并注意纠正低血容量及凝血功能异常。监测液体摄入及排出，注意维持水电解质平衡，遵医嘱给予药物治疗。严格控制患者入量及输液速度，每天准确记录出入水量，密切观察患者尿量、尿色及有无血红蛋白尿。在少尿或无尿期严格控制蛋白质摄入，给予低蛋白、高糖、多种维生素饮食，谨慎或避免补充钾盐。当发现患者尿量减少或无尿、肌酐进行性升高、高钾血症时，应严格控制补液量，根据医嘱使用呋塞米后，应密切监测尿量。对于难治性液体过量、酸中毒、电解质失衡或尿毒症等严重并发症表现，如端坐呼吸、皮肤黏膜苍白或皮温降低、末梢瘀紫等循环障碍，或心电监护出现快速性心律失常、心律失常等，应及时报告医生，考虑给予连续性肾脏替代治疗。

（4）呼吸衰竭的预防与护理：蛇咬伤患者最潜在致死原因是神经毒所致的神经肌肉接头冲动传递阻断，可导致患者意识障碍、吞咽困难、呼吸肌麻痹或呼吸困难、呼吸节律或频率异常甚至呼吸衰竭或停止。当患者出现鼻翼扇动、皮肤发绀、眼睑下垂、呼吸浅快、SpO_2 进行性下降（<90%）等，不管是否出现意识障碍，应立即通知医生，积极配合行气管插管和机械辅助通气；如患者未被及时发现，极有可能出现呼吸心搏骤停或死亡，而若被及时发现并给予人工通气，完全可以避免因神经肌肉麻痹所致的呼吸衰竭甚至呼吸心搏骤停。通气过程中，不仅应观察患者情况，还要注意呼吸机的工作情况，如通气参数变化，高气道压提示可能存在气道分泌物过多，应做引痰护理，如吸痰后仍未缓解，应考虑痰痂致气道不全性阻塞、肺不张或呼吸机故障，还可能是通气参数设置不合理或患者恢复自主呼吸产生人机对抗等；而心动过速可能与缺氧、气道分泌物增加、气道压增加、心脏超负荷等有关；血压降低可能是由容量不足或过度、心衰或恶性心律失常等所致。如发现患者自主呼吸恢复或增强，意识转清，应提醒医生及时调整呼吸机参数或行停机试验等。气管插管机械通气期间，应维持患者呼吸机管道的紧密连接和畅通，记录并保证气管插管的深度，做好口腔护理和气道护理，定期监测或调整气囊内压力。

（5）组织溃疡的预防与护理：蛇毒中含有的多种细胞毒素或肌毒素等损坏组织细胞和血管的物质，可直接或间接导致局部组织坏死，产生渗液、出血、水肿、坏死、溃疡等症状，如未及时发现及处理，可能导致慢性溃疡，或合并感染，久治不愈。必要时遵医嘱应用封闭式负压引流，妥善固定引流管，保持引流瓶位置低于创面 20～30 cm，压力维持在 −450～−125 mmHg。对凝血功能异常、出血及疼痛明显的患者，适当减低压力，注意观察创面敷料，如果瘪陷的聚乙烯醇泡沫敷料恢复原状，薄膜下出现积液提示负压失效，应查明原因及时处理。同时避免牵拉引流管及冲洗管，保持负压引流通畅，防止引流管打折、扭曲、滑脱等，观察并记录引流液的量和性状等。如果引流出大量血性液体或分泌物，关注创面内是否有活动性出血。当一次性负压引流袋内的引流液超过一半时，及时更换引流袋或伤口渗湿敷料等，防止引流液倒流入负压装置中。

（6）骨－筋膜室综合征的预防与护理：急性骨－筋膜室综合征是指由骨、骨间膜、肌间隔和深筋膜形成的筋膜室内肌肉、神经等组织因急性缺血、缺氧而引起的一系列临床综合征。毒蛇咬伤后肢体严重肿胀可使腔室内的内容物体积增加从而导致骨筋膜室内压力增高，当压力达到一定程度（如压力为 45～55 mmHg）时，供应肌肉血液的小动脉关闭，形成缺血－水肿－缺血的恶性循环。若观察治疗护理不及时，肢体可发生坏死或坏疽甚至导致死亡等。典型表现为疼痛（pain）、苍白（pallor）、无脉（pulselessness）、麻痹（paralysis）和感觉异常（paresthesia）等"5P"征象。早期应严密观察患者是否有这些表现，如询问和观察肢端有无疼痛、麻木、皮温降低、皮肤苍白或青紫及脉搏减弱或消失等血液灌注不足表现及症状是进发抑或改善等，否则，长时间肌肉缺血易导致功能障碍（2~4小时）或不可逆性损害（缺血8~12小时）。通常神经细胞缺血30分钟即发生感觉异常，缺血12~24小时则出现永久性功能丧失从而造成患者肢体残废或截肢。每天动态监测伤肢肿胀程度，通过患肢与健肢的周径差评价肿胀程度，定时定点测量肿胀肢体（上肢或下肢）周径，通常在肿胀最为严重处、多部位测量，并与对侧做对照，以利于早发现、早诊断和早处理。当患者伤肢出现严重进行性疼痛、肿胀及感觉改变，怀疑骨-筋膜室综合征时，及时告知医生，适当抬高肿胀肢体，使其以略高于心脏水平或以不低于胸骨角水平为参照，但切勿过度抬高，避免肿胀肢体远端缺血。

（7）感染防控及护理：毒蛇咬伤后无需常规做伤口切开。少数蛇种如中华眼镜蛇咬伤常会导致局部坏死，易发生创面感染。对于现场已做伤口切开者，尤其是中华眼镜蛇咬伤创面或已做牙痕及周围组织切开的创面，病原微生物很容易经伤口侵入，在局部迅速生长繁殖，产生红肿热痛等感染表现，严重者可经血流感染，产生全身性菌血症或脓毒症。及时发现伤口或全身性感染表现，如发热、局部新发或加重的红肿热痛、伤口分泌物性状和数量改变等，以利于及时清创。同时，还要严格预防和观察潜在的导管相关感染，尤其深静脉穿刺伤口和其他医学留置导管（如尿管、伤口引流管）等。护理方面重在及时清洗和更换敷料，严格无菌操作，换药时应采用杀菌液，如有效碘浓度不低于0.5%的碘酒或碘伏，按要求摩擦至少15秒，提高换药频次等。

（8）抗蛇毒血清用药护理：抗蛇毒血清是治疗毒蛇咬伤的唯一针对毒素的特效剂，其作为一种异体蛋白质，存在固有不良反应风险，轻者皮试阳性、重者过敏性休克，后期（≥1周）还存在血清病发生风险。轻度过敏者表现为瘙痒、全身荨麻疹或斑丘疹等；重度过敏者则会出现支气管痉挛或哮喘或喘息、皮肤水肿、心动过速或过缓等甚至低血压休克等，不及时处理可能危及生命。治疗前应告知患者或家属在使用抗蛇毒血清过程中，可能存在上述不良反应风险，同时严格无菌操作，避免药液污染，注意皮肤过敏试验的观察。对于可疑阳性者，应及时做对照试验。更重要的是，在使用抗蛇毒血清过程中，护理人员要加强巡查。

抗蛇毒血清皮肤过敏试验方法如下。

操作方法：取0.1 mL抗蛇毒血清原液，加生理盐水1.9 mL（即20倍稀释），在前臂掌侧皮内注射0.1 mL。判断方法：经20~30分钟观察，注射皮丘在2 cm以内且皮丘周围无红晕及蜘蛛足者为阴性；若注射部位出现皮丘增大、红肿、浸润，特别是形似伪足或有痒感者为阳性反应，而阳性可疑者需要做对照试验。

注意，皮试前应询问过敏史，对有血清病、严重过敏或过敏性休克史者，应根据中毒严重程度，权衡使用利弊，谨慎决定是否皮试，确需皮试及用药者，在皮试阴性后，酌情减量，缓慢滴入，密切监测用药反应，并备好肾上腺素等抢救药物及复苏器具。

（9）血液净化的护理：绝大多数毒蛇咬伤患者无需血液净化治疗，对足量使用抗蛇毒血清仍无效且已发生肾功能衰竭的严重毒蛇咬伤者，可以考虑行血液净化治疗。血液净化常采用血液灌流、血浆置换、连续性肾脏替代治疗和血液透析，前二者主要用于蛇毒清除，后二者主要用于肾损害的替代治疗。病房或ICU内主要做血液灌流、血浆置换和连续性肾脏替代治疗，临床一般采用股静脉血管通路。应根据患者血气分析及电解质等检验结果给予个性化置换液配方，置换液量为 2000 mL/h，血流量为 180～250 mL/min。动态评估患者容量负荷，根据患者情况及时调整液体平衡。抗凝方法方面，对于没有出血高危或凝血功能障碍者使用低分子抗凝，有活动性出血则行无肝素抗凝。在临床治疗中，严格按照血液净化相关操作规程进行治疗，如应选择生物相容性好的滤器，调整合适的模式参数，充分预冲，制定合理的抗凝方案，减少血泵停止时间及次数，加强凝血指标的观察及动脉压、静脉压和跨膜压的监测，及时提升静脉壶的液面以减少气血接触面等，保证连续性肾脏替代治疗的顺利进行。更重要的是导管口和加药的无菌操作，血液净化过程中各种压力的动态观察，特别要及时发现滤器堵塞的高压报警等，有创伤口的渗血可能提示严重蛇毒相关性凝血功能障碍或过度抗凝等。

（10）营养支持：对于轻中度患者，正常饮食活动即可；对于重症患者，指导患者及家属给予高能量、高蛋白、高维生素、易消化食物，鼓励患者多饮水，忌饮酒、浓茶、咖啡等刺激性饮料。对于不能进食者，可给予肠内外营养支持并做好相应的护理。

五、特殊人群护理

1. 妊娠妇女　孕妇被毒蛇咬伤后，蛇毒进入机体可直接和间接危及母婴安全。既要治疗母体的中毒症状，又要确保胎儿的安全，具有临床特殊性，主要表现在心理方面更突出、病情观察内容更多，不仅要注意中毒孕妇，还要监测胎儿情况。

（1）心理护理：因发病突然且进展迅速，患者担心毒素对胎儿伤害和抗蛇毒血清等对胎儿的安全性，因此，孕妇较其他人群会更加紧张和恐惧。在护理时，多关心、体贴、安慰患者，将病情、治疗方案及预后用患者能够接受的方式婉转告知，并告知其抗蛇毒血清的有效性和相对安全性；同时做好家属的思想工作，告诉家属在探视期间要鼓励、安慰患者，协助护理人员减轻患者心理压力、消除其恐惧心理。

（2）病情观察：孕妇自身观察和护理与其他人群差异不大，但更敏感、更重要的可能是加强对胎儿的严密监测，如胎心及胎动监测，入院后协助孕妇完成产科彩超以了解胎儿情况。反复询问和了解患者有无下腹部疼痛，观察阴道有无出血及羊水流出，及时发现患者有无早产症状或风险，以利于及时通知妇产科会诊处理。严密观察患者肾功能及出入量，保持出入平衡。

（3）饮食护理：对于重症患者，指导患者进食高热量、高维生素、低蛋白、低盐清淡食物，减少或避免蒜、葱、椒等刺激性食物。

2. 儿童毒蛇咬伤护理　儿童与成人有较大差异，主要是家长和儿童同时对蛇咬伤的恐惧感、儿童对医务人员的心理抗拒及儿童（尤其低龄儿童）对事物的认知、辨识和表达不足等，如不易做蛇种鉴别，自觉症状可能较成人重，易出现烦躁不安、哭闹、失眠、对治疗不配合，特别对注射、清创等操作非常恐惧，中毒程度相对成人可能更严重，但沟通不顺畅等可给诊疗和护理造成诸多障碍或困难。

（1）病情观察：既要严密观察患儿蛇咬伤中毒消长情况，还应关注和避免儿童不自主地抓伤而加重伤害，预防和发现意外伤害等。

（2）心理护理：与家长一起鼓励患儿表达不适症状，多与患儿沟通，取得他们的信任和配合，以利于及时发现潜在并发症；更加严密地观察，及时发现细微变化。做好患儿家属的健康宣教，并指导家属注意病情观察的要点，减轻家属焦虑和紧张情绪，医－患联合，促进患儿康复。

3. 老年人毒蛇咬伤的护理　老年人毒蛇咬伤基本与普通成人相当，但老年人有其特别之处，即他们往往有基础病、脏器功能处在衰退过程中，易发生并发症或因毒蛇咬伤导致基础病加重，且病情可能变化更快、并发症更多、心理焦虑更严重、治疗更复杂。因此，老年人的护理不仅在毒蛇咬伤方面，还在基础脏器功能监测和护理。

（1）病情观察：中毒方面的观察与其他人群相当，更应关注高血压、糖尿病、冠心病、高血脂等合并症的监测，注意新发心脑血管意外等。严密观察患者意识、生命体征、尿量，以及皮肤等的瘀点、瘀斑，有无肉眼血尿、腹痛、肢体肿胀、伤口情况等。

（2）合理补液：除外重症，绝大多数毒蛇咬伤患者无需补液，如需静脉输液，应注意速度，并需严密观察患者心律失常、尿量、血压等变化，准确记录出入量。

（3）心理护理：一般患者在蛇咬伤后均有恐惧心理，且他们大多数为在家务农老年群体，文化水平较低，收入不高，不同程度上有担心费用与后期照顾问题，显得更为焦虑。护理人员需及时疏导，向患者及家属详细解释其病情状况、各类药物的治疗作用、检查目的和结果，并指导家属与患者观察注意事项，让其参与救治疗过程；对于老年患者，还应反复提醒和预防他们跌倒和跌床，避免长时间卧床，督促和协助其翻身，做好叩背和压疮防护等。

六、注意事项

被蛇咬伤后患者会有各种各样的问题或担忧，可能会反复询问医生和护士，以下做法有助于解决此类问题。

（1）作为护理人员，自身要保持冷静，确保您看起来很自信，并与患者保持良好的眼神交流。

（2）将患者置于舒适的坐姿或体位。

（3）如果患者紧张或过度换气，鼓励他或她深呼吸、缓慢呼吸，并赞扬他或她的努力；如果患者口干，请嘱患者喝点水。

（4）如果患者惊慌失措，请给他（她）解释这是正常反应，嘱其接受相应治疗。

（5）解释治疗所涉及的内容，但不要用过多信息令患者担忧。语言应通俗易懂，避免使用临床术语，除非您确定患者理解这些专业术语。

（6）解释疼痛并不一定意味着伤害，疼痛与毒蛇咬伤的严重程度不呈比例关系。

（7）对结果持积极态度，但要坚持事实；避免负面信息，也不要猜测或过度夸张病情。

（8）耐心交流，给患者提供充分的提问或表达其担忧的机会。

（9）在您解释治疗后，请确认患者或家属充分理解您所说的内容。

七、健康宣教

毒蛇咬伤的健康宣教是全面地、系统地向患者讲解蛇及毒蛇咬伤相关知识，如护理措施、常用药物的用法及注意事项、饮食要求等，旨在增进患者对疾病的了解、提高患者生活质量、增强其依从性，使其养成良好的健康习惯和行为、促进其自我保健意识的形成。

蛇咬伤患者大多为农民，文化程度普遍较低，他们获取有效信息资源的渠道有限，应加强科普宣传，可通过公益广告、小区板报、小册子或讲座、电视媒体、网络等各种渠道加强蛇咬伤急救知识的宣教和普及，有条件者可预先准备好常见毒蛇的高清照片，供宣教或科普。强化自我防范意识，在野外作业时，做好自我防护，如戴帽子、穿长衣长裤、穿雨靴、戴橡胶手套等；勿轻易尝试抓蛇或玩蛇；露营时选择空旷、干燥地面，避免在洞穴等蛇易躲藏的地方。一旦被蛇咬伤，可以做些力所能及的院前急救措施：①立即远离被蛇咬的地方；②识蛇，尽量记住蛇的基本特征（如蛇形、蛇头、蛇体和颜色）或拍照；③解压，去除受伤部位的各种受限物品（如戒指、手镯/脚链、手表等）；④镇定，尽量保持冷静，避免慌张、激动；⑤制动，尽量全身完全制动，受伤肢体保持相对低位；⑥可用清水冲洗伤口；⑦及时呼救（急救电话120），避免捕杀毒蛇，以免二次伤害等。

（苏湘芬　张树增　赖荣德）

参考文献

1. 李其斌，吕传柱，梁子敬，等. 2018年中国蛇伤救治专家共识. 蛇志，2018，30（4）：561-567.

2. 宋丽，许淑贞，林起庆. 中华眼镜蛇咬伤致局部组织肿胀的治疗方法研究进展. 蛇志，2020，32（4）：415-416+428.

3. 倪德芳，宾文凯，陈姝漫，等. 蛇毒致急性肾损伤研究进展. 蛇志，2022，34（4）：462-465，470.

4. 兰频，刘皖娟，潘锋，等. 毒蛇咬伤的急救处理与并发症处理研究进展. 中国急救复苏与灾害医学杂志，2018，13（11）：1107-1111.

5. 李安棋，文丹，何卫东. 毒蛇咬伤致局部组织坏死的机理研究进展. 蛇志，2022，34（2）：150-154.

6. 崔益珍，龚旭初. 中西医结合治疗蝮蛇咬伤合并急性肾功能损伤39例护理观察. 蛇志，2015，27（2）：213-215.

7. 苏湘芬，刘荣，关文洁，等. 早期连续性肾脏替代治疗在危重型蜂蛇伤救治中的应用及护理. 岭南急诊医学杂志，2017，22（5）：496-498.

8. 蔡明菊，聂岸柳，苏湘芬，等. 竹叶青蛇咬伤患者肢体肿胀消退时间及生存质量研究. 蛇志，2021，33（2）：128-131.

9. MCGHEE S, FINNEGAN A, CLOCHESY J M, et al. Effects of snake envenomation: a guide for emergency nurses. Emerg Nurse, 2015, 22(9): 24-29.